Erwartungsveränderung und Neulernen bei Ängsten

Peter Neudeck
Ingmar Heinig
Katrin V. Hummel
Caroline im Brahm
Christina Bartnick
Alfons Hamm

Erwartungsveränderung und Neulernen bei Ängsten

Ein Manual zur expositionsbasierten Behandlung

hogrefe

Prof. Dr. Peter Neudeck, geb. 1962. Studium der Psychologie in Mainz und Berlin. 1995–1997 Mitarbeiter der Christoph-Dornier Klinik in Münster. 1997–1998 Mitarbeiter der Salus Klinik Lindow. 1998 Promotion. 1999 Approbation zum Psychologischen Psychotherapeuten. Seit 2001 in eigener Praxis tätig, zunächst in Berlin, ab 2009 in Köln und ab 2022 in Köln und Düsseldorf. Lehrtherapeut und Supervisor. Honorarprofessur für Translationale Methoden der Verhaltenstherapie an der TU Chemnitz.

Dr. Ingmar Heinig, geb. 1986. 2006–2013 Studium der Psychologie in Dresden. 2013–2021 Wissenschaftlicher Mitarbeiter an der Professur für Behaviorale Psychotherapie der TU Dresden. 2021 Promotion. Seit 2022 Mitarbeiter an der Professur für Klinische Psychologie und Behaviorale Neurowissenschaft der TU Dresden. 2020 Approbation zum Psychologischen Psychotherapeuten (Verhaltenstherapie), seitdem auch ambulant psychotherapeutisch tätig in Freital und Dresden.

Dr. Katrin V. Hummel, geb. 1984. 2004–2010 Studium der Psychologie in Dresden und Wien. 2010–2016 Ausbildung zur Psychologischen Psychotherapeutin (Verhaltenstherapie). 2014–2022 Wissenschaftliche Mitarbeiterin am Institut für Klinische Psychologie und Psychotherapie der TU Dresden. 2018 Anerkennung als Psychotraumatherapeutin (OPK) und Gruppentherapeutin. 2018–2021 Therapeutische Mitarbeiterin der Institutsambulanz der TU Dresden. 2024 Promotion. Seit 2022 in eigener Niederlassung in Dresden tätig.

M. Sc. Caroline im Brahm, geb. 1995. 2014–2017 Bachelorstudium in angewandter Psychologie an der Hochschule Fresenius in Köln. 2017–2020 Masterstudium in Psychologie an der Universität zu Köln. Seit 2021 in Ausbildung zur psychologischen Psychotherapeutin an der Akademie für Verhaltenstherapie (AVT) in Köln. Seit 2021 Promotion.

Dr. Christina Bartnick, geb. 1983. 2003–2008 Studium der Psychologie in Bochum. 2012 Approbation zur Psychologischen Psychotherapeutin (Verhaltenstherapie). 2012–2015 Promotionsstipendiatin der Konrad-Adenauer-Stiftung. 2015–2019 Klinisches Projektmanagement der Multicenter-Studie PROTECT-AD. 2019 Promotion. 2019–2021 Wissenschaftliche Mitarbeiterin am Lehrstuhl für Klinische Psychologie und Psychotherapie der Ruhr-Universität Bochum. 2021–2023 Wissenschaftliche Mitarbeiterin am Lehrstuhl für Klinische Kinder- und Jugendlichenpsychologie und -psychotherapie. Seit 2023 Wissenschaftliche Mitarbeiterin am Deutschen Zentrum für psychische Gesundheit (DZPG), Bochum/Marburg.

Prof. Dr. Alfons Hamm, geb. 1954. 1975–1982 Studium der Psychologie in Gießen. 1982–1987 Wissenschaftlicher Mitarbeiter am Lehrstuhl für Klinische Psychologie des Fachbereichs Psychologie der Justus-Liebig-Universität Gießen. 1987 Promotion. 1987–1988 Post Doc Research Fellow am Dept. of Clinical Psychology, University of Florida. 1988–1995 Hochschulassistent am Fachbereich Psychologie der Justus-Liebig-Universität Gießen. 1994 Habilitation. 1996–2000 Professor für Biologische und Allgemeine Psychologie, ab 2000 Professor für Biologische und Klinische Psychologie/Psychotherapie an der Universität Greifswald.

Bibliografische Information der Deutschen Nationalbibliothek
Die Deutsche Nationalbibliothek verzeichnet diese Publikation in der Deutschen Nationalbibliografie; detaillierte bibliografische Daten sind im Internet über http://dnb.dnb.de abrufbar.

Hogrefe Verlag GmbH & Co. KG
Merkelstraße 3
37085 Göttingen
Deutschland
Tel. +49 551 999 50 0
Fax +49 551 999 50 111
info@hogrefe.de
www.hogrefe.de

Satz: Sina-Franziska Mollenhauer, Hogrefe Verlag GmbH & Co. KG, Göttingen
Druck: mediaprint solutions GmbH, Paderborn
Printed in Germany
Auf säurefreiem Papier gedruckt

1. Auflage 2025

(E-Book-ISBN [PDF] 978-3-8409-3225-0; E-Book-ISBN [EPUB] 978-3-8444-3225-1)
ISBN 978-3-8017-3225-7
https://doi.org/10.1026/03225-000

Inhaltsverzeichnis

... die Panik beim Zahnarzt, die Panik beim Warten
im Wartezimmer, die Panik der Briefträger, die Panik der Fußball
Spieler, Panik der Zuschauer, die Panik auf einer Rolltreppe
im August: Panik der offenen Türen, Panikwind in den dürren
Sommerbäumen der Vorstadt, Panik des Ich kann das viel
besser ...

aus dem Gedicht „Rolltreppen im August"[1]
von Rolf Dieter Brinkmann (1975/1999)

In order to be optimally effective, ERP [exposure and response prevention] needs to help people learn safety in a way that it is strong enough to block out (or inhibit) the original fear — and this is where the term inhibitory learning gets its name.

Jonathan S. Abramowitz (2018)

1 Brinkmann, Rolf Dieter/Herausgegeben von Brinkmann, Maleen & Schmidt, Delf, Westwärts 1 & 2: Gedichte © 1975/1999, Rowohlt Verlag GmbH, Hamburg. Abdruck erfolgt mit freundlicher Genehmigung.

Vorwort

Warum ein neues Manual zur Behandlung von Angststörungen?

Im Jahr 2007 bildete sich mit Unterstützung des Bundesministeriums für Bildung und Forschung der bis dahin größte deutsche Forschungsverbund für Angststörungen. Er umfasste acht Universitätsambulanzen und führte seit seiner Gründung die im internationalen Vergleich umfangreichsten randomisierten Therapiestudien zu Expositionstherapie bei Angststörungen durch. Im Rahmen dieser Therapiestudien wurden in einem Zeitraum von fünf Jahren 493 Patientinnen und Patienten mit der Primärdiagnose Panikstörung und Agoraphobie in zwei randomisierten klinischen Studien behandelt. Das Behandlungsmanual für die erste klinische Studie wurde 2012 der Fachöffentlichkeit zur Verfügung gestellt (Lang, Helbig-Lang, Westphal, Gloster & Wittchen, 2012, 2018). In der ersten klinischen Studie wurden zwei Behandlungsvarianten durchgeführt: „Exposition mit Therapeutenbegleitung" und „Expositionsvorbereitung ohne Therapeutenbegleitung in den Situationen". Diese Behandlungsvarianten sind ebenso wie die Struktur der Behandlung und der Aufbau der einzelnen Sitzungen im Behandlungsmanual (Lang et al., 2012, 2018) ausführlich beschrieben. In der zweiten klinischen Studie wurde diese im Manual beschriebene Struktur und der Umfang der Behandlung beibehalten. Die Behandlungsvariante „Exposition mit Therapeutenbegleitung" wurde genauso durchgeführt wie in der ersten klinischen Studie. Anstelle der „Expositionsvorbereitung ohne Therapeutenbegleitung in den Situationen" wurde in der zweiten Studie jedoch eine intensivierte therapeutenbegleitete Exposition als Vergleichsbedingung eingeführt. In dieser Variante wurden die Patientinnen und Patienten während der Expositionsübungen durch den Therapeuten oder die Therapeutin angeleitet, noch zusätzlich Körpersymptome zu provozieren (z. B. durch Hyperventilationsübungen), um so die Furchtaktivierung bei den Teilnehmenden zu steigern und die Habituationsprozesse innerhalb und zwischen den Sitzungen zu optimieren. Die Gesamtergebnisse dieser klinischen Studien waren sehr ermutigend. Die Patientinnen und Patienten verbesserten sich in beiden Studien in allen primären Outcome-Variablen von Prä- zu Post- sowie zur Follow-up-Messung nach 6 Monaten statistisch signifikant aber auch klinisch bedeutsam mit Effektstärken von $d = -0.9$ bis -2.5.

Allerdings zeigten diese Daten auch, dass die Unterschiede zwischen den verschiedenen Varianten der Expositionsübungen nur sehr marginal waren. Die Begleitung der Expositionsübungen durch die Therapeutin oder den Therapeuten führte zwar zu etwas besseren Effekten als die unbegleitete „Selbstexposition" durch die Betroffenen, allerdings waren die Unterschiede klinisch nicht bedeutsam. Ähnliche Befunde ergaben sich auch hinsichtlich der Furchtaktivierung in der Exposition. Hier zeigten sich keine Unterschiede in der Effektivität der Therapie, unabhängig davon, ob zusätzlich Furcht während der Exposition aktiviert wurde oder nicht. Diese Befunde deuteten an, dass die bis dahin vorherrschende Vorstellung, dass Furchtaktivierung mit anschließender Habituation ein zentraler therapeutischer Veränderungsmechanismus der Expositionstherapie sei, nicht mit den Daten vereinbar war. Vielmehr waren diese Befunde in Einklang mit Erkenntnissen aus zwei neueren Entwicklungen der klinisch-psychologischen Forschung:

1. Die Entwicklung neuer *störungsübergreifender Konzepte* in der Psychopathologieforschung.
2. Die Einbeziehung neuer Erkenntnisse der Lernforschung mit entsprechenden Implikationen zum Verständnis der zentralen *Veränderungsmechanismen* der Expositionstherapie.

Aus diesen Gründen wurde innerhalb des Konsortiums ein an diese neuen Erkenntnisse angepasstes neues Behandlungskonzept entwickelt und 2015 in einer großen, erneut vom Bundesministerium für Bildung und Forschung geförderten klinischen Studie (**PRO**viding **T**ools for **E**ffective **C**are and **T**reatment of **A**nxiety **D**isorders; PROTECT-AD) an 726 Patientinnen und Patienten mit Angststörungen in einem Zeitraum von vier Jahren (2015–2019) evaluiert[2]. Das hier vorgelegte Behandlungsmanual beschreibt das in dieser klinischen Studie evaluierte Behandlungskonzept, welches an insgesamt neun universitären und außeruniversitären Ausbildungs- und Forschungsambulanzen in Deutschland von geschulten und zertifizierten Behandlerinnen und Behandlern durchgeführt wurde. Die Integrität der manualisierten Behandlung wurde anhand von 350 über die Therapiesitzungen randomisierten Videomitschnitten von fünf unabhängigen Beobachterinnen und Beobachtern beurteilt.

Wir möchten mit der Veröffentlichung dieses Manuals ein praktisch anwendbares, in seiner Wirksamkeit überprüftes, effektives und – auch das ist wichtig – von Patientinnen und Patienten akzeptiertes und toleriertes Behandlungsprogramm vorlegen, welches für fast alle Patientinnen und Patienten mit Angststörungen (das Programm wurde nicht bei Personen mit generalisierten Angststörungen erprobt) unabhängig von der spezifischen kategorialen Diagnose angewandt werden kann. Ein zentraler Unterschied zu allen bisherigen Therapiemanualen zur Behandlung von Patientinnen und Patienten mit Angststörungen besteht in einem völlig anderen Rational der Expositionsübungen. Wie in dem Zitat von Abramowitz (2018) eingangs schon angedeutet, geht es nicht um „Löschung" einer ursprünglichen Lernerfahrung, sondern um einen aktiven inhibitorischen Lernprozess und die neue Erfahrung, dass die erwartete Bedrohung nicht eintritt. Ziel der Expositionsübungen ist daher nicht mehr, die möglichst maximale Furchtaktivierung mit einer anschließenden Habituation der Furcht zu erreichen, sondern eine an den individuellen Bedrohungserwartungen orientierte *erfahrungsbasierte* Erwartungsüberprüfung vorzunehmen. Ziel der in der Expositionsübung gemachten Erfahrungen ist nicht primär eine Angstreduktion, sondern eine Veränderung der Bedrohungserwartungen. Wir wissen aus der klinischen Studie, dass dieses Vorgehen sehr effektiv ist. Die Evaluationen der Daten zeigen, dass Betroffene kaum Nebenwirkungen berichten und dieses Vorgehen sehr gut annehmen (zur ausführlichen Darstellung dieser Ergebnisse vgl. Heinig, 2023). Wir hoffen, mit diesem Manual dazu beizutragen, dass sich die expositionsbasierte Therapie von Patientinnen und Patienten mit Angststörungen in der Praxis weiter durchsetzt, und somit die Versorgung dieser Personen in der Praxis nachhaltig verbessert wird.

2 *Förderkennzeichen der Studie:* (DRKS00008743) im deutschen Register für klinische Studien und (01EE1492A) im NIMH Protocol Registration System. *Folgende Zentren haben an der Evaluationsstudie teilgenommen:* Humboldt-Universität Berlin (L. Fehm, T. Fydrich, U. Lueken), Universität Bochum (J. Margraf, S. Schneider), Charité (A. Ströhle), Universität Dresden (I. Heinig, J. Hoyer, A. Pittig, U. Wittchen), Universität Greifswald (A. Hamm, J. Richter), Universitätsklinik Münster (K. Koelkebeck, V. Arolt), Ausbildungsambulanz AVT Köln (P. Neudeck), Universität Marburg (T. Kircher, W. Rief, B. Straube), Universität Würzburg (J. Deckert, P. Pauli).

Gebrauchsanweisung für das Arbeiten mit dem vorliegenden Manual

Das vorliegende Manual stellt einen Handlungsleitfaden für die expositionsbasierte Behandlung von Ängsten, störungsübergreifend und komorbide Störungen einschließend, vor. Das Vorgehen in der Praxis bezieht sich störungsübergreifend auf die zentralen Befürchtungen der Patientinnen und Patienten.

Die Autorinnen und Autoren arbeiten als Psychotherapeutinnen und -therapeuten und verfügen über eine Vielzahl von – teils jahrzehntelangen – Erfahrungen mit der Methode „Exposition". An geeigneten Stellen ist diese Expertise in das Werk eingeflossen. Vor allem ergab sich aus der vielfältigen Erfahrung und dem Arbeiten mit den bewährten Behandlungsmanualen das Ziel, einen Behandlungsleitfaden zu erstellen, der einerseits sehr gut strukturiert ist, andererseits jedoch möglichst große Flexibilität erlaubt.

So soll der Einstieg in die Arbeit mit diesem Manual an jeder Stelle möglich sein, gleichzeitig ist jedoch eine Struktur im Aufbau der Behandlung und der Behandlungseinheiten erkennbar, die auch durch die – teils sinnfreien – Vorgaben der Kostenträger vorgegeben wird und sich am Vorgehen im ambulanten Setting einer Regelversorgung innerhalb der PT-Richtlinien orientiert.

Ambulante Richtlinien-Psychotherapie ist durch die Rahmenbedingungen (12, 24 oder 60 Behandlungseinheiten à 50 Min.) strukturiert. Wir wollten den Leserinnen und Lesern nicht auch die Inhalte der einzelnen Behandlungseinheiten in solch rigider Weise vorschreiben. So unterscheidet sich das vorliegende Manual von bereits auf dem Markt befindlichen, vor allem dadurch, dass die Inhalte von Behandlungskomponenten (Psychoedukation, Vorbereitung auf die Exposition etc.), nicht jedoch die Inhalte einer Therapiesitzung beschrieben und vorgegeben werden.

Um Ihnen einen Überblick zu geben, in welcher Weise sich das Behandlungsmanual an den strukturellen Vorgaben der ambulanten Regelversorgung orientiert, haben wir dies in der folgenden Übersichtstabelle dargestellt. Je nach Störungsbild, Therapiezielen und Behandlungsfortschritt ist es möglich, dies entsprechend flexibel zu gestalten.

Psychotherapie ist zumeist ein Gespräch zweier Menschen und wenn man ein solches beobachtet, kann nur der geübte Blick die Einzelheiten, den Aufbau und die Struktur des Gesprächs dechiffrieren. Dies ist die „hohe Kunst“ der Psychotherapie; es wie ein Gespräch in freundlicher Atmosphäre aussehen zu lassen, während mit den Patienten effiziente Lösungen ihrer Probleme erarbeitet werden. Es darf jedoch auch einmal holprig zugehen und die Behandelnden dürfen auch einmal nicht wissen, was zu tun ist. Ein Behandlungsmanual kann und soll in solchen Momenten Sicherheit geben. Ohne ein entsprechendes Manual zumindest im Hintergrund der Behandlung zu haben, ist es so, als würde man mit dem Auto von Hamburg nach München fahren, ohne Tacho, ohne Tankanzeige und ohne Uhrzeit. Man kommt vielleicht an, aber man weiß nicht wie und eine Replikation (die Rückfahrt) unterliegt nicht der Kontrolle, sondern dem Zufall. In diesem Sinne kann das vorliegende Manual als Reiseführer durch eine expositionsbasierte Behandlung gebraucht werden. Bon Voyage!

Aufteilung der Inhalte auf 50-Minuten-Sitzungen (inkl. Sprechstunde und Probatorik)

50-Minuten-Sitzungen	
S1	Erstgespräch (Verdachtsdiagnose Angststörung, Rahmenbedingungen)
S2	Klassifikatorische und dimensionale Diagnostik (inkl. Fragebögen)
S3	Diagnoserückmeldung und weiterführende Anamnese
P1	Psychoedukation zu Angst und Angststörungen
P2	Angstbezogene Lebenslinie
P3	Verhaltensanalyse/funktionale Diagnostik
P4	Verallgemeinerung der funktionalen Diagnostik
T1	Befürchtungshierarchie
T2	Aufrechterhaltung (Vermeidungskurven) und Rationalableitung
T3	Zusammenfassung als Störungsmodell und Vereinbarung der ersten Expositionsübung
T4	Start in die Exposition
T5	Exposition

I Theoretischer Hintergrund

Kapitel 1
Grundlagen zur störungsübergreifenden Expositionsbehandlung von Angststörungen

1.1 Einleitung

Das vorliegende Manual zur expositionsbasierten Behandlung von Patientinnen und Patienten mit Angststörungen wurde im Rahmen des vom Bundesministerium für Bildung und Forschung geförderten Forschungsverbundes (**PRO**viding **T**ools for **E**ffective **C**are and **T**reatment of **A**nxiety **D**isorders; PROTECT-AD) entwickelt und in einer Multicenterstudie an neun ambulanten Ausbildungs- und Forschungsambulanzen in Deutschland bei 726 Personen mit einer Angststörung als Primärdiagnose evaluiert. Auch Patientinnen und Patienten mit komorbiden Störungen wurden mit der manualisierten Therapie behandelt und in die klinische Studie eingeschlossen.

Die Notwendigkeit, über die bereits etablierten Manuale zur Expositionstherapie bei Angststörungen hinaus ein neues Behandlungsmanual zu entwickeln, ergab sich für das Konsortium aus *zwei zentralen Gründen:*

a. Die Entwicklung eines störungsübergreifenden Erklärungsmodells für die Psychopathologie defensiven Verhaltens, das die Entwicklung eines bei allen Angststörungen anwendbaren Behandlungsmanuals ermöglichte.
b. Neue Befunde, welche belegten, dass nicht Furchtaktivierung und Habituation, sondern Prozesse des Extinktionslernens als zentrale *Veränderungsmechanismen* der Expositionstherapie wirken.

Dies führte zu wichtigen prozeduralen Veränderungen in der Vorbereitung, Gestaltung und Durchführung der Expositionsübungen, welche für die Praxis äußerst relevant sind und hoffentlich auch dazu beitragen, dass die Akzeptanz und die Durchführung von Expositionen in der Praxis deutlich zu nimmt.

1.2 Psychopathologie von Angststörungen – eine störungsübergreifende Perspektive

Die störungsübergreifende Behandlung von Angststörungen orientiert sich an einem dimensionalen psychologischen Modell, das im Kapitel 1.2.2 vorgestellt wird. Zur besseren Einordnung dieses dimensionalen Ansatzes in den klinischen Kontext soll im Kapitel 1.2.1 zunächst nochmals kurz auf die wichtigsten Kriterien der bisherigen kategorialen Diagnostik der Angststörungen nach DSM-5 eingegangen werden.

1.2.1 Furcht und Angst aus klinisch-diagnostischer Perspektive

Im ersten Satz der Einleitung der Sektion „Angststörungen" definiert das DSM-5 Angststörungen als eine Gruppe von Störungen, welche durch *exzessive Furcht* und *Angst,* sowie den damit *assoziierten Störungen im Verhalten* gekennzeichnet sind (DSM-5, American Psychiatric Association [APA], 2013). *Furcht* wird dabei im DSM-5 als eine emotionale Reaktion gegenüber einer realen oder wahrgenommenen *unmittelbaren Bedrohung* definiert. *Angst* tritt dagegen bei *Antizipation einer zukünftigen Bedrohung* auf. Obwohl laut DSM-5 beide Gefühlszustände überlappen können, unterscheiden sie sich dennoch hinsichtlich ihrer berichteten Symptome.

Während Furcht häufiger von starker Erregung des autonomen Nervensystems, Gedanken unmittelbarer Bedrohung und Fluchttendenzen begleitet ist, sind bei Angst häufig erhöhte allgemeine Muskelanspannung, Hypervigilanz gegenüber Anzeichen einer potenziellen Bedrohung sowie vorsichtiges Vermeidungs- und Sicherheitsverhalten zu beobachten. In der kategorialen klinischen Diagnostik werden die Angststörungen dann unterteilt, je nachdem ob die Furcht oder Angst mehr oder weniger stark an spezifische Situationen gebunden ist und welche Situationen mit der Furcht bzw. Angst assoziiert sind.

Die *Spezifischen Phobien* zeigen dabei die stärkste Situationsspezifität und werden daher auch hinsichtlich der Auslöser der Furchtreaktionen in unterschiedliche diagnostische Kategorien unterteilt. Die *Sozialen Ängste* (der Begriff Soziale Phobie steht im DSM-5 nur noch in einer Klammer) betreffen ein größeres Cluster von sozialen Ereignissen, angefangen von Situationen, in denen man tatsächlich der Prüfung durch andere Personen ausgesetzt ist (z. B. bei mündlichen Prüfungen), bis hin zu einer eher generalisierten Form der sozialen Angst, bei der nahezu jede soziale Interaktion als potenzielle Gefahr einer Abwertung der eigenen Person interpretiert wird. Unter der Kategorie „*Agoraphobie*" werden Furcht und Angst subsummiert, welche durch eine breitere Gruppe von Situationen ausgelöst werden. Ein Cluster betrifft Situationen, bei denen man eher das Gefühl hat, eingeschlossen zu sein und nicht wegzukommen (z. B. in öffentlichen Verkehrsmitteln, Fahrstühlen, Supermärkten, Kinos). Ein zweites Cluster umfasst Situationen, bei denen man im Falle eines Notfalls nicht schnell genug Hilfe herbeirufen kann. In diesem Fall ist übrigens die Quelle der Bedrohung nicht die Situation selbst (wie im Falle der Spinne bei einer Spezifischen Phobie), sondern die gefürchtete (häufig gemiedene) Situation liefert nur den Kontext, in dem die Bedrohung durch aufkommende oder stärker werdende Körpersymptome ausgelöst wird, denen eine fatale Konsequenz zugeschrieben wird (ich bekomme schlecht Luft, ich könnte ersticken, mir wird ganz schwindlig, ich könnte in Ohnmacht fallen etc.). Daher sind Agoraphobie und Panikstörung auch sehr häufig miteinander assoziiert, da 85 % aller unerwarteten Panikattacken außerhalb der häuslichen Umgebung auftreten, und zwar in Kontexten, welche typisch für agoraphobische Situationen sind (Johnson, Federici & Shekhar, 2014; Pané-Farré et al., 2014). Dennoch können Panikattacken auch zu einer Panikstörung mit starken Erwartungsängsten führen, welche nicht mit spezifischen Kontexten assoziiert sind. Bei einer generalisierten Angststörung steht die Angst vor potenziellen Bedrohungen durch eine Vielzahl von Ereignissen im Vordergrund.

Zwar sind die diagnostischen Kriterien für die Klassifikation der Störung der Patientinnen und Patienten in die einzelnen Kategorien im Laufe der verschiedenen Versionen der nosologischen Klassifikationssysteme immer weiter verfeinert worden, vor allem, um die Reliabilität der Diagnosen zu erhöhen, allerdings ist der Unterschied in der Symptomatik von Patientinnen und Patienten, welche der gleichen diagnostischen Kategorie zugeordnet werden, häufig größer als der zwischen Patientinnen und Patienten, welche unterschiedlichen diagnostischen Kategorien zugeordnet werden. So finden sich bei Menschen mit stark generalisierten sozialen Ängsten häufig auch depressive Symptome und Personen, welche die Diagnose einer depressiven Störung erhalten, weisen häufig große Ängste im Zusammenhang von sozialen Interaktionen auf. Dies ist möglicherweise auch ein Grund, weshalb störungsspezifische Manuale, welche eben häufig nur an einer genau definierten Patientengruppe evaluiert wurden, in der Praxis nicht so häufig und wenn, dann auch nicht routinemäßig zum Einsatz kommen. Zudem basieren die gängigen kategorialen Unterteilungen unterschiedlicher Angststörungsdiagnosen primär auf deskriptiven Merkmalen von Symptomberichten, um unterschiedliche ätiologische Perspektiven zu vermeiden.

Demgegenüber orientiert sich das vorliegende Behandlungsmanual an einem für alle Angststörungen gültigen dimensionalen psychologischen Modell und kann daher in der Praxis auch für alle Formen von Angststörungen angewandt werden. Zudem wurde die Wirksamkeit der hier vorgestellten manualisierten Therapie bei einem breiten Spektrum von Angstpatientinnen und -patienten evaluiert. Diese Patientinnen und Patienten wiesen – wie in der Praxis üblich – häufig auch eine oder mehrere komorbide Störungen auf (nicht nur in Form anderer Angststörungen, sondern auch komorbider depressiver Störungen) und litten durchschnittlich schon mehr als 14 Jahre unter der Störung (zur Beschreibung der klinischen Merkmale der 726 in der Studie untersuchten Patientinnen und Patienten vgl. Pittig et al., 2021). Die theoretische Perspektive des Manuals, die Ätiologie psychischer Störungen weniger kategorial, sondern eher anhand dimensionaler psychologischer Konstrukte zu verstehen, wurde auch im Projekt *Research Domain Criteria* (RDoC) des National Institutes of Mental Health (Insel, 2013; Kozak & Cuthbert, 2016) oder in der *European Roadmap of Mental Health Research* (ROAMER; Wittchen et al., 2014) vorgeschlagen.

1.2.2 Angststörungen aus emotionspsychologischer Perspektive – ein dimensionales ätiologisches Modell

Aus der Perspektive der wissenschaftlichen Psychologie können Emotionen wie Furcht und Angst hinsichtlich ihrer Funktionalität als Handlungsdispositionen definiert werden, welche durch ein spezifisches Muster bedrohlicher Umgebungsbedingungen (in Form von sensorischen Reizen, Kontexten oder mentalen Prozessen) ausgelöst werden und als Konsequenz eine Abfolge von Verhaltensanpassungen in Gang setzen, um der Bedrohung möglichst effektiv etwas entgegenzusetzen (Adolphs, 2013; Lang & Bradley, 2010). Will man also Angststörungen aus Sicht der Verhaltenswissenschaften erklären, stehen nicht primär der berichtete Gefühlszustand oder die berichteten Symptome im Fokus. Vielmehr es geht um die Frage, wie bedrohungsrelevante Information enkodiert und welche defensiven Verhaltensanpassungen vorgenommen werden. Diese Perspektive ermöglicht eine translationale Analyse von Furcht- und Angstphänomenen (bei Menschen und bei Tieren) und ermöglicht eine Verknüpfung mit neurowissenschaftlichen Erkenntnissen. In diesem Bereich gibt es inzwischen wichtige neue Befunde darüber, welche neuronalen Schaltkreise bei der Regulation von Angst- und Furcht beteiligt sind und wie sie miteinander interagieren.

Eine solche Herangehensweise ermöglicht sowohl ein besseres Verständnis der adaptiven aber auch der maladaptiven Antwort defensiver Reaktionssysteme auf wahrgenommene Bedrohung. Dabei ist ein zentraler Befund verschiedener Studien, dass defensives Verhalten dynamisch und dimensional organisiert ist und dass bei dieser dynamischen Verhaltensanpassung kognitive und emotionale Prozesse sehr eng miteinander interagieren.

In Abbildung 1 ist dieses dimensionale Modell defensiver Verhaltensweisen dargestellt (Hamm, 2020; Hamm & Richter, 2020, adaptiert an das *Threat-Imminence-Modell* von Fanselow & Lester 1988). Dieses Modell kann auch die Dynamik der verschiedenen Furcht- und Angstsymptome in verschiedenen Bedrohungsszenarien sehr gut beschreiben und erklären.

Aus der Tierforschung ist bekannt, dass defensive Verhaltensweisen und emotionale Erlebniszustände in Abhängigkeit der Nähe oder Unmittelbarkeit *(imminence)* der Bedrohung variieren (Blanchard & Blanchard, 1990; Fanselow, 1994). Die erste Stufe der Defensivkaskade wird eingeleitet, sobald der Organismus einen Kontext aufsucht, in dem er bereits früher in Kontakt mit der Bedrohung gekommen ist (aufgrund eigener Lernerfahrungen), es bei anderen erlebt hat (Modelllernen) oder davon gehört oder gelesen hat (Lernen durch Instruktion), die Bedrohung selbst aber noch nicht akut aufgetreten ist *(pre-encounter defense)*. Der emotionale Erlebniszustand bei Erwartung einer Bedrohung von der weder bekannt ist, wann oder ob sie überhaupt auftritt, wird in der Emotionspsychologie (und im DSM-5) als *Angst* bezeichnet. Im klinischen Kontext spricht man in diesem Zusammenhang häufig von *Erwartungsangst* oder zentralen Befürchtungen *(central concerns)*. Im Zustand dieser Erwartungsangst ist der Organismus *hypervigilant* gegenüber *allen Umgebungsreizen*. Die sensorischen Systeme steigern ihre Sensitivität, die Augenbewegungen nehmen zu, man zeigt Sicherheitsverhalten (z. B. einen gebührenden Sicherheitsabstand zur potenziellen Bedrohung).

Sobald der bedrohliche Reiz entdeckt wurde, sich aber noch in genügend großer raum-zeitlicher Distanz befindet, oder im Falle von bedrohlichen Körpersymptomen die Intensität der wahrgenommenen Symptome noch gering ist *(post-encounter defense)*, kommt es zu erhöhter selektiver Aufmerksamkeit gegenüber dem Bedrohungsreiz und einer durch vorsichtige „Hab-Acht"-Stellung gekennzeichneten Bewegungslosigkeit. Der emotionale Erlebniszustand wird in diesem Fall als Furcht bezeichnet, die auch sofort wieder abflaut, wenn der Bedrohungsreiz verschwindet (dies ist anders bei der Angst, da der Bedrohungsreiz ja noch gar nicht aufgetreten ist).

Mit zunehmender Nähe (oder Unmittelbarkeit) der Bedrohung (z. B. die Fahrstuhltüren lassen sich nicht öffnen; Erstickungsgefühle stellen sich ein, der Schwindel wird immer stärker) werden stark automatisierte Fluchttendenzen aktiviert *(circa-strike defense)*. In diesem Zustand kommt es zu einer starken Aktivierung des sympathischen Teils des autonomen Nervensystems, d. h. die Herzrate steigt an, der Mund wird trocken, in den Händen bildet sich „kalter" Schweiß. Dieses autonome Muster dient der Vorbereitung für eine effektive Flucht – Cannon (1932) bezeichnete diese Verhaltensanpassung als Notfallreaktion – und kann hinsichtlich der emotionalen Erlebnisqualität am besten als Panik bezeichnet werden. In diesem Zustand sind die sensorischen Systeme in ihrer Empfindlichkeit gedämpft (die Schreckhaftigkeit ist reduziert, die Schmerzschwelle steigt). Da im Falle von Panikattacken die bedrohlichen Signale aus dem Körper kommen, ist eine Flucht nicht möglich, dennoch sind die Reaktionsprogramme in diesem Fall identisch. Aus der klinischen Praxis kennt man das Phänomen, dass Patientinnen oder Patienten in diesen „kritischen Gefühlszuständen" häufig gar nicht ansprechbar sind. Dies liegt auch daran – dass die neuro-

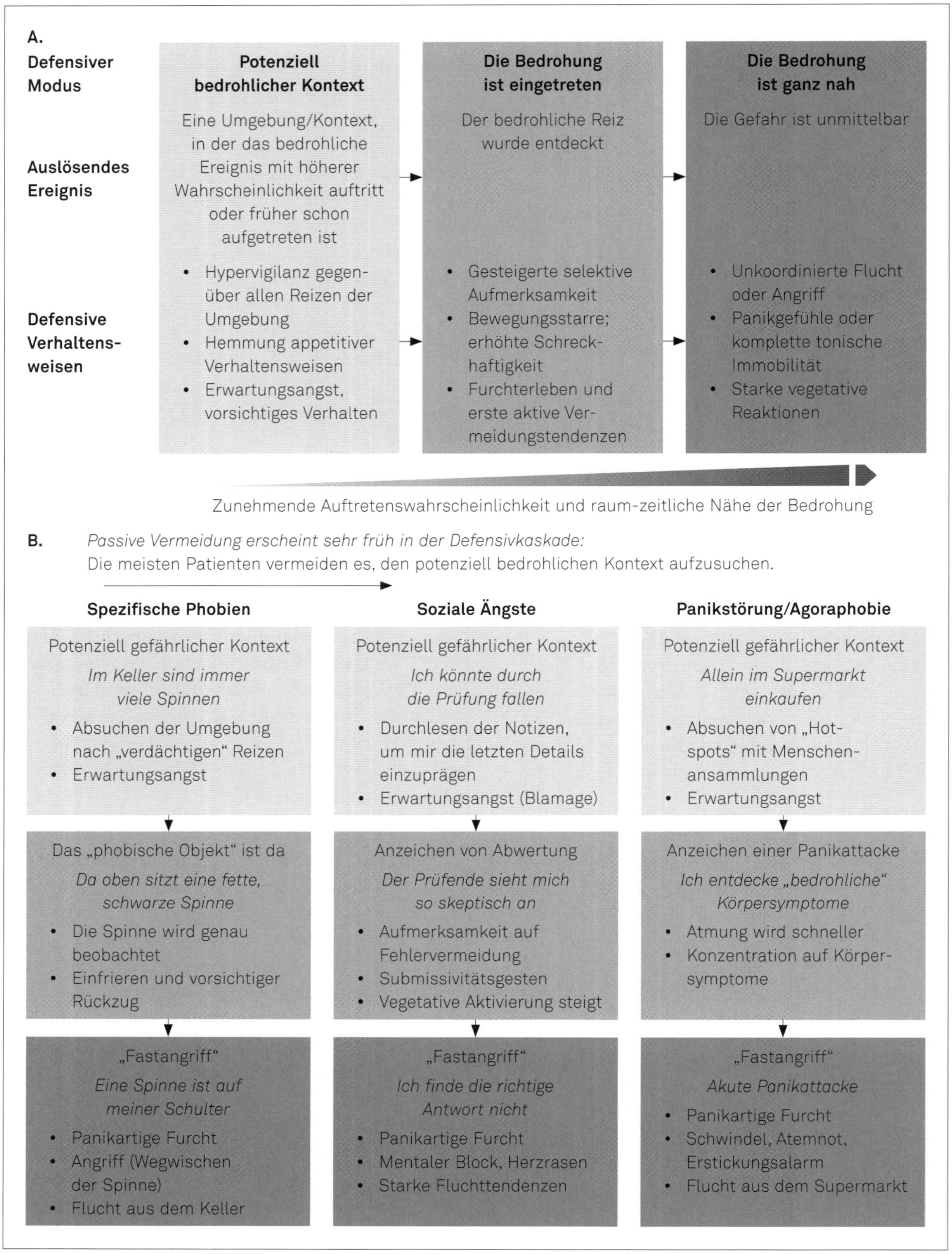

Abbildung 1: Transdiagnostisches dimensionales Modell defensiven Verhaltens und Anwendungsbeispiele für verschiedene Angststörungen (Hamm, 2020; Hamm & Richter, 2020, adaptiert an das Threat-Imminence-Modell von Fanselow & Lester 1988). A) Transdiagnostisches dimensionales Modell defensiven Verhaltens. Nach diesem Modell verändert sich das defensive Verhalten (und die emotionale Erlebnisqualität) mit zunehmender Bedrohungsnähe bzw. -wahrscheinlichkeit. B) Anwendungsbeispiele dieses Modells für verschiedene Angststörungen. Entscheidend für die klinische Praxis ist, dass das funktional sehr beeinträchtigende passive Vermeidungsverhalten sehr früh in der defensiven Kaskade durch die Erwartungsangst im Sinne der Risikoeinschätzung des schlimmsten Szenarios („Fastangriff“) motiviert wird.

nalen Netzwerke, welche diese Reaktionsmuster steuern, sich auf der Ebene des Mittel- und Zwischenhirns (zentrales Höhlengrau, Hypothalamus) und des Hirnstamms befinden und daher sehr automatisiert ablaufen und infolgedessen willentlich auch nur schwer kontrollierbar sind (vgl. zur ausführlichen Diskussion der neuronalen Strukturen defensiven Verhaltens; Hamm, 2020; Mobbs et al., 2020).

Fallbeispiel: Dynamische Organisation defensiver Reaktionen

Weil Frau K., welche an einer starken Spinnenphobie leidet, heute allein zu Hause ist, muss sie selbst in den Keller gehen, um Kartoffeln zu holen. Sie weiß, dass sie früher im Keller häufiger fette Spinnen gesehen hat. Schon beim vorsichtigen Betreten des Kellers hat sie daher ausgeprägte Erwartungsangst *(pre-encounter defense)*. Sie achtet daher auf jeden sich bewegenden Schatten an der Decke, inspiziert alle schwarzen Punkte an der Wand, sucht alle Ecken und Winkel ab und befindet sich in einer generellen Anspannung. Plötzlich entdeckt sie eine Spinne in der oberen rechten Ecke des Kellerraums *(post-encounter defense)*. Sie bekommt feuchte Hände, sie merkt, dass ihr Puls steigt, als sie aus Versehen mit den Schultern eine herabhängende Wäscheleine berührt, springt sie schreckhaft zur Seite. Plötzlich setzt sich die Spinne in Bewegung und bewegt sich schnell in ihre Richtung *(circa-strike)*. Schreiend rennt Frau K. die Treppe hoch, stößt sich noch den Kopf an der niedrigen Tür, spürt aber den Schmerz erst, als sie in der Küche in Sicherheit ist. Dieser starke Gefühlsausbruch ist ihr im Nachhinein sehr peinlich.

Das in Abbildung 1 skizzierte störungsübergreifende dimensionale ätiologische Modell kann auch helfen, die Mechanismen besser zu verstehen, welche dem funktional sehr beeinträchtigenden passiven Vermeidungsverhalten zugrunde liegen.

Im Fokus: Was motiviert das Vermeidungsverhalten?

In der Praxis wird in vielen Verhaltensanalysen zur funktionalen Erklärung des Vermeidungsverhaltens häufig nach wie vor auf das Angstreduktionsmodell von Mowrer (1947) und Miller (1948; 1951) zurückgegriffen. Nach diesem Modell motivieren intensive Furcht/Angst und Panikgefühle (und ihre vegetativen Begleiterscheinungen) das Vermeidungsverhalten, welches dann durch die eingetretene Reduktion der Furcht im Sinne einer negativen Verstärkung (Erleichterung durch das Nachlassen der Angstgefühle) aufrechterhalten bleibt. Daher wird als Ziel der Exposition häufig eine Aktualisierung der Angst mit einer gleichzeitigen Verhinderung des Vermeidungsverhaltens angestrebt, damit es dann während der Konfrontation zu einer Habituation der Furcht kommt. Je höher die aktualisierte Furcht, desto stärker die Habituation (dies ist zumindest die Idee beim *flooding*). Allerdings zeigen schon frühe Befunde von Solomon und Mitarbeitern, dass dieses Angstreduktionsmodell nicht für alle Formen des Vermeidungsverhaltens zutrifft (Solomon, Kamin, & Wynne, 1953; Solomon & Wynne, 1954). In ihren Studien konnten die Autoren zeigen, dass Hunde schon nach wenigen Durchgängen lernten, einen mit einem Lichtreiz assoziierten Schmerzreiz zu vermeiden. Wichtig an diesen Studien war, dass die Hunde dieses Vermeidungsverhalten über hundert Durchgänge aufrechterhielten, ohne die geringsten Anzeichen von Angst zu zeigen. Die Angstreduktion kann also nicht allein die Aufrechterhaltung des Vermeidungsverhaltens erklären. Neuere Daten im Humanbereich stützen diese These. In einer Studie in unserem Labor (Benke et al., 2018) sollten Personen durch einen immer stärker werdenden Atemwegswiderstand einatmen, wobei nach 180 Sekunden die Zufuhr von Atemluft komplett für 15 Sekunden unterbrochen wurde. Die Probanden konnten den Durchgang an jeder Stelle abbrechen und natürlich hatten sie auch die Möglichkeit den gesamten Versuch abzubrechen. Von den insgesamt 69 Probanden brachen 35 % (N = 24) der Probanden mehrere Durchgänge ab. In Übereinstimmung mit den Daten von Solomon und Mitarbeitern brachen die Probanden die Durchgänge mit zunehmender Anzahl immer früher ab. Was vielleicht noch wichtiger ist, während bei den ersten zwei Abbrüchen (initiale Vermeidung) noch sehr starke vegetative Anzeichen von Furcht auftraten, waren gegen Ende (bei regelmäßigem Abbruch) keine vegetativen Anzeichen von Furcht mehr vorhanden. Allerdings stieg die *Erwartungsangst* hinsichtlich der finalen Unterbrechung der Inspiration kontinuierlich an. Dies deckt sich mit klinischen Daten von Craske, Rapee und Barlow (1988), die zeigen konnten, dass bei Patientinnen und Patienten mit Panikstörung und Agoraphobie nicht das Ausmaß der erlebten Furcht, sondern die Wahrscheinlichkeitseinschätzung, in einer bestimmten Situation eine Panikattacke zu bekommen, der beste Prädiktor für das Vermeidungsverhalten ist. Diese Befunde stützen das oben skizzierte dynamische Modell defensiven Verhaltens. Vermeidungsverhalten – insbesondere das bei chronischen Angstpatientinnen und -patienten vorherrschende passive Vermeidungsverhalten – wird nicht durch starke Aktualisierung von Furcht, vor allem nicht durch starke vegetative Symptome der Furcht ausgelöst, sondern durch die Erwartung potenzieller Bedrohungen in einem bestimmten Kontext (z. B. eine Panikattacke in einem Supermarkt zu bekommen, oder der Gedanke ich könnte durch die Prüfung fallen) – im Modell als *pre-encounter defense* bezeichnet. Dies hat wichtige Implikationen für die Wirkmechanismen der Expositionstherapie (vgl. Kap. 1.3) und die Vorbereitung und Durchführung der einzelnen Expositionsübungen (vgl. Kap. 3 und Kap. 4)

1.3 Wirkmechanismen expositionsbasierter Therapie

In diesem Kapitel sollen zunächst die bisher etablierten Ansätze betrachtet werden – die systematische Desensibilisierung und konditionierte Hemmung (vgl. Kap. 1.3.1) sowie das Emotionsverarbeitungsmodell der Furcht von Foa und Kozak (vgl. Kap. 1.3.2) – bevor auf das neuere Erklärungsmodell des Extinktionslernens (vgl. Kap. 1.3.3) eingegangen wird, welches die Grundlage des vorliegenden Therapiemanuals bildet. Im Kapitel 1.3.4 werden schließlich neue bzw. an die neuen Erkenntnisse der Extinktionsforschung angepasste Strategien beschrieben, die in der Praxis der Expositionsbehandlung eingesetzt und in diesem Manual in Teil II ausführlich dargestellt werden.

1.3.1 Systematische Desensibilisierung und konditionierte Hemmung

Ausgehend von den Arbeiten von Massermann (1943) zur experimentellen Neurose (eine „Angstneurose" kann experimentell durch einen Appetenz-Aversionskonflikt erzeugt werden) konnte Wolpe (1958) zeigen, dass „neurotische" Angst auch ohne einen Konflikt gelernt werden kann. Folgerichtig kann die Angstreaktion auch ohne Konfliktlösung wieder abgebaut werden. Wolpe (1958) beobachtete, dass seine Versuchstiere in einem Kontext, in dem sie Schmerzreize erlebt hatten, nicht mehr fraßen, oder allgemeiner gesagt, in einem potenziell bedrohlichen Kontext werden appetitive Verhaltensweisen reziprok gehemmt. Daraus entwickelte er die Idee, dass es zu einer Hemmung der Angst (also der defensiven Verhaltensdispositionen) kommen müsste, wenn appetitive Verhaltensweisen in einem Kontext aktiviert werden könnten, der dem ursprünglichen bedrohlichen Kontext ähnlich ist. Beginnt das Tier wieder in diesem Kontext zu fressen, lässt als Folge reziproker Inhibition die Angst nach – dieses Nachlassen der Angst wird mit dem Kontext assoziiert, es kommt zu einer *konditionierten Hemmung*. Bei der Entwicklung der Systematischen Desensibilisierung wollte Wolpe (1958) diese Ergebnisse der Tierforschung auf die klinische Anwendung übertragen, wobei er allerdings zwei wichtige prozedurale Veränderungen durchführte:

a) als zur Furcht antagonistisches appetitives Verhalten verwendete er Entspannung (induziert über eine Kurzvariante der Progressiven Muskelentspannung) und
b) die mit der Furcht assoziierte Situation wurde nicht in der Realität aufgesucht, sondern in der Vorstellung (in sensu) durch Textvorgaben erzeugt.

Viele Studien in den 1960er Jahren zeigten jedoch eindeutig, dass weder die Induktion einer Entspannungsreaktion eine notwendige Bedingung für die therapeutischen Effekte der Systematischen Desensibilisierung war (Tryon, 2005), noch eine Hierarchisierung des furchtauslösenden Vorstellungsskripts erforderlich war. Daher wurde die Systematische Desensibilisierung in der Folgezeit immer seltener angewandt. Zudem wurden alternative Erklärungsansätze zur Wirkung expositionsbasierter Therapie vorgeschlagen. Das wahrscheinlich bis heute in der Praxis einflussreichste Modell ist das von Foa und Kozak 1986 vorgeschlagene Emotionsverarbeitungsmodell der Furcht *(Emotional Processing of Fear)*.

1.3.2 Emotionsverarbeitungsmodell der Furcht von Foa und Kozak

In ihrem Emotionsverarbeitungsmodell gehen Foa und Kozak (1986) davon aus, dass während der Expositionsübungen eine aufgrund von Vorerfahrungen existierende „Furchtstruktur" im Gedächtnis aktiviert wird. Ausgangspunkt für die theoretische Konzeptualisierung dieser Furchtstruktur ist die Bioinformationstheorie von Lang (1979, 1993a), wonach Emotionen wie Furcht und Angst – ebenso wie andere semantische Gedächtnisinhalte – als propositionale Netzwerke gespeichert sind. In diesen Furcht-Netzwerken sind sogenannte wahrnehmungsbasierte Eingangseinheiten *(Input-Units)* z. B. der furchtauslösenden Situation mit Bedeutungseinheiten und Reaktionseinheiten assoziativ verbunden. Das Netzwerk enthält also Informationen über angstauslösende Reize, deren Bedeutung und die physiologischen Reaktionen darauf. Abbildung 2 zeigt ein Beispiel eines solchen propositionalen Netzwerkes für den Fall eines Patienten mit Panikstörung und Agoraphobie.

Exkurs: Bedeutungseinheiten

Der Begriff „Bedeutungseinheiten" stammt aus den propositionalen Netzwerktheorien, welche ursprünglich zur Erklärung von Sprachverständnis formuliert wurden. Demnach wird die semantische Bedeutung

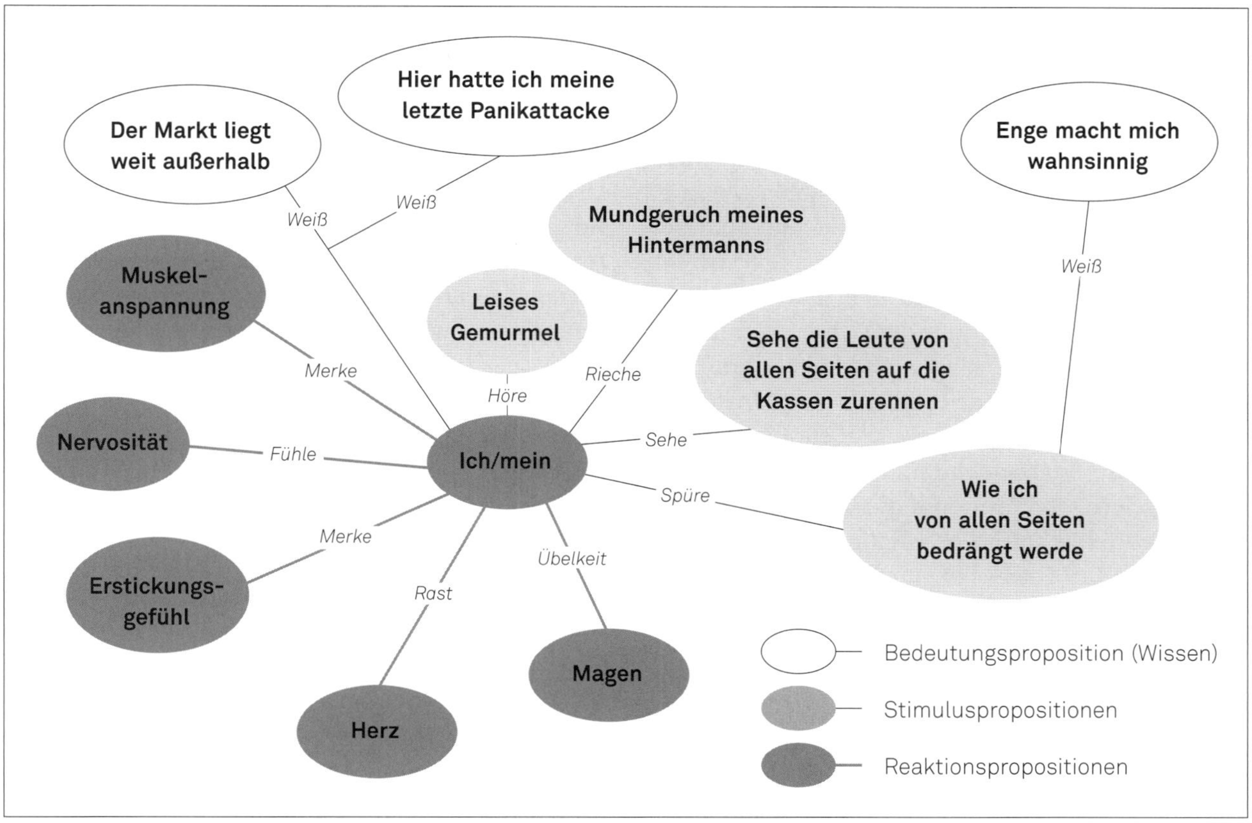

Abbildung 2: Propositionales Netzwerk eines Patienten mit Panikstörung und Agoraphobie (Hamm, 1997). In diesem Netzwerk sind Informationen über die wahrnehmbaren Merkmale einer Situation sowie beteiligte Reaktionsprogramme und über die Bedeutung gespeichert. Diese Netzwerke können durch externale Hinweisreize, durch wahrgenommene Symptome, aber auch durch mentale Bedeutungsrepräsentationen aktiviert werden.

von Sprache durch die Aktivierung von propositionalen Netzwerken kognitiv erfasst, wobei Propositionen Konzepte (aus ein oder zwei Worten bestehend) umfassen, welche regelhaft miteinander verbunden sind (über ein Prädikat in Form eines Verbs, Adjektivs oder Adverbs). Solche Netzwerktheorien wurden aber auch zur Erklärung der Organisation permanenter Gedächtnisinhalte herangezogen. Danach erfolgt der Abruf sowohl semantischer als auch autobiografischer Gedächtnisinhalte gemäß der Organisation der gespeicherten Propositionen.

Lesetipp:

- Pylyshyn, Z.W. (1973). What the mind's eye tells the mind's brain: A critique of mental imagery. *Psychological Bulletin, 80,* 1–22.
- Anderson, J.R. (1996). *Kognitive Psychologie.* Heidelberg: Spektrum.

Die Emotionsverarbeitungstheorie verbindet das Konzept der Habituation mit dem des korrektiven Lernens, um die Effekte der Expositionstherapie zu erklären. Um eine therapeutische Veränderung zu erzielen, müssen aus Sicht der Emotionsverarbeitungstheorie (1) zunächst möglichst alle Elemente des Furchtnetzwerkes – inklusive der Reaktionspropositionen aktiviert werden *(fear activation)*. Im Verlauf einer Expositionsübung (2) sollte es dann infolge einer Habituation der (vegetativen) Reaktionen innerhalb der Sitzung *(within-session habituation)* zu korrektiven Lernerfahrungen und in der Folge zu einer Veränderung des Netzwerkes bzw. der Furchtstruktur durch Abschwächung der Assoziationen (Verbindungen) zwischen Stimulus- und Reaktionspropositionen kommen. Aufgrund dieser korrektiven Lernerfahrung kommt es dann auch zu Veränderungen der Bedeutungspropositionen, d.h. die Verbindungen zwischen den Stimuluspropositionen und den Bedeutungspropositionen (dieser Stimulus ist „bedrohlich") schwächen sich ab, es kommt (3) zu einer Habituation zwischen den Sitzungen *(between-session habituation)*. Nach Foa und Kozak (1986) sind sowohl die Habituation innerhalb einer Sitzung als auch die Habituation zwischen den Sitzungen Indikatoren dafür, dass es gelungen ist, das Furchtnetzwerk zu aktivieren und zu verändern. Diese Theorie hat sicherlich die Praxis der Expositionstherapie über viele Jahrzehnte dominiert und eben dazu beigetragen, dass Furchtaktivierung und die sich daran anschließende Habituation als zentrale Elemente für den Erfolg einer Expositionstherapie angesehen wurden. Allerdings zeigt eine Vielzahl von Befunden, dass weder die initiale Furchtaktivierung zu Beginn der Expositionsübung noch das Ausmaß der Habituation innerhalb einer Sitzung verlässliche Prädiktoren für den Therapieerfolg sind (für eine exzellente Zusammenfassung dieser kritischen Befunde empfehlen wir einen Übersichtsartikel von Michelle Craske und Mitarbeitern von 2008 in *Behaviour Research and Therapy*). Interessanterweise waren bereits zwei Jahre vorher Foa und Mitarbeiter (2006) auf die sich häufenden negativen Befunde eingegangen und haben ihre Emotionsverarbeitungstheorie nochmals überarbeitet und eingeräumt, dass möglicherweise nicht die Habituationsprozesse entscheidend sind, um die Furchtstruktur zu ändern, sondern dass die „Modifikation der relevanten fehlerhaften Assoziationen durch widersprüchliche Informationen" entscheidender für die Symptomreduktion sind („... the proposed mechanism underlying symptom reduction is the modification of the relevant erroneous associations through disconfirming information [wir würden ergänzen und vor allem widersprüchliche Erfahrungen] not through habituation per se", Foa, Huppert & Cahill, 2006, S. 9). Diese spätere Version der Emotionsverarbeitungstheorie weist schon die Richtung auf aktuelle Modelle über die Wirkmechanismen der expositionsbasierten Therapie von Angststörungen. Im Gegensatz zur Habituation, welche ein nicht assoziativer Lernprozess ist, geht man bei den aktuellen Erklärungsmodellen der Expositionserfahrung eher von einem assoziativen Lernprozess aus, nämlich dem der Extinktion.

1.3.3 Das Prinzip des Extinktionslernens – Wenn die erwartete Bedrohung nicht eintritt

Der Begriff Extinktion wird sehr unterschiedlich verwendet und beschreibt einerseits eine *experimentelle Prozedur*, bei der ein vormals mit einem unkonditionierten Reiz assoziierter (verbundener) konditionierter Reiz nun ohne den unkonditionierten Reiz präsentiert wird. Andererseits wird als Extinktion auch die *Reduktion der konditionierten Reaktion* als Folge der experimentellen Prozedur bezeichnet. Schließlich wird als Extinktion der *assoziative oder neuronale Lernprozess* bezeichnet, welcher dieser Reduktion der konditionierten Reaktion zugrunde liegt. Nach neueren Erkenntnissen wird dieser Lernprozess in der Exposition angestoßen und steht deshalb im Fokus der Beschreibung der wirkungsvollen Praxis einer expositionsbasierten Behandlung.

Aufgrund einer Vielzahl von Befunden geht man heute davon aus, dass bei der Extinktion die ursprünglichen Lernerfahrungen nicht einfach ausgelöscht, also vergessen werden. Testet man z. B. die Reaktion auf einen konditionierten Reiz in einem anderen Kontext oder nachdem ein längerer Zeitraum vergangen ist, so wird die ursprünglich gelernte Furcht wieder ausgelöst (Erneuerung oder spontane Erholung der Furcht). Außerdem kann die ursprüngliche Furcht nach mehreren aversiven Ereignissen auf den alten Auslöser wieder neu entstehen, obwohl keine erneute Assoziation mit einer Bedrohung stattgefunden hat. Die alte assoziative Gedächtnisspur (im Sinne der Netzwerktheorie oft auch „Furchtnetzwerk" genannt) wird durch die aktuellen aversiven Ereignisse wieder aktiviert (zur Vertiefung dieser theoretischen Diskussion verweisen wir auf Craske et al., 2014; Craske, 2015; Vervliet et al., 2013).

Bei der Extinktion handelt es sich also nicht einfach nur um eine „Löschung" ursprünglicher Lernerfahrungen, sondern vielmehr um einen *aktiven inhibitorischen Lernprozess*, bei dem die Erfahrung gemacht wird, dass die erwartete Bedrohung (im Sinne der mentalen Repräsentation des unkonditionierten Reizes) *nicht* eintritt. Diese neue inhibitorische Verknüpfung koexistiert mit der ursprünglichen exzitatorischen Assoziation. Eine ursprünglich gelernte exzitatorische Assoziation „Alkoholgeruch (CS) – Sexuelle Belästigung (US)"[3] (im Sinne der Netzwerktheorie könnte man auch von einer Verbindung zwischen verschiedenen Propositionen sprechen) wird also nicht vergessen, sie wird durch die neue inhibitorische Assoziation „Alkoholgeruch (CS)" UND „neuer Partner/keine sexuelle Belästigung" aktiv gehemmt. Eine Hemmung findet nur statt, wenn der Auslöser UND der Extinktionskontext vorhanden sind. Extinktion von Furcht kann daher manchmal fragil sein. Die zentrale Befürchtung könnte dann sein, dass es auch beim neuen Partner wieder zu einem Kontrollverlust durch ungewollte sexuelle Handlungen kommen könnte.

Um die Wirkung von Exposition mithilfe von Extinktionslernen zu erklären, muss man sich vergegenwärtigen, dass Extinktion ein Lernprozess ist, der in mehrere Phasen unterteilt werden kann. In der ersten Phase wird gelernt, dass die Bedrohung nicht in der erwarteten Form eintritt. Die Patientin[4] lernt, dass sie beim Zugfahren keinen Panikanfall erlebt, wel-

---

3 CS = konditionierter Stimulus, US = unkonditionierter Stimulus

4 Zugunsten einer besseren Lesbarkeit verwenden wir im Text bei Beispielen und im Therapieteil des Manuals männliche und weibliche Formen abwechselnd. Diese Formulierungen stehen gleichermaßen für alle Geschlechter (m/w/d). Die verkürzte Sprachform hat nur redaktionelle Gründe und beinhaltet keine Wertung. Wenn möglich, wurde eine geschlechtsneutrale Formulierung gewählt.

cher in der Notaufnahme endet, oder sofort erbricht, wenn sie Übelkeit verspürt. Es kommt durch diese neue Erfahrung zur Ausbildung eines Extinktionsgedächtnisses (Speicherung der inhibitorischen Assoziation in einem Extinktionsnetzwerk), welches mit dem ursprünglichen Furchtgedächtnis koexistiert. In der zweiten Phase wird das Extinktionsgedächtnis durch Wiederholung dieser Lernerfahrungen in verschiedenen Übungen und Kontexten immer stärker konsolidiert. Schließlich kann das Extinktionsgedächtnis auch unter verschiedenen Bedingungen abgerufen werden. Neuere neurowissenschaftliche Befunde belegen, dass bei diesem Abruf des Extinktionsgedächtnisses präfrontale Kortexareale involviert sind (vgl. Milad et al., 2007). Der Abruf des Extinktionsgedächtnisses läuft also nicht automatisiert ab, sondern muss explizit („bewusst") exekutiert werden.

In Abbildung 3 sind diese zentralen Merkmale des Extinktionslernens grafisch verdeutlicht.

Phasen des Extinktionslernens

1. *Phase: Ausformung des Extinktionsgedächtnisses*
   Es wird mehrmals die Erfahrung gemacht, dass die erwartete Bedrohung nicht eintritt (die Furchtreaktion nimmt ab).
2. *Phase: Konsolidierung des Extinktionsgedächtnisses*
   Die Extinktionserfahrung wird im Langzeitgedächtnis abgespeichert.
3. *Phase: Abruf des Extinktionsgedächtnisses*
   Die Extinktionserfahrung wird auch in verschiedenen Kontexten erinnert und kann abgerufen werden.

1.3.4 Optimierungsstrategien der Exposition

Für den Transfer in die klinische Praxis ist es bedeutsam, durch welche Strategien das inhibitorische Lernen (Extinktion) gesteigert werden kann und somit die klinische Wirkung der Exposition verbessert oder optimiert werden kann.

Widerlegung der Bedrohungserwartung durch Neuerfahrung

Aufgrund der ursprünglichen Lernerfahrung (entweder in Form direkter Erfahrung, durch Beobachtungslernen oder durch Informationen von Anderen) wird eine Bedrohung erwartet, sobald der gefürchtete Reiz auftaucht oder der Kontext aufgesucht wird, mit dem die mentale Repräsentation der Bedrohung assoziiert ist, z. B. „sobald der Zug sich in Bewegung setzt, komme ich nicht mehr raus, ich könnte ‚gefährliche' Körpersymptome bekommen, die sich – wie immer – zu einer Panikattacke ausweiten könnten, die Wahrscheinlichkeit, dass dies passiert, sobald sich die Türen schließen, ist 95 %" (in der Praxis sprechen wir in diesem Fall auch von angstbezogenen Befürchtungen, vgl. Kap. 3). Wie im dimensionalen dynamischen Modell der Angst beschrieben, löst diese durch Bedrohungserwartungen ausgelöste „Erwartungsangst" das passive Vermeidungsverhalten aus (Ich fahre nicht mit dem Zug) und ist somit entscheidend an der funktionellen Beeinträchtigung des Patienten beteiligt. Daher besteht eine zentrale Strate-

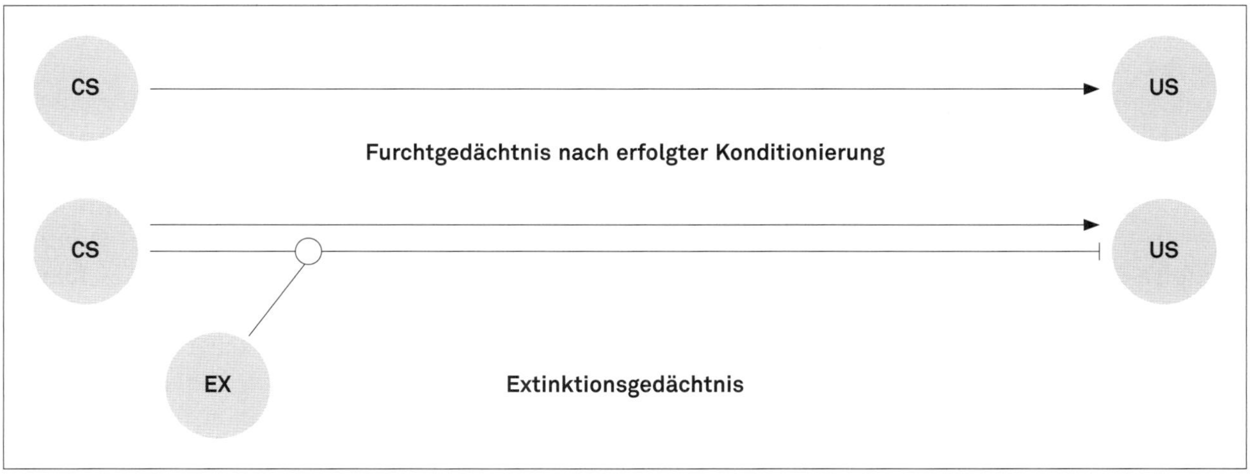

Abbildung 3: Durch die Erfahrung, dass ein bedrohliches Ereignis in Verbindung mit einem furchtauslösenden Reiz NICHT auftritt, wird zusätzlich zur ursprünglich aktivierenden Assoziation eine hemmende Assoziation gelernt und gespeichert. Die inhibitorische Assoziation wird konsolidiert, kann dann später abgerufen werden und die exzitatorische Assoziation (Furchtgedächtnis) hemmen (aus Hamm, Wendt & Volkmann, 2017; modifiziert nach Vervliet, Craske & Hermans, 2013).

gie zur Optimierung der Exposition darin, die mentale Repräsentation der Bedrohung (also die zentrale Befürchtung) und die Wahrscheinlichkeit zu erfragen, mit welcher der Patient erwartet, dass diese Bedrohung auch eintritt. Neben der Wahrscheinlichkeit des Eintretens kann auch die Latenz, bis die Bedrohung eintritt, und ihre Intensität erfragt werden. Schließlich sollte die Expositionsübung so geplant werden, dass dem Patienten klar ist, welche Erwartung überprüft werden soll. Dabei ist es wichtig, diese zu operationalisieren, sodass eine Überprüfung möglich wird. Viele Patientinnen und Patienten mit Emetophobie vermeiden beispielsweise bestimmte Nahrungsmittel, lange Autofahrten, enge Kleidung etc., weil sie erwarten, dass sich dadurch die Wahrscheinlichkeit erhöht, Übelkeitsgefühle zu bekommen, welche – so die Erwartung – unmittelbar zum Erbrechen führen. Zentrales Ziel von Expositionsübungen wäre es daher nicht, sich an das Gefühl der Übelkeit so lange zu gewöhnen, bis es schwächer wird, sondern zu lernen, dass ein Übelkeitsgefühl NICHT automatisch mit Erbrechen assoziiert ist. Dies beschreibt exemplarisch, dass das Ziel der Exposition NICHT die Aktivierung von Furcht und die sich daran anschließende Habituation ist, sondern die Optimierung des inhibitorischen Lernprozesses (die erwartete Bedrohung ist nicht eingetreten; Vorhersagefehler; Rescorla & Wagner, 1972) im Zentrum der Übung steht. Nur durch diesen Lernprozess kann es zu einer nachhaltigen *Veränderung* der Bedrohungserwartung kommen. Das Ausmaß dieser Erwartungsänderungen beschreibt dann mit zunehmender Anzahl der Extinktionsdurchgänge (bzw. Expositionsübungen) die *Lernrate* – also das Ausmaß des inhibitorischen Lernens. Tatsächlich zeigen die Daten von 8484 Protokollen durchgeführter Expositionsübungen, welche im Rahmen der PROTECT-AD-Studie von 605 Patientinnen und Patienten mit verschiedenen Angststörungen erhoben wurden, dass dieser inhibitorische Lernprozess infolge des Vorhersagefehlers mit dem Therapieerfolg assoziiert ist (wer an den Ergebnissen dieser Studie im Einzelnen näher interessiert ist, der findet die zentralen Befunde bei Pittig et al., 2022).

Vertiefte Extinktion

Häufig fürchten sich Patientinnen und Patienten nicht nur vor einer spezifischen Situation, sondern berichten von einer ganzen „Konfiguration" oder einem „Set" von Reizen und Ereignissen, in denen eine potenzielle Bedrohung auftreten könnte. Dieses Phänomen kann man sich in der Exposition zu Nutze machen, um eine vertiefte Extinktion zu ermöglichen. Vertiefte Extinktion tritt dann auf, wenn man multiple Auslösereize von Furcht zunächst einzeln präsentiert, ohne dass die antizipierte Bedrohung eintritt. Erst danach wird dann die Exposition mit der Kombination mehrerer Reizkonfigurationen durchführt. Praktisch sähe das so aus, dass man zunächst mithilfe von interozeptiver Exposition die Erwartung überprüft, ob die Induktion unangenehmer Körpersymptome zu einer Panikattacke führt, und danach testet, ob es auch dann nicht zu Panikattacken kommt, wenn man Zug fährt, und schließlich testet, ob es auch dann nicht zu Ohnmacht führt, wenn man beides zusammen erlebt. Entscheidend ist hier wieder die Überprüfung der Erwartungen und nicht die Steigerung der Angst (wie das beim *Flooding* der Fall wäre).

Re-Evaluation der potenziellen Bedrohung

Wie oben bereits dargestellt, ist die befürchtete Bedrohung (z. B. in Ohnmacht zu fallen oder zu ersticken) mental repräsentiert. Daher könnte man auch versuchen, durch kognitive Techniken (z. B. „Entkatastrophisierung") die „Intensität" dieses mental repräsentierten unkonditionierten Bedrohungsreizes zu reduzieren (vgl. Davey, 1992). Diese Techniken könnten zwar hilfreich sein, die Patientin zu motivieren, eine Situation aufzusuchen, in der sie eine Bedrohung erwartet. Allerdings könnten sie auch den inhibitorischen Lernprozess beeinträchtigen, da sie durch die Re-Evaluation den Vorhersagefehler und damit die Erwartungsänderung reduzieren könnten. Daher sollten solche Techniken nicht *vor* Expositionsübungen eingesetzt werden, sondern wenn, dann nach den Übungen (vgl. Craske et al. 2008).

Verstärkung der Konsolidierung des Extinktionsgedächtnisses

Eine weitere Möglichkeit zur Optimierung der Exposition ist die Verstärkung der Konsolidierung des Extinktionsgedächtnisses. Hier gibt es erste vielversprechende Befunde, wonach D-Cycloserin – ein altes gegen Tuberkelbakterien wirksames Tuberkulosemedikament – die Konsolidierung des Extinktionsgedächtnisses unterstützen kann (Ressler et al., 2004; Hofmann et al., 2006). Zudem liegen erste Befunde vor, wonach nicht invasive Stimulationsmethoden (z. B. transkraniale Stimulation des Vagusnerven durch Elektroden im oberen Teil der Ohrmuschel; oder Gleichstromstimulation über dem ventro-medialen präfrontalen Kortex) die Konsolidierung des Extinktionsgedächtnisses steigern können (vgl. Szeska et al., 2020, 2022). Allerdings werden diese Verfahren auch aus Gründen der Praktikabilität in der Praxis noch nicht umfassend eingesetzt. Was aber schon in der Praxis umgesetzt werden kann, ist das Timing der Expositionssitzungen in der Therapie der Angststörungen. Die Konsolidierung des Extinktionsgedächtnis wird durch die Anzahl der Lerndurchgänge, also durch die Häufigkeit der Übungen gesteigert. Auch die zeitliche Abfolge der Übungen ist bedeutsam. So kann das inhibitorische Lernen durch einen kürzeren Abstand zwischen den Expositionssitzungen zunächst beschleunigt werden, wobei dann der Abstand zwischen den Übungen zur Konsolidierung des Extinktionsgedächtnisses sukzessive gesteigert werden sollte (Craske, 2015; Bjork & Bjork, 2006).

Reduktion des Sicherheitsverhaltens

Nach gängiger Lehrmeinung sollten die Patientinnen und Patienten vor Beginn einer Expositionsübung instruiert werden, möglichst auf Sicherheitssignale und Sicherheitsverhalten zu verzichten. Dies ist besonders relevant, wenn man in der Übung die Furcht aktivieren möchte, um so den Habituationsprozess einzuleiten. Unklar ist, ob eine Reduktion des Sicherheitsverhaltens auch den Prozess des inhibitorischen Lernens in gleicher Weise unterstützt. Wir haben daher in unserer manualisierten Therapie die Patientinnen und Patienten vor Beginn der Expositionsübungen ebenfalls ermutigt, möglichst während der Übungen kein Sicherheitsverhalten (SVH) zu zeigen. Als Begründung dafür wurde allerdings nicht eine Steigerung der Angst angestrebt, sondern die Teilnehmenden wurden darauf hingewiesen, dass durch das Sicherheitsverhalten möglicherweise die zentralen Befürchtungen nicht hinreichend gut überprüft werden können und somit das Neulernen beeinträchtig werden könnte (vgl. Kap. 3 zur ausführlichen Diskussion). Um eine empirische Basis für das richtige Prozedere zu gewinnen, haben wir die Teilnehmenden dann nach den Expositionsübungen gefragt, ob sie Sicherheitsverhalten gezeigt haben. Abbildung 4 zeigt das Ergebnis dieser Befragungen.

Wie Abbildung 4 zeigt, können über die Hälfte der Patientinnen und Patienten während der ersten Übung trotz gegensätzlicher Anleitung nicht völlig auf Sicherheitsverhalten (SVH) verzichten. Die gute Nachricht ist allerdings, dass die Häufigkeit des Sicherheitsverhaltens mit zunehmender Anzahl der Übungsdurchgänge exponentiell abfällt. Zwar ist die Instruktion, Sicherheitsverhalten möglichst zu unterlassen, aus den oben dargestellten Gründen wichtig. Allerdings weisen diese Daten auch darauf hin, dass wiederholte Übungsdurchgänge zur Reduktion des Sicherheitsverhaltens führen. Daher ist es ist nicht erforderlich, als Therapeutin nach anfänglicher Instruktion unnachgiebig darauf zu beharren, dass es für den Therapieerfolg unumgänglich ist, komplett auf SVH zu verzichten. Vielmehr sollte der Patient das Tempo – auch

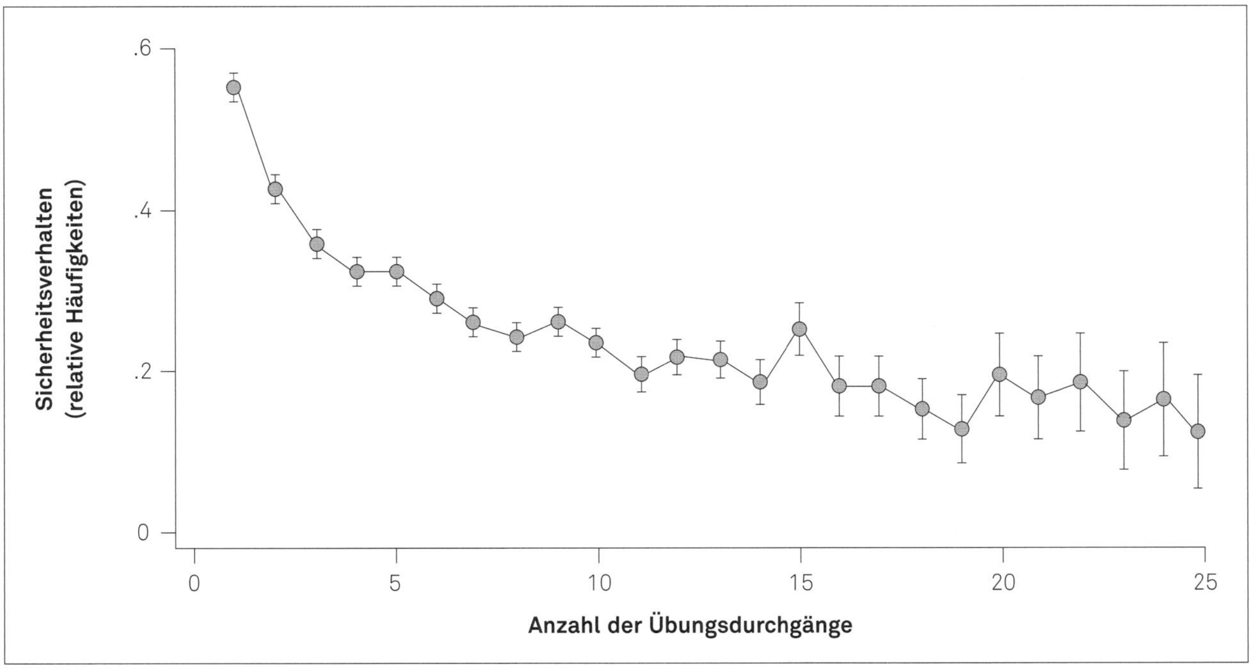

Abbildung 4: Prozentualer Anteil der Patientinnen und Patienten, welche nach der Expositionsübung berichten, irgendeine Form von Sicherheitsverhalten (SVH; z. B. Selbstberuhigung oder Ablenkung) während der Übung ausgeführt zu haben.

hinsichtlich der Reduktion von SVH – bestimmen, was Raum für eine individualisierte Therapie lässt. Mit zunehmendem Erfolg (also durch die wiederholte Erfahrung, dass die erwartete Bedrohung nicht eintritt bzw. sich die zentrale Befürchtung nicht bewahrheitet) werden die Patientinnen und Patienten von selbst mutiger und verzichten immer stärker eigenmotiviert auf Sicherheitsverhalten. Die wiederholte Erfahrung (inklusive der expliziten Einschätzungen der Bedrohungserwartungen), dass die befürchtete Bedrohung nicht eingetreten ist, scheint für die Reduktion des Sicherheitsverhaltens ein entscheidender Faktor zu sein (vgl. Kap. 3 zur praktischen Durchführung).

Darüber hinaus werden noch zahlreiche weitere Optimierungsstrategien diskutiert, die aktuell in präklinischen und klinischen Studien überprüft werden (z.B. Pittig, van den Berg & Vervliet, 2016; zur praktischen Umsetzung dieser und noch weiterer Optimierungsstrategien sei an dieser Stelle explizit auf Kapitel 3 verwiesen).

1.4 Empirische Evaluation des Manuals

Das Behandlungskonzept für dieses Manual wurde zwischen 2015 und 2019 in einer vom Bundesministerium für Bildung und Forschung geförderten klinische Studie (PROviding Tools for Effective Care and Treatment of Anxiety Disorders; PROTECT-AD) an insgesamt neun universitären und außeruniversitären Ausbildungs- und Forschungsambulanzen in Deutschland durchgeführt und evaluiert. Der Ablauf und die wichtigsten Ergebnisse dieser Studie sollen im Folgenden kurz betrachtet werden.

1.4.1 Design und Ablauf der Behandlungsstudie

Zur empirischen Überprüfung der Wirksamkeit des hier vorgestellten Behandlungsmanuals wurde eine multizentrische klinische Vergleichsgruppenstudie mit zwei aktiven Behandlungsgruppen durchgeführt. Die manualisierte Therapie inklusive der therapeutenbegleiteten Expositionsübungen – angereichert mit den entsprechenden Strategien zur Optimierung des Extinktionslernens – wurden bei beiden Behandlungsgruppen durchgeführt. Auf eine Kontrollgruppe wurde verzichtet, da die generelle Wirksamkeit der expositionsbasierten Behandlung bei Personen mit Angststörungen hinreichend belegt ist. Die beiden Behandlungsgruppen unterschieden sich lediglich hinsichtlich der zeitlichen Abstände und Intensität der Expositionsübungen. Während in der Gruppe mit *zeitlich intensivierter Exposition* die Teilnehmenden drei Expositionsübungen pro Woche durchführten, absolvierten die Teilnehmenden der anderen Behandlungsgruppe eine Expositionsübung pro Woche, welches eher dem üblichen Vorgehen in der ambulanten Praxis entspricht (vgl. zur genaueren Beschreibung des Forschungsdesigns: Heinig et al., 2017; Pittig et al., 2021). Die gesamte Studie war als klinische Studie registriert (DRKS00008743). Das Studienprotokoll (Heinig et al., 2017) wurde an zehn verschiedenen poliklinischen Ausbildungsambulanzen in Deutschland von geschulten und zertifizierten Behandlerinnen und Behandlern durchgeführt. Die Integrität der manualisierten Behandlung wurde anhand von 350 über die Therapiesitzungen randomisierten Videomitschnitten von fünf unabhängigen Beobachterinnen und Beobachtern beurteilt.

1.4.2 Stichprobe

Die Einschlusskriterien der Studie wurden bewusst weit gefasst, um eine für die ambulante klinische Versorgung repräsentative Gruppe von Patientinnen und Patienten zu untersuchen. Es wurden insgesamt 726 Personen in die Studie eingeschlossen, welche die diagnostischen Kriterien für die Primärdiagnose einer Panikstörung, Agoraphobie, soziale Angst oder multiple spezifische Phobien erfüllten und an einer ambulanten Behandlung teilnehmen konnten. Es sollte zumindest eine mittlere Störungsschwere vorliegen: mehr als 18 Punkte auf der *Hamilton Angstskala (HAM-A)* und mehr als 3 Punkte auf der *Clinical Global Impressions Scale (CGI)*. Bei 30 % aller Patientinnen und Patienten lagen mehr als zwei komorbide Diagnosen vor, 48 % wiesen eine komorbide Depression auf, und 71 % eine andere komorbide Angststörung als die Primärdiagnose. Zudem mussten die medizierten Patientinnen und Patienten nicht ihre Medikation absetzen, bevor sie an der Therapie teilnehmen konnten, wenn beispielsweise die antidepressive Medikation stabil eingestellt war (zur genauen Beschreibung der evaluierten Stichprobe vgl. Pittig et al., 2021).

1.4.3 Ergebnisse der Evaluation

Beide Therapievarianten zeigten eine sehr hohe Effektivität auch bei schwer belasteten Personen. Die Effektstärken im primären Outcome-Maß (HAM-A) von Prä zu Post betrugen d=1.50 und 1.78 für die beiden Therapievarianten, von Prä zu Follow-up war die Effektivität noch höher mit d=2.34 und 2.03.

Bei den sekundären Outcome-Maßen (Fremdbeurteilungsskala: CGI; Selbstbeurteilungsskalen: BSI – Brief Symptom Inventory, BDI-II – Beck Depression Inventory, EQ-5D – EuroQOL five dimensional measure of health status) variierten die Effektstärken zwischen d=0.78 und 1.77 von Prä nach Post und zwischen d=0.89 und 2.03 von Prä nach Follow-up. Die Effektivität der Therapien variierte nicht in Abhängigkeit der Primärdiagnosen, mit anderen Worten, die in diesem Manual vorgestellte Therapie ist wirksam bei allen Personen mit mittelschweren und schweren Angststörungen unabhängig von der Primärdiagnose. Auch die Anzahl der komorbiden Diagnosen hatte keinen Effekt auf die Wirksamkeit der Therapie. Die erste Schlussfolgerung aus diesen Befunden lautet somit: Die in diesem Manual vorgestellte Therapie, welche darauf abzielt, das inhibitorische Lernen während der Expositionsübungen zu optimieren, ist hoch effektiv.

Die zweite Frage hinsichtlich der zeitlichen Abfolge der Expositionsübungen muss etwas differenzierter bewertet werden. Hinsichtlich der *generellen Wirksamkeit* der zeitlichen Intensität der Sitzungen (3 pro Woche vs. 1 pro Woche) gibt es keine Unterschiede – eine gute Nachricht, um das Manual flexibel in der Praxis einsetzen zu können. Allerdings zeigten sich Vorteile hinsichtlich zeitlich kürzer getakteten Expositionsübungen im Therapieprozess. Bei zeitlich kürzerer Taktung der Expositionsübungen (3 pro Woche) wird eine klinisch bedeutsame Verbesserung (Therapie-Response definiert als eine Reduktion der generellen Symptombelastung [global severity index GSI im Brief Symptom Inventory] um 50 %) um 40 Tage früher erreicht (bei intensivierter Therapie nach 68 Tagen seit Beginn der Therapie, bei wöchentlichen Therapiesitzungen nach 108 Tagen). Wichtiger vielleicht noch als die höhere Veränderungsgeschwindigkeit ist jedoch, dass dadurch auch die Abbruchquote während der Expositionsphase deutlich reduziert ist (9 vs. 36 Abbrüche in der Expositionsphase). Schließlich führen die zeitlich dichteren Expositionsübungen zu einer stärkeren Verbesserung der Lebensqualität und zu einer stärkeren Reduktion der Tage, an denen sich die Teilnehmenden als beeinträchtigt einstuften.

Die detaillierten Ergebnisse dieser Studie sind als Open-Access-Artikel in der Zeitschrift *Depression and Anxiety* publiziert (Pittig et al., 2021) und können als PDF heruntergeladen werden: https://doi.org/10.1002/da.23204.

1.4.4 Schlussfolgerungen

Wie in der Einleitung bereits ausgeführt, gab es zwei zentrale Gründe, welche die Entwicklung dieses neuen Manuals motiviert haben. (1) Wir wollten ein Manual erstellen, welches über die üblichen monosymptomatischen Manuale hinausgeht und dessen Wirksamkeit daher übergreifend für alle Angststörungen (bis auf die seltener vorkommenden Generalisierten Angststörungen) belegt ist, unabhängig davon, ob komorbide Störungen vorliegen oder nicht. Mit dem „Unified Protocol" zur Behandlung emotionaler Störungen (Barlow et al., 2017) gibt es zwar bereits ein störungsübergreifendes Manual zur Behandlung von Angst- und Stimmungsstörungen. Allerdings ist dessen Ansatz ein völlig anderer als der des vorliegenden Manuals. Neben jeweils einem Modul zur Therapiemotivation, Psychoedukation, Steigerung der kognitiven Flexibilität und Rückfallprophylaxe (diese Elemente finden sich in abgewandelter Form auch in unserem Manual) ist das Kernmodul des Unified Protocol die Emotionsexposition (Modul 7). In diesem Modul werden auch Expositionsübungen durchgeführt, allerdings mit dem Schwerpunkt auf der *Emotionsaktivierung* (man könnte auch sagen Furchtaktivierung). Somit steht das Unified Protocol noch in der Tradition des Emotionsverarbeitungsmodells mit dem Fokus auf Furchtaktivierung und anschließender Habituation. (2) Die zweite wichtige Innovation im Vergleich zu den bisherigen Manualen ist der Fokus des vorliegenden Manuals auf einen anderen Mechanismus der Veränderung. Die im Manual beschriebenen Übungen sind so gestaltet, dass der oben beschriebene inhibitorische Lernprozess optimiert wird. Um dies zu erreichen, ist in der Praxis ein vollkommen anderes therapeutisches Vorgehen erforderlich. Dies wird in den folgenden Kapiteln, welche die praktische Durchführung der einzelnen Behandlungsbausteine im Detail beschreiben, immer wieder deutlich werden.

II Expositionsbasierte Therapie – Lernen aus Erfahrung

Kapitel 2
Vorbereitung auf die Exposition

Ziele
• Kontaktaufbau und Klärung der Rahmenbedingungen für die Therapie • Psychoedukation über Angst • Erhebung der relevanten Aspekte der Furchtstruktur, insbesondere der Bedrohungserwartungen • Gemeinsame Erarbeitung der bestmöglichen Expositionsübungen • Vermittlung des Therapiemodells • Informierte Einwilligung zu Expositionsübungen
Materialien
• Informationsblatt 1: Kognitive Verhaltenstherapie bei Angststörungen • Informationsblatt 2: Rahmenbedingungen der Therapie • Arbeitsblatt 1: Meine Angstprobleme • Informationsblatt 3: Fallbeispiele • Arbeitsblatt 2: Lebenslinie • Arbeitsblatt 2: Lebenslinie (BEISPIEL) • Arbeitsblatt 3: Entstehung meiner Angstprobleme • Arbeitsblatt 4: Anspannungsmodell • Arbeitsblatt 5: Meine Angstauslöser und Sicherheitssignale • Arbeitsblatt 6: Meine Angstsituationen und Befürchtungen • Arbeitsblatt 6: Meine Angstsituationen und Befürchtungen (BEISPIEL) • Informationsblatt 4: Typische Befürchtungen bei Angststörungen • Arbeitsblatt 7: Folgen des Vermeidungsverhaltens • Arbeitsblatt 8: Störungsmodell • Arbeitsblatt 9: Therapieziele – Was will ich erreichen?

2.1 Einführung in das therapeutische Rational

Das Therapierational (vgl. Kap. 2.1.1) und die Informationen zum Therapieprozess (vgl. Kap. 2.1.2 und Kap. 2.1.3) gelten für den gesamten Therapieablauf über alle Bausteine hinweg, die in den Kapiteln 2, 3 und 4 beschrieben werden.

2.1.1 Das Therapierational

Von Angststörungen betroffene Menschen leiden unter *übersteigerten Bedrohungserwartungen* in objektiv ungefährlichen Situationen (vgl. Kap. 1). Dadurch wird starke Erwartungsangst ausgelöst und die Situationen werden in der Folge vermieden oder nur unter Einsatz individueller Sicherheitsstrategien aufgesucht. Zentrales Ziel der Therapie ist die Reduktion der Bedrohungserwartungen, indem neue, der Erwartung widersprechende Erfahrungen in das Gedächtnis der Patientinnen integriert werden (Aufbau und Konsolidierung des Extinktionsgedächtnisses). Dazu erfolgt in der Therapie eine Begegnung mit den Reizen und Kontexten, die mit Angst und potenzieller Bedrohung verbunden sind. Eine einzelne Begegnung mit einem Angstreiz wird Expositionsübung genannt. Ziel der Expositionsübungen ist die Erfahrung, dass auch ohne Sicherheitsverhalten die erwarteten Bedrohungen nicht eintreten (Hand, 2011; Neudeck, 2015a). Dadurch verändert sich die Bedeutung der Angstreize: Sie haben vorher relativ sicher das Auftreten einer Gefahr angezeigt und werden nun zu ambivalenten Stimuli, die manchmal mit Gefahr verbunden sind und manchmal nicht (Bouton, Maren & McNally, 2021). Es wird nicht erwartet, dass durch die Exposition Elemente der Furchtstruktur *gelöscht* werden. Die Furchtstruktur enthält hoch emotionale Erinnerungen, die eine permanente Gedächtnisspur hinterlassen. Die Bedrohungserwartungen verschwinden daher nicht völlig, sondern werden durch neue Erwartungen gehemmt, die Sicherheit anzeigen.

Weil Bedrohungserwartungen auch bei erfolgreicher Therapie latent erhalten bleiben (vgl. Kap. 1), ist das primäre Ziel der Therapie nicht, keine Angst mehr zu haben. Stattdessen sollen die Patienten erfahren, dass trotz der Angst die erwarteten Bedrohungen nicht eintreten. Damit einher geht eine Abnahme der Erwartungsangst und in der Folge auch der Vermeidung. Eine Wiederaktivierung der alten Furchtstruktur ist jedoch auch nach einer erfolgreichen Therapie möglich und unter bestimmten Bedingungen wahrscheinlich. Die Betroffenen müssen sich darauf einstellen, dass sie auch langfristig immer wieder einmal Angst erleben werden. Der Fokus der Therapie liegt daher nicht darauf, dass die Patienten zukünftig keine Angst mehr haben. Vielmehr geht es darum, auch in der Zukunft die Bedrohungserwartungen immer wieder erfahrungsbasiert zu überprüfen. Dieser zentrale Mechanismus der Veränderung erfordert keine Furchtaktivierung mit sich anschließender Habituation innerhalb einer Sitzung, sondern der Fokus liegt auf der wiederholten Überprüfung erwarteter Konsequenzen unabhängig vom während der Übung auftretenden Angsterleben (Symptomtoleranz). Widerlegung und Korrektur der Bedrohungserwartung sind also die zentralen Indikatoren für eine erfolgreiche Therapie.

Die wichtigsten Begriffe des Behandlungsansatzes sind in Tabelle 1 zusammengefasst. Auf den Ausdruck „zentrale Befürchtung" gehen wir hier noch genauer ein:

Zentrale Befürchtung. Eine Befürchtung, die über unterschiedliche Angstsituationen hinweg besteht, nennen wir „zentrale Befürchtung". Wir gehen davon aus, dass es sich bei der zentralen Befürchtung um die mentale Repräsentation des unkonditionierten Reizes handelt, die im Furchtgedächtnis abgespeichert ist. Die zentrale Befürchtung steht typischerweise am Ende einer Befürchtungskette, die mit verschiedenen situativen Befürchtungen beginnen kann. Mithilfe der Pfeil-abwärts-Technik kann die Befürchtungskette herausgearbeitet werden, indem die Patientin wiederholt gefragt wird: „Was ist das Schlimmste daran?" Eine längere Befürchtungskette könnte zum Beispiel so aussehen: „Ich kann mich nicht konzentrieren." → „Ich bringe kein Wort mehr heraus." → „Die anderen lachen mich aus." → „Ich werde in der Gruppe nicht mehr akzeptiert." → „Ich bin ganz allein." Die Elemente zwischen den situativen Befürchtungen und der zentralen Befürchtung kann man intermediäre Befürchtungen nennen. Abbildung 5 zeigt eine entsprechende Befürchtungskette. Alle Befürchtungen stehen im Indikativ Präsens. Konjunktive oder Zukunftsformen wirken distanzierend und stehen einer Aktivierung der Furchtstruktur entgegen. Die Kette könnte hinter „Ich bin ganz allein." durchaus noch weitergehen: „Was ist das Schlimme daran?" – „Dass ich mich dann einsam fühle!" – „Und was ist schlimm an der Einsamkeit?" – „Ich werde das nicht aushalten können." – „Was wird denn passieren, wenn Sie es nicht aushalten können?" Ob eine zentrale Befürchtung angesprochen wurde, lässt sich an der emotionalen Aktivierung der Patientin ablesen. Möglicherweise gelingt es der Patientin nicht sofort, ihre zentrale Befürchtung zu benennen. Dann ist es völlig in Ordnung, mit einer intermediären Befürchtung zu arbeiten. Im Verlauf der Übungen entwickelt sich diese häufig noch weiter.

Zentrale Befürchtungen sind manchmal abstrakt und nicht direkt überprüfbar. Eine erfolgreiche Expositionsübung widerlegt oft eine konkrete situative Befürchtung, rüttelt aber noch nicht an der abstrakten zentralen Befürchtung. Dann sind weitere neue Erfahrungen erforderlich. Es kann auch sinnvoll sein, zunächst situative und intermediäre Befürchtungen in Expositionsübungen zu bearbeiten und im Anschluss zentrale Befürchtungen mit kognitiven Methoden zu hinterfragen.

Alle Angststörungen nach DSM-5 oder ICD-10 können als Störungen der defensiven Bedrohungskaskade verstanden werden (vgl. Kap. 1). Das Therapierational „Korrektur von Bedrohungserwartungen" kann entsprechend für jede Angststörung angewandt werden. Für das therapeutische Vorgehen ist dann nicht mehr entscheidend, ob z. B. eine Panikstörung oder eine spezifische Phobie vorliegt. Es ist weder entscheidend, wie viele Diagnosen vergeben wurden,

Tabelle 1: Zentrale Begriffe

Bedrohung (threat)	Ereignis, das einen physischen (z.B. Herzstillstand) oder psychischen (z.B. Abwertung im sozialen Kontext) Schaden für ein Individuum impliziert (lerntheoretisch handelt es sich um einen unkonditionierten Stimulus, US)
Bedrohungserwartung (threat expectancy)	explizite oder implizite Erwartung, dass ein schädliches Ereignis eintreten wird
Erwartungsangst (anticipatory anxiety)	defensive Anpassungsreaktion des Organismus bei einer erhöhten Bedrohungserwartung (im Sinne einer dynamischen konditionierten Reaktion, CR)
Angstreiz (fear cue)	Stimulus oder Kontext (Kombination von Stimuli), der individuell eine Bedrohungserwartung auslöst (lerntheoretisch: konditionierter Stimulus, CS, oder Zusammensetzung von Stimuli, „compound CS")
Diskriminativer Reiz (discriminative cue/ occasion setter)	Stimulus oder Kontext (Kombination von Stimuli), der im Verbund mit dem Angstreiz auftritt und die Bedrohungserwartung erhöht oder verringert
Befürchtung (worry/concern)	eine explizit gemachte (verbalisierte) Bedrohungserwartung
Zentrale Befürchtung (central concern)	• eine Befürchtung, die verschiedenen Angstsituationen zugrunde liegt und besonders typisch für eine Person ist • die zentrale Befürchtung kann implizit sein und muss daher explizit erfragt werden
Furchtgedächtnis/ Furchtstruktur (fear memory)	neuronal gespeichertes assoziatives Netzwerk der ursprünglichen Bedrohungserfahrung (Angstreize, damit verbundene Bedrohungen, Schutzreaktionen)
Erwartungsverletzung (expectancy violation)	Erfahrung, dass eine erwartete Bedrohung im Verlauf einer Expositionsübung nicht oder nicht im erwarteten Ausmaß eintritt
Erwartungsfehler (prediction error)	Ausmaß des Unterschieds zwischen der Bedrohungserwartung und der tatsächlichen Erfahrung in der Exposition
Erwartungskorrektur	Ausmaß, in dem sich die Bedrohungserwartung nach einer Erwartungsverletzung verändert
Lernerfahrung	die individuelle Schlussfolgerung aus einer Erwartungsverletzung (oder auch aus deren Ausbleiben)
Habituation	nicht assoziativ vermitteltes Absinken der Angst durch wiederholte Erfahrung des gleichen Angstreizes im zeitlichen Verlauf einer Expositionsübung (kann vor allem bei den vegetativen Komponenten der Angstreaktion eine Rolle spielen)

noch ist es notwendig, eine von mehreren Diagnosen a priori zur Behandlungsdiagnose zu machen. Stattdessen können Übungen generiert werden, die die vorliegenden Befürchtungen möglichst gleichzeitig ansprechen. Zum Beispiel könnte ein Patient mit Angst vor Menschenmengen die Befürchtung haben „Ich werde umkippen." (physische „interozeptive" Bedrohung, welche häufig bei Agoraphobie auftritt) und gleichzeitig die Befürchtung „Alle werden mich für einen Schwächling halten." (soziale Bedrohung einer Abwertung, welche häufig bei Sozialen Angststörungen auftritt). Die Übungen werden dann so gestaltet, dass beide Befürchtungen angesprochen werden. Häufig liegt verschiedenen Angstproblemen und Diagnosen auch eine gemeinsame Befürchtung zugrunde. Manche Befürchtungen lassen sich vielleicht gar keiner bestimmten Diagnose zuordnen („Mein Partner wird mich ignorieren."). Auch das ist kein Ausschlusskriterium, um eine Befürchtung für die Therapie zu nutzen.

Hinweis

Eine extinktionsorientierte Therapie orientiert sich nicht an der Diagnose, sondern an den zentralen Befürchtungen der Patientinnen.

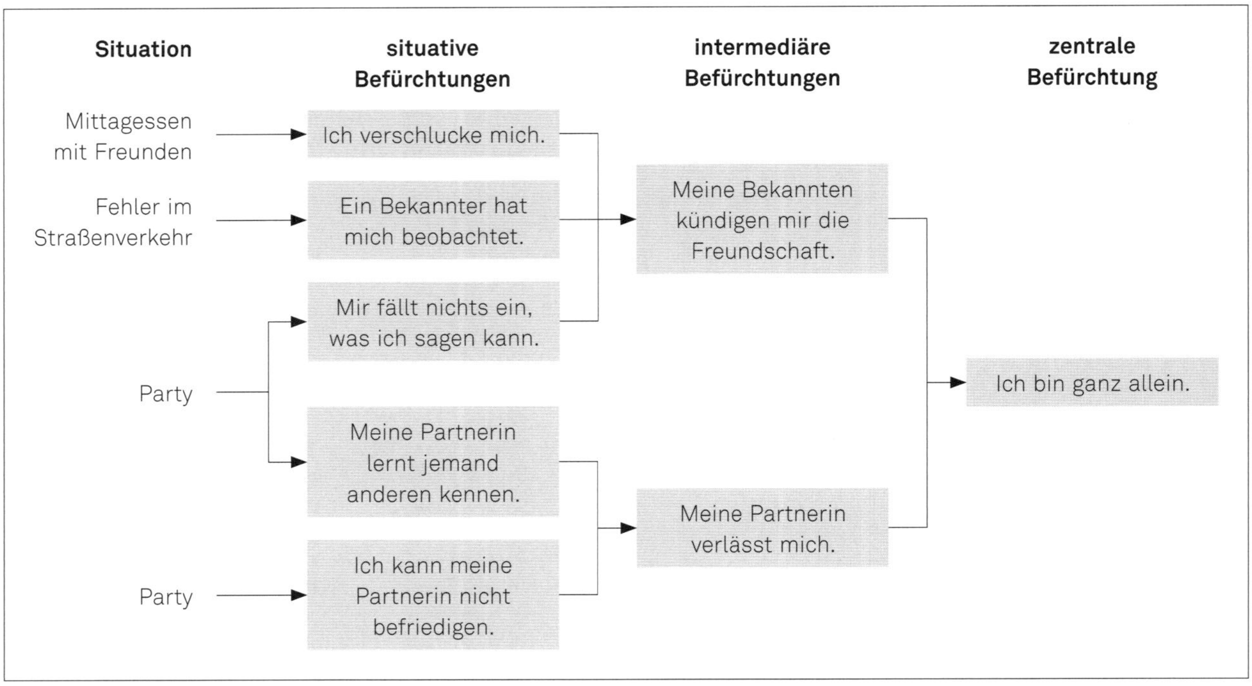

Abbildung 5: Beispiele für Befürchtungsketten zur zentralen Befürchtung „Ich bin ganz allein."

2.1.2 Der Therapieprozess

In der ersten Therapiephase müssen die Bedrohungserwartungen der Patienten inklusive der diskriminativen Reize detailliert erhoben werden. Die Erwartungen müssen als Befürchtungen, d.h. explizit und somit überprüfbar, formuliert werden. Dann können passende Expositionsübungen ausgewählt werden. Die Übungen sollen einen möglichst hohen Erwartungsfehler erzeugen, der für die Patientinnen einen Überraschungseffekt haben soll. Der Erwartungsfehler führt zu einer Korrektur der Erwartungen für zukünftige Situationen. Dies ermöglicht schließlich eine Reduktion der Erwartungsangst und reduziert somit die Motivation für Vermeidungsverhalten (vgl. Kap. 1). Abbildung 6 veranschaulicht diesen Therapieprozess.

Eine dementsprechende Psychotherapie lässt sich in drei Phasen gliedern:

1. Vorbereitungsphase (Kap. 2)
   - Erhebung der Bedrohungserwartungen und Formulierung von Befürchtungen
   - Vermittlung des Therapierationals und Aufbau von Expositionsbereitschaft (Motivierung)
   - Design von Expositionsübungen
2. Expositionsphase (Kap. 3)
   - Wiederholte Durchführung von Expositionsübungen und Auswertung in Bezug auf die Bedrohungserwartungen
   - Auswahl und Anwendung von Optimierungsstrategien
3. Selbstmanagementphase (Kap. 4)
   - Förderung von Generalisierung und Extinktionsabruf
   - Rückfallprophylaxe

Diese Phasen werden in den folgenden Teilen des Manuals beschrieben.

2.1.3 Anpassung des Therapieprozesses

Der beschriebene Therapieprozess ist kein Kochrezept, das für alle Patientinnen gleich angewandt werden kann. Er muss an die Person individuell angepasst werden. Das betrifft insbesondere folgende Aspekte:

- *Umfang der Vorbereitungsphase:* Bei manchen Patienten kann die Vorbereitung eine einzelne Sitzung umfassen, in der das Rational erklärt und die erste Übung geplant wird. Das ist z.B. bei der Behandlung spezifischer Phobien nicht selten der Fall. Bei anderen Patienten müssen zuerst die motivationalen Voraussetzungen geschaffen werden, indem die acht Behandlungsbausteine der Vorbereitungsphase ausführlich bearbeitet werden.
- *Anzahl der therapeutenbegleiteten und selbstgeleiteten Übungen:* Bei manchen Patientinnen zeigen sich schon nach ein bis zwei Übungen Lernerfolge, andere Patientinnen benötigen anhaltende Übungen in unterschiedlichen Situationen.

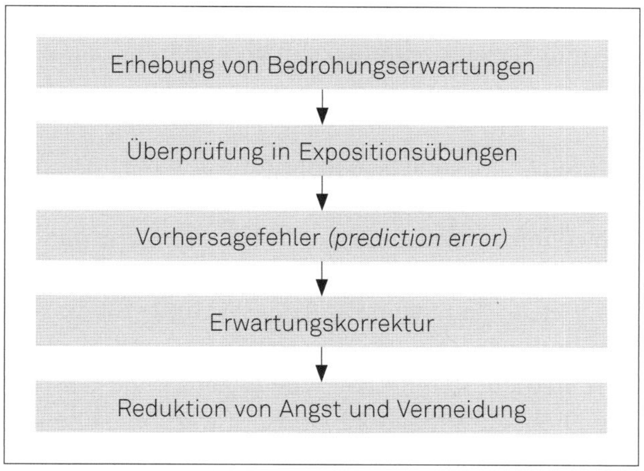

Abbildung 6:
Therapieprozess bei der Korrektur des Erwartungs- bzw. Vorhersagefehlers

- *Schwierigkeit der ersten Übungen:* Die Grundregel ist, mit einer „Einstiegsübung" zu beginnen, die gut kontrollierbar ist und hohes Erfolgspotenzial hat. Danach sollten möglichst schwierige Übungen durchgeführt werden, sodass der erzielbare Erwartungsfehler maximal ist. Es gibt jedoch Patienten, für die ein graduiertes Vorgehen leichter akzeptabel und letztlich erfolgversprechender ist. Die Entscheidung, an welchem Punkt auf der Angsthierarchie man startet, kann mit dem Patienten ganz explizit besprochen werden. Ein schwierigerer Start bedeutet schnellere Lernerfahrungen, ein leichterer Start bedeutet mehr Zeit zum Hineinfinden in die Exposition.
- *Beziehungsgestaltung:* Die Beziehungsgestaltung hängt unter anderem von der Therapiephase und der Persönlichkeitsstruktur der Patientinnen ab. Zum Beispiel könnte eine ängstlich-vermeidende Patientin zu Beginn eher von einer strukturierenden Beziehung profitieren, die im Verlauf zurückgenommen wird, während es für eine Patientin mit paranoiden Akzenten hilfreicher sein kann, zu Beginn möglichst viel Entscheidungsfreiraum zu bekommen und direktive Interventionen im Verlauf einzuführen.

Patienten mit Angststörungen leiden häufig unter weiteren Problemen, welche die Kriterien für die Diagnose einer weiteren psychischen Störung erfüllen. Sind diese behandlungsbedürftig, schließen sich an die genannten drei Therapiephasen weitere an. Dringend zu empfehlen ist, für die expositionsbasierte Behandlung von Angstproblemen einen eigenen konzentrierten Therapieabschnitt vorzusehen. Das hat den großen Vorteil, dass die Expositionsübungen über einen definierten Zeitraum klar im Zentrum der Therapie stehen. Die Patientinnen wissen dann, dass in dieser Zeit keine anderen Themen die Agenda bestimmen und sich die Auseinandersetzung mit den Angstsituationen nicht vermeiden lässt. Wenn andere Themen gleichzeitig bearbeitet werden, wird die Durchführung von Expositionsübungen oft entweder aufgeschoben oder vernachlässigt.

Unsere Erfahrungen zeigen außerdem, dass sich expositionsbasierte Therapie oft gut für den Einstieg in eine umfangreichere Psychotherapie eignet. Die Patientinnen erleben in den Expositionsübungen relativ schnell Erfolge und gewinnen Vertrauen in die Therapie. Zudem gewöhnen sie sich an einen selbstverantwortlichen, übungsorientierten Therapiestil und an das Lernen aus Verhaltensänderungen, was auch für die Behandlung vieler anderer Probleme vorteilhaft ist. Natürlich gibt es auch Patienten, die eine längere Vorbereitungsphase benötigen und bei denen die expositionsbasierte Therapie erst an zweiter oder dritter Stelle indiziert ist. Das kann bei Menschen mit ausgeprägten Problemen im Beziehungsaufbau oder bei Substanzproblemen der Fall sein, oder wenn Ängste Teilsymptomatik einer anderen Störung wie einer Traumafolgestörung sind. Auch in diesem Fall plädieren wir aber dafür, angstbezogene Expositionstherapie als zusammenhängenden eigenen Therapieabschnitt zu konzipieren.

2.2 Vorbereitungsphase: Ziele und Überblick

In der Vorbereitungsphase werden folgende Ziele verfolgt:

1. Erhebung der relevanten Aspekte der Furchtstruktur, insbesondere der Bedrohungserwartungen.
2. Die bestmögliche Expositionsübung für die Patienten konzipieren, d.h. die Bedingungen identifizieren, die das Auftreten der Bedrohung möglichst

wahrscheinlich erscheinen lassen und unter denen die Bedrohungserwartung erfahrungsbasiert überprüfbar ist.
3. Der Patientin das Therapiemodell auf plausible Weise vermitteln, um die Bereitschaft zur Durchführung von Expositionsübungen zu schaffen. Am Ende der Vorbereitungsphase soll die Patientin eine informierte Einwilligung zu Expositionsübungen geben können.

Wir stellen in diesem Kapitel acht Behandlungsbausteine vor, mit denen diese Ziele erreicht werden sollen:

- Baustein 1: Kontaktaufbau und Klärung von Rahmenbedingungen
- Baustein 2: Psychoedukation zu Angst und Angststörungen
- Baustein 3: Angstbezogene Lebenslinie
- Baustein 4: Funktionale Diagnostik zur Erhebung der Inhalte der Furchtstruktur (inkl. Gedankenexperiment)
- Baustein 5: Befürchtungshierarchie
- Baustein 6: Aufrechterhaltung der Angststörung durch Vermeidung (Bedrohungskurven)
- Baustein 7: Störungsmodell
- Baustein 8: Ableitung des Rationals für Expositionsübungen

Die Bausteine haben eine logische Reihenfolge. Wir gehen aber davon aus, dass nicht bei allen Patienten alle Bausteine notwendig sind. Insbesondere die Bausteine 3 sowie 5 bis 7 können bei umschriebenen Störungen verkürzt oder weggelassen werden.

Die Sitzungen folgen in der gesamten Therapie einer vorhersehbaren Struktur. Diese wird zu Therapiebeginn mit der Patientin vereinbart und zu Beginn jeder Sitzung mit Inhalten gefüllt.

Sitzungsstruktur

1. Vorbereitung der Therapeutin vor der Sitzung: Unterlagen der letzten Sitzung sichten, Material bereitlegen, ggf. logistische Vorbereitung der Expositionsübung.
2. Begrüßung, Besprechen der Therapieaufgaben und Zusammenfassung der letzten Sitzung. Aufstellung einer Tagesordnung für die aktuelle Sitzung. Aktuelle Ereignisse im Leben der Patientin ggf. kurz aufgreifen und wenn möglich ins Therapierational einbeziehen.
3. Umsetzung der inhaltlichen Komponenten der Sitzung.
4. Zusammenfassung der Sitzung, Rückmeldung durch den Patienten, Vergabe von Hausaufgaben, Planung der kommenden Sitzung.
5. Nachbereitung des Therapeuten nach der Sitzung: Dokumentation, ggf. Vorbereitung von Expositionsübungen

Eine kurze Vor- und Nachbereitung der Sitzung durch die Therapeutin ist unerlässlich. Insbesondere in der Expositionsphase ist es erforderlich, die Sitzungen logistisch gut zu planen. Der organisatorische Aufwand ist für viele Therapeuten die größte Hürde für die Anwendung von Expositionsverfahren. Er kann reduziert werden, indem die Planung zum Ende der vorhergehenden Sitzung gemeinsam mit der Patientin erfolgt oder teilweise an sie delegiert wird. Patienten sind durchaus in der Lage, Aufgaben wie Recherche von Öffnungszeiten oder Zugangswegen, Buchung von Tickets, Festlegung des genauen Treffpunktes etc. selbst zu übernehmen. Dies hat oft sogar einen positiven Einfluss auf die anschließende Durchführung der Expositionsübung.

Hinweis

Im bundesdeutschen EBM ist aktuell (2024) eine Abrechnungsziffer für den Besuch von Patientinnen aufgrund ihrer Erkrankung (01410) vorgesehen. Zusätzlich ist unter Umständen die Abrechnung einer Wegepauschale möglich (z. B. KV Bayern). Diese Ziffern können für Expositionsübungen im häuslichen Umfeld der Patienten angewandt werden, um den Mehraufwand des Besuchs auszugleichen.

Der Sitzungseinstieg dient der Herstellung des therapeutischen Rapports. Beginnen Sie erst mit der inhaltlichen Arbeit, wenn die Patientin in der Stunde „angekommen" und aufnahmefähig für die Sitzungsinhalte ist. Auf aktuelle Ereignisse im Leben des Patienten gehen Sie zu Beginn der Sitzung ein. Beziehen Sie diese Ereignisse, wenn möglich, auf das Therapierational und binden Sie diese im laufenden Therapieprozess ein. Widmen Sie die geplante Sitzung jedoch grundsätzlich nicht um. Wenn eine Patientin zum Beispiel über aktuelle Konflikte in der Partnerschaft klagt, verwenden Sie die Sitzung nicht spontan zur Besprechung des Paarkonflikts. Überlegen Sie stattdessen, wie die Partnerschaft in der expositionsbasierten Therapie berücksichtigt werden kann. So kann die Bedeutung der Angstsymptomatik für die Partnerschaftsprobleme thematisiert werden oder es kann eine Paarsitzung vereinbart werden, um hilfreiche Verhaltensweisen des Partners für die Störungsbewältigung zu diskutieren. Manchmal können auch Expositionsübungen so gestaltet werden, dass dabei aktuelle Problembereiche aufgegriffen werden. Zum Beispiel kann gemeinsam mit dem Partner oder der Partnerin eine gefürchtete Situation aufgesucht werden, die gleichzeitig die Paarbeziehung fördert (z.B. ein gemeinsamer Wochenendausflug).

Ereignisse, die keinen Bezug zur Therapie haben, nehmen Sie auf und kommentieren Sie kurz (z.B. „Ja, das ist schwierig. Trotzdem würde ich das Thema für heute gerne ausklammern und zu unserem Fahrplan kommen wollen"). Danach leiten Sie zu den Inhalten der Sitzung über. Themen ohne Therapiebezug besprechen Sie nur so weit, dass die Arbeitsfähigkeit des Patienten für die Therapiesitzung hergestellt ist. Darüber hinaus verweisen Sie auf die dritte Therapiephase (Selbstmanagement), in der diese Probleme ausführlicher besprochen werden können, sollte es sich um anhaltende Schwierigkeiten handeln.

Dieses zielorientierte Vorgehen ist möglich, weil Sie zu Beginn mit der Patientin explizite Therapieziele vereinbaren, die auch von der Patientin selbst als wichtig eingeschätzt werden. Die Konzentration auf definierte Ziele sollten Sie von Anfang an mit dem Patienten besprechen, um keine falschen Erwartungen an die Therapie zu wecken („Hier kann ich mich einmal in der Woche aussprechen.", „Hier kann ich alle meine Lebensprobleme bearbeiten.").

Formulierungsbeispiel:
Umgang mit therapiefernen Themen

Th.: *Ich begrüße Sie zu unserer Sitzung. Heute will ich mir mit Ihnen anschauen, woran es liegen kann, dass Ihre Angstprobleme nicht einfach von selbst wieder weggehen. Zu Beginn möchte ich aber über die Therapieaufgabe sprechen, die wir beim letzten Mal ausgemacht haben. Sie wollten Ihre Befürchtungsliste ergänzen. Wie ist es Ihnen damit ergangen?*

Pat.: *Wissen Sie, das habe ich leider nicht geschafft. Ich wollte heute sowieso auch etwas anderes ansprechen. Meine Schwiegereltern waren zu Besuch und es war mega anstrengend. Mein Schwiegervater redet permanent und will mir sagen, was ich alles besser machen soll. Er ist so ein Trampel! Ich müsste da wirklich schlagfertiger werden.*

Th.: *Sie scheinen sich ziemlich über Ihren Schwiegervater zu ärgern. Haben Sie bestimmte Befürchtungen, was passieren könnte, wenn Sie Ihre Meinung sagen?*

Pat.: *Ich weiß nicht, eigentlich nicht. Ehrlich gesagt ist mir seine Meinung ziemlich egal.*

Th.: *In Ordnung, dann hat das Thema wohl nicht direkt etwas mit unserer Angsttherapie zu tun. Lassen Sie uns zunächst auf die Situationen blicken, die Ihnen am meisten Angst machen. Die Erfahrungen damit könnten auch im Kontakt mit Ihrem Schwiegervater relevant sein. Oft lässt sich da nämlich einiges übertragen. Einverstanden?*

Pat.: *Hmm ...*

Th.: *Es wäre Ihnen schon wichtig, über dieses Thema zu sprechen, oder?*

Pat.: *Ja.*

Th.: *Gut, ich schlage vor, wir erweitern unsere Themenliste. In den nächsten vier Sitzungen beschäftigen wir uns mit der sozialen Angst, um den Faden, den wir hier aufgenommen haben, nicht zu verlieren. Das ist die Expositionsphase. Danach widmen wir uns der Beziehung zu Ihrem Schwiegervater. Gibt es noch andere Themen, die Sie nach der Expositionsphase besprechen möchten?*

Zwischen der Zieldefinition und der Problembearbeitung sollte nicht zu viel Zeit vergehen. Erstens haben Patienten direkt nach der Zieldefinition häufig eine starke Veränderungsmotivation, zweitens sind Angststörungen wie auch andere psychische Störungen durch eine Fluktuation in der Symptomatik gekennzeichnet, was dazu führen kann, dass bestimmte Ziele nach zwei oder drei Monaten nicht mehr im Vordergrund stehen. Ein Ziel umzudefinieren, weil es nicht mehr aktuell ist, kostet in der Therapie unnötig Zeit. Besser ist es, ein bestimmtes Ziel in der Therapie zügig durchzuarbeiten und die gemachten Erfahrungen in der Selbstmanagementphase auf weitere Ziele zu übertragen, die die Patientin dann selbständig verfolgen kann.

Eine klare Zielorientierung schließt natürlich nicht aus, dass die Ziele im Therapieverlauf angepasst werden. Wir empfehlen jedoch ausdrücklich, die Vorbereitungs- und Expositionsphase nicht aufgrund ganz neuer Therapieziele zu unterbrechen; auch um Vermeidungstendenzen entgegenzuwirken.

2.3 Behandlungsbausteine in der Vorbereitungsphase

In diesem Kapitel werden acht Behandlungsbausteine zum Einstieg in die Therapie und zur Vorbereitung auf die Exposition vorgestellt.

2.3.1 Baustein 1: Kontaktaufbau und Klärung von Rahmenbedingungen

Ziele der Intervention

- Aufbau einer therapeutischen Beziehung
- Behandlungsanlass und -auftrag erfragen
- Überblick über die Therapie geben und organisatorische Fragen besprechen
- Kategoriale Diagnostik und Indikationsstellung
- Initiale Anamnese

Materialien

- Informationsblatt 1: Kognitive Verhaltenstherapie bei Angststörungen
- Informationsblatt 2: Rahmenbedingungen der Therapie

Schritt 1: Kontaktaufbau

Zu Therapiebeginn stehen Kontaktaufbau, die Feststellung des Behandlungsanliegens, die Klärung von Rahmenbedingungen und die Stellung einer (Verdachts-)Diagnose im Vordergrund. Die Erarbeitung dieser Themen findet in der ambulanten Psychotherapie in der psychotherapeutischen Sprechstunde statt.

Erfragen Sie in diesen ersten Sitzungen insbesondere folgende Informationen:

Fragen zu Beginn der Therapie

1. Behandlungsanlass und Hauptanliegen des Patienten
2. Screening-Fragen zu infrage kommenden Angststörungen
3. Screening-Fragen und ggf. Diagnostik zu komorbiden Diagnosen (z. B. Depression, somatoforme Störungen)
4. Wichtigste Angstsituationen
5. Bedeutsame Sicherheits- und Vermeidungsverhaltensweisen
6. Körperliche Einschränkungen
7. Bestehende Behandlungserfahrungen

Schritt 2: Kategoriale Diagnostik

Zur kategorialen Diagnostik stehen zum Beispiel folgende Instrumente (vgl. auch Tab. 2) zur Verfügung:

1. Screening-Fragen des SCID-5-CV, DIPS Open Access 1.2 oder CIDI
2. Bei Vorliegen einer Verdachtsdiagnose: Diagnostische Sektionen aus (halb)strukturierten Interviews (SCID-5-CV, DIPS-OA 1.2 oder CIDI)
3. ICD-10 Checklisten (IDCL)

Die Screenings und Interviewverfahren können auch zur Diagnostik komorbider Störungen genutzt werden. Komorbide Diagnosen sind in der Regel keine Kontraindikationen für eine expositionsbasierte Therapie, es sei denn, sie stellen das Hauptanliegen der Patientin dar.

Schritt 3: Prüfung der Indikation für expositionsbasierte Therapie

Die Tabelle 3 zeigt Indikationen und typische Kontraindikationen für eine expositionsbasierte Therapie.

Körperliche Erkrankungen (z. B. Herz-Kreislauf-Erkrankungen, neurologische Beeinträchtigungen, Diabetes) stellen per se keine Kontraindikationen für expositionsbasierte Therapie dar. Klären Sie bei solchen Erkrankungen jedoch mit der behandelnden Haus- oder Fachärztin ab, welchen körperlichen Belastungen die Patientin sich aussetzen kann. Erfragen Sie diese Einschätzung so spezifisch wie möglich über das ärztliche Konsil. In einer expositionsbasierten Therapie darf keine absehbare reale Gefährdung für die Patienten entstehen. Beispielsweise darf die Exposition nicht durchgeführt werden, wenn aus medizinischer Sicht ein erhöhtes Risiko für einen Herzinfarkt oder einen epileptischen Anfall besteht. Zudem darf nicht allein durch die Exposition ein erhöhtes Risiko entstehen, dass zentrale Befürchtungen der Patientin eintreten. Es wäre beispielsweise unethisch, die Befürchtung „Mein Partner wird mich verlassen." dadurch zu überprüfen, dass die Patientin im therapeutischen Auftrag eine Affäre eingeht.

Schritt 4: Information über KVT

Wenn die Indikation für expositionsbasierte Therapie gegeben ist, informieren Sie den Patienten über die Rahmenbedingungen einer KVT. Leitliniengemäß gehört dazu eine Aufklärung über das Krankheits- und

Tabelle 2: Testverfahren für die kategoriale Diagnostik

Verfahren	Quelle	Bezugsmöglichkeit
SCID-5-CV Strukturiertes Klinisches Interview für DSM-5®-Störungen – Klinische Version	Beesdo-Baum, Zaudig & Wittchen (2019)	www.testzentrale.de
DIPS Open Access 1.2 Diagnostisches Interview bei psychischen Störungen	Margraf, Cwik, Pflug & Schneider (2017); Margraf, Cwik, Brachel, Suppiger & Schneider (2021)	https://omp.ub.rub.de/index.php/RUB/catalog/book/100
IDCL für ICD-10 – ICD-10 Checklisten Internationale Diagnosen Checklisten für ICD-10 und ICD-10 Symptom Checkliste für psychische Störungen (SCL) von der Weltgesundheitsorganisation (WHO)	Hiller, Zaudig & Mombour (1995)	www.testzentrale.de

Tabelle 3: Indikationen und Kontraindikationen

Indikationen	Kontraindikationen
• Angststörung nach etablierter Taxonomie (ICD-10, ICD-11, DSM-5) • Vermeidungsverhalten trägt zur Störung bei • Bedrohungserwartungen tragen zur Störung bei	• Behandlung der Komorbiden Störung ist vorrangig indiziert • Akute Suizidalität • Patient gibt keine informierte Einwilligung zur Exposition • Fehlende Realitätsprüfung (insb. bei psychotischen Störungen) • Reale Gefährdungslage in den Expositionssituationen

Behandlungsverständnis in der KVT, über Erfolgsaussichten und zu erwartende Risiken der Behandlung sowie über psychotherapeutische und pharmakologische Behandlungsalternativen. Vermitteln Sie der Patientin daher insbesondere die Informationen auf dem *Informationsblatt 1: Kognitive Verhaltenstherapie bei Angststörungen.*

Wird Psychotherapie als Leistung der gesetzlichen Krankenkassen durchgeführt, informieren Sie die Patienten mithilfe des *Informationsblattes 2: Rahmenbedingungen der Therapie* über den Behandlungsrahmen in der GKV.

Zur Aufklärung vor Therapiebeginn gehört auch, dass Sie mit der Patientin über die zu erwartende Beziehungsgestaltung offen sprechen. Ihre Rolle als Therapeut bei der Planung und Durchführung von Expositionsübungen ist eine sehr besondere: Schon in der Psychoedukation, insbesondere aber während der Übungsdurchführung, nehmen Sie eine wertfreie, direktive und lenkende Haltung ein. Da es in den Übungen vor allem darum geht, den Patienten nach Sicherheits- und Vermeidungsverhalten zu fragen und dieses abzubauen, kann das Therapeutenverhalten hier als weniger „schonend" oder als unempathisch wahrgenommen werden. Hilfreich ist es daher, von Therapiebeginn an jeden Schritt und jedes Verhalten transparent zu machen, die Patientinnen umfänglich zu informieren sowie bereits in den ersten Sitzungen das Einverständnis einzuholen, diese Rolle als Therapeutin übernehmen zu dürfen. Je offener Sie diese Herausforderungen besprechen, umso größer ist auch das Vertrauen und die Compliance der Patienten, sich auf schwierige Übungen einzulassen.

Formulierungsbeispiel: Beziehungsgestaltung

In den Expositionsübungen geht es vor allem darum, neue Erfahrungen zu sammeln, indem man Vermeidung und sogenanntes Sicherheitsverhalten abbaut.

Meine Aufgabe wird sein, Sie bei diesem Verzicht auf Vermeidung zu unterstützen. Meine Hinweise werden vielleicht manchmal wirken, als ob ich die Situation für Sie noch schlimmer machen will. Das hat natürlich niemals den Zweck, Ihnen zu schaden. Es geht mir immer darum, dass Sie langfristig möglichst gut von den Übungen profitieren. Dazu sind zwischendurch auch unangenehme Gefühle nötig.

Zu den Aufgaben in der Eingangsphase gehören außerdem folgende:

- Der Patient holt ein ärztliches Konsil bei seiner Hausärztin oder einer behandelnden Fachärztin ein. Bei (chronischen) körperlichen Beschwerden sollte auf dem Überweisungsschein vermerkt sein, dass eine expositionsbasierte Therapie geplant ist (ggf. mit Angabe der zu erwartenden Übungen), sodass die Ärztin eventuell bestehende körperliche Einschränkungen im Blick hat. Dies gilt insbesondere bei der Behandlung der Panikstörung.
- Die lebensgeschichtliche Anamnese sollte mithilfe eines schriftlichen Patientenfragebogens erhoben werden, sodass bei den kritischen Punkten gezielt nachgefragt werden kann.
- Der Patient wird gebeten, Vorbefunde mitzubringen bzw. anzufordern.
- Der Patient füllt störungsspezifische Fragebögen aus (vgl. auch Baustein 4 zur funktionalen Diagnostik, Kap. 2.3.4).

2.3.2 Baustein 2: Psychoedukation zu Angst und Angststörungen

Ziele der Intervention

- Aufklärung über die Emotion Angst (z. B. Symptomebenen Körper, Gedanken, Verhalten)
- Evolutionsbiologischer Nutzen der Angst
- Unterschiede zwischen normaler und „pathologischer" Angst
- Vulnerabilitäts-Stress-Modell (erklärt, warum die Angststörung sich zu einem bestimmten Zeitpunkt in der Lebensgeschichte entwickelt hat)
- Eskalation von Angstreaktionen bis hin zu Panikattacken

Materialien

- Arbeitsblatt 1: Meine Angstprobleme
- Informationsblatt 3: Fallbeispiele

Psychoedukation ist die Vermittlung von Störungswissen durch Sie als Experte oder Expertin. Bei Angststörungen kommt der Psychoedukation eine bedeutende Rolle zu, denn die Störung besteht nicht unwesentlich aus dysfunktionalen Interpretationen und Reaktionen auf die Symptome. Wir schlagen vor, eine probatorische Sitzung zu Beginn der Therapie explizit der Psychoedukation zu widmen.

Schritt 1: Aufklärung über Angst

Die Patienten sollen Verständnis oder noch besser Wertschätzung für die Emotion Angst entwickeln. Besprechen Sie dazu in einem ersten Schritt, was Angst eigentlich ist. Dazu können Sie auf das „Drei-Ebenen-Modell" der Angst zurückgreifen (Lang, 1993b; vgl. Formulierungsbeispiel). Sammeln Sie die typischen Angstsymptome der Patientinnen auf dem *Arbeitsblatt 1: Meine Angstprobleme*. Weisen Sie darauf hin, dass die meisten Ängste gelernt werden. Arbeiten Sie ggf. mit einem Fallbeispiel, das die typischen Befürchtungen der Patienten plastisch erläutert und fragen Sie die Patientin, ob sie etwas Ähnliches auch von sich kennt. Eine Auswahl von Fallbeispielen finden Sie auf dem *Informationsblatt 3: Fallbeispiele* (Wittchen, 2003).

Formulierungsbeispiel: Die drei Ebenen der Angst

Angst ist eine Grundemotion, die bei allen Menschen und auch bei Tieren auftritt. Sie ist über Generationen und Kulturen hinweg zu erkennen. Angst ist die Alarmreaktion des Körpers. Man kann sie mit einem Feuerwehreinsatz vergleichen: Wenn ein Warnruf eingeht, wird sofort ein festgelegtes Programm in Gang gesetzt, um Gefahr und Schaden abzuwehren. Angst tritt bei uns Menschen dann auf, wenn wir Dinge wahrnehmen, die wir als eine Gefahr für uns einschätzen. Dabei ist es nicht so wichtig, ob eine reale Gefahr besteht, sondern ob unser Organismus eine Situation spontan als gefährlich einschätzt. Dann setzt der Organismus ein Programm mit drei verschiedenen Reaktionen in Gang:

1) *Körperliche Reaktionen: Schwitzen, erhöhter Herzschlag, Zittern, trockener Mund*
2) *Angstgedanken: „Ich muss hier raus", „Das wird eine Katastrophe"*
3) *Verhaltensimpulse: „Bewegungsloses Einfrieren", Flucht oder Attacke*

Die Symptome der Angst sind eine starke Stressreaktion unseres Körpers. Welche Körperreaktionen, Gedanken und Verhaltensweisen sind denn bei Ihnen typisch? Und in welchen Situationen werden diese Symptome besonders ausgelöst?

Schritt 2: Die Schutzfunktion der Angst

Erläutern Sie der Patientin die Schutzfunktion der Angst, die darin besteht, dass der Körper im Fall einer Bedrohung (1) Energie für Kampf oder Flucht bereitstellt und, wenn das nicht mehr möglich ist, (2) den Organismus durch eine Bewegungsstarre schützt bzw. sich „unsichtbar" macht oder (3) einem als überlegen wahrgenommenen Gegenüber Unterordnung signalisiert wird, damit dieser auf einen Angriff verzichtet. Erarbeiten Sie im Gespräch den evolutionären Nutzen der Angst und betrachten Sie dann mit der Patientin den möglichen Nutzen ihrer individuellen Symptome (vgl. Tab. 4; vgl. Marks, 1987).

Tabelle 4: Angstsymptome und ihre Funktion

Angstsymptom	Schutzfunktion
Schneller Herzschlag, erhöhter Blutdruck, Muskelspannung, Kribbeln in den Gliedmaßen, Zittern	Energie für Kampf oder Flucht bereitstellen
Verengung der Aufmerksamkeit („Tunnelblick"), automatische sich wiederholende Angstgedanken	Weniger Ablenkung, erhöhte Konzentration auf bedrohliche Reize
Meiden von Blickkontakt, submissive Gesten	Zeigt Unterordnung gegenüber einem womöglich überlegenen Artgenossen, um diesen von einem Angriff abzuhalten
Schwitzen, Hitzeempfindungen	Abgabe von Wärmenergie zur Regulation der Körpertemperatur im Falle von Kampf oder Flucht
Blutdruckabfall, Kreislaufschwäche, evtl. Ohnmacht (v.a. bei Blut-Spritzen-Phobien)	Geringerer Blutverlust im Fall von Verletzungen. Ohnmacht infolge eines Blutdruckabfalls führt dazu, dass man sich hinlegt, der Kopf also näher an der Erde ist, sodass das Herzkreislaufsystem die Gravitation nicht mehr ausgleichen muss.
Lähmungsgefühl	Individuum macht sich „unsichtbar", um die Wahrscheinlichkeit eines Angriffs zu mindern
Bauchgrummeln, Durchfall	Ergebnis einer beschleunigten Darmpassage infolge von Motilitätssteigerung

Formulierungsbeispiel:
Die Schutzfunktion der Angst

Angst ist die Schutzemotion des Menschen. Sie hat sich im Lauf der Menschheitsentwicklung herausgebildet. Völlig angstfreie Menschen würden sich in große Gefahren begeben und nicht überleben: Ohne Angst würden wir früher oder später von zu hohen Türmen springen, durch unangemessenes Verhalten unseren Platz in der Gemeinschaft gefährden oder uns schaden, indem wir nicht für die Zukunft vorausplanen. Unser Überleben hängt zum Teil davon ab, dass wir uns vor den richtigen Dingen fürchten und uns angemessen schützen. Angst ist in dieser Hinsicht „ein gutes Gefühl". Viele Angstsymptome fühlen sich zwar sehr unangenehm an, sollen unserem Körper aber dabei helfen, sich zu schützen, indem sie ihn in die Lage versetzen, zu kämpfen oder vor einer Gefahr zu fliehen.

Alle Symptome, die Sie genannt haben, sollen den Körper aktivieren und unser Verhalten steuern. Beispielsweise wird durch einen erhöhten Herzschlag das Blut schneller durch unseren Körper gepumpt. Das Blut enthält Sauerstoff, den unsere Muskeln zum Arbeiten brauchen. So können wir gegen Gefahren kämpfen, flüchten bzw. uns so anpassen, dass uns die Akzeptanz in unserer sozialen Bezugsgruppe sicher ist.

Wenn Kampf oder Flucht nicht möglich sind, gibt es auch noch den Schutzmechanismus der Bewegungsstarre/des „Totstellens". Dadurch sollte man für den stärkeren Feind uninteressant werden. Außerdem verringert sich dabei die Durchblutung der Peripherie und man hat ein geringeres Verblutungsrisiko.

Über die Auslösung der Angst entscheidet unser Gehirn. Dort findet eine fortlaufende Analyse statt, um mögliche Gefahren rechtzeitig zu entdecken. Bei dem Signal „Vorsicht, Gefahr!" gibt das Gehirn eine Angstreaktion in Auftrag und es entstehen Angstsymptome. Das geht sehr schnell – so schnell, dass es uns meist gar nicht bewusst ist und wir oft gar keine direkte Einflussmöglichkeit auf den Ablauf der Reaktion haben.

Schritt 3: Normale vs. pathologische Angst

Angst ist im Allgemeinen überlebenswichtig, im Fall von Angststörungen hat sie jedoch offensichtlich dysfunktionale Aspekte. Verdeutlichen Sie dem Patienten daher im nächsten Schritt, wie sich normale Angst von krankheitswertiger Angst unterscheidet und warum sich pathologische Ängste so häufig herausbilden. Die zentrale Botschaft ist, dass die Angst bei Angststörungen (1) zu häufig und zu intensiv auftritt, sodass man glaubt, die Kontrolle zu verlieren, und (2) in Situationen auftritt, in denen sie eigentlich nicht hilfreich, sondern unnötig ist. Der körperliche Prozess selbst ist dabei nicht gestört.

**Formulierungsbeispiel:
Normale vs. krankheitswertige Angst**

Bei Angststörungen ist der körperliche Angstprozess nicht gestört. Der Körper tut genau das, was er in einer Gefahrensituation tun soll. Allerdings tritt die Angstreaktion in Situationen auf, die von den meisten Menschen als ungefährlich eingeschätzt werden. Die Angst bei Angststörungen unterscheidet sich von normaler Angst in folgenden Punkten:

- *Sie tritt in Situationen auf, die im Allgemeinen ungefährlich sind.*
- *Sie ist intensiver oder länger anhaltend als bei den meisten Menschen in ähnlichen Situationen.*
- *Sie führt zur Vermeidung von Situationen oder bestimmten Aspekten davon.*
- *Sie ist für die Betroffenen belastend und führt zu Einschränkungen im Leben.*

Warum leiden so viele Menschen unter derart übersteigerter Angst? Der Grund ist einfach: Es ist für den Organismus sicherer, sich einmal zu viel zu fürchten als einmal zu wenig. Eine Bedrohung zu übersehen, kann den Organismus unter Umständen das Leben kosten, darum löst er das Angst-Programm sehr schnell aus („better safe than sorry"). Bei Angststörungen kommt es zu solchen Fehlalarmen besonders häufig.

Schritt 4: Eskalation von Angstreaktionen

Um zu erklären, wieso es bei Angststörungen zu einer Eskalation der Symptome bis hin zu Panikattacken kommt, kann das Threat-Imminence-Modell der Angst (vgl. Abb. 7) verwendet werden, das wir im ersten Kapitel vorgestellt haben (vgl. Kap. 1.2.2). Das Modell besagt, dass die Defensivreaktion des menschlichen Organismus davon abhängt, wie nah eine Bedrohung erscheint. Patientinnen mit Angststörungen befinden sich häufig in einem Zustand potenzieller Bedrohung (vgl. Abb. 7, Stufe 1). In diesem Zustand sind sie besonders wachsam für bestimmte Angstreize. Die Wahrnehmung eines solchen Angstreizes führt dann zu einer körperlichen Angstreaktion, wodurch die selektive Wahrnehmung der Angstreize gesteigert wird (Stufe 2). Bei der Panikstörung bedeutet das z. B. eine übermäßige Konzentration auf Körpersymptome, bei der sozialen Angststörung überhöhte Aufmerksamkeit auf das Selbst. Durch die Wahrnehmungsverzerrung erscheint die Bedrohung viel näher, als es objektiv der Fall ist. Die scheinbar unmittelbare Bedrohung löst dann eine intensive Kampf-Flucht-Reaktion mit starken vegetativen Symptomen aus (Stufe 3). Von hieran können zukünftige Situationen, die eine ähnliche Bedrohung bedeuten, diese Reaktionsabfolge wieder auslösen. Die Patienten haben hier bereits gelernt, Angstreaktionen zu entwickeln, und steigern aufgrund ihrer Befürchtung, die Erfahrung erneut zu machen, die körperlichen Symptome damit zusätzlich.

Ergebnis dieses Eskalationsprozesses sind häufig Panikattacken. Diese kurzen, intensiven Angstreaktionen sind Kardinalsymptom der Panikstörung und können auch bei allen anderen Angststörungen auftreten. Eine Aufklärung zu Panikattacken ist daher häufig indiziert. Patienten sollten verstehen, dass Panikattacken als Endresultat der Angst-Eskalation zwar äußerst unangenehm sind, aber keinen körperlichen Schaden anrichten und nach einigen Minuten von selbst wieder abflachen. Panikattacken weisen einfach darauf hin, dass der Organismus eine akute Gefahr wahrnimmt und deshalb sein genetisch angelegtes Angstreaktionsprogramm besonders kraftvoll einsetzt.

Alternativ lässt sich zur Erklärung von Eskalationsprozessen in Angstsituationen auch das klassische Teufelskreismodell der Angst verwenden (Margraf & Schneider, 2008). Viele Patientinnen zeigen aller-

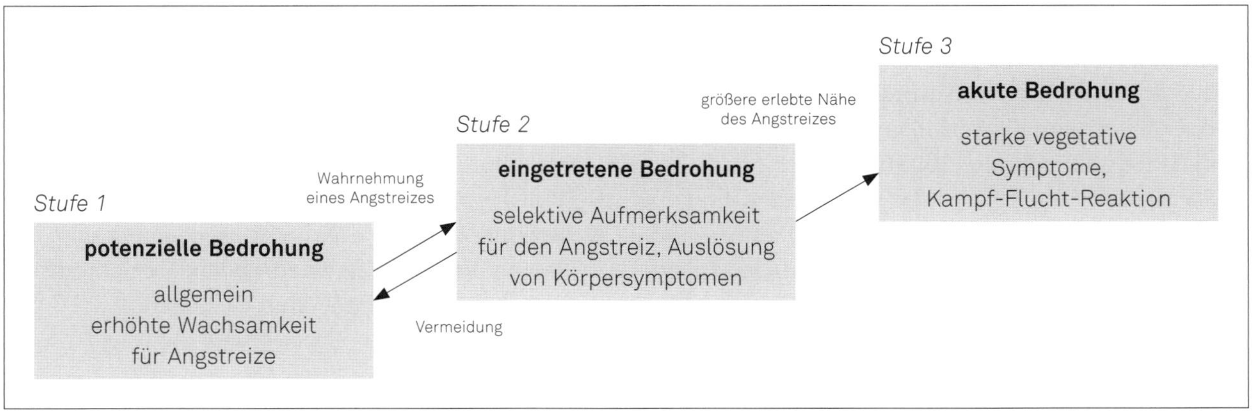

Abbildung 7: Threat-Imminence-Modell

dings schon vor dem Entstehen von Panikattacken Vermeidungsverhalten. Für die meisten Personen ist das Threat-Imminence-Modell aus unserer Sicht besser geeignet.

Die zentrale Information aus diesem Teil der Psychoedukation ist, dass sich die Angst durch körperliche Reaktionen und Wahrnehmungsverzerrungen oft selbst verstärkt. Wenn es passend erscheint, kann hier bereits eingeführt werden, dass sie sich durch Flucht- und Vermeidungsverhalten kurzfristig vermindert. Da Angstreduktion als angenehm oder entlastend erlebt wird, vermeiden Patienten die Angstreize in zukünftigen Situationen mit hoher Wahrscheinlichkeit wieder (Prinzip der negativen Verstärkung). Dadurch machen sie keine neuen Erfahrungen in Angstsituationen – und behalten ihre Angst. Die Wirkung von Vermeidungsverhalten lässt sich so zusammenfassen:

- Kurzfristig wirkt Vermeidungsverhalten erleichternd, weil man sich der Herausforderung nicht stellen muss und damit weniger Erwartungsangst erlebt. Es wird daher immer wieder eingesetzt.
- Bei andauerndem Einsatz von Vermeidungsverhalten erleben Patientinnen jedoch, dass sie die Situation nur mit Vermeidungsverhalten aushalten können. Sie haben nicht die Möglichkeit, neue Erfahrungen in der Situation zu machen. Die Situation erscheint am Ende womöglich bedrohlicher als vorher.

Didaktischer Stil und Beziehungsgestaltung in der Psychoedukation

In der Psychoedukation treten Sie zunächst als Expertin auf und verhalten sich demgemäß eher instruktiv. Das hat den Vorteil, dass Sie eine klare inhaltliche Struktur einhalten können. Initial kann es auch die Kompetenzzuschreibung durch die Patienten fördern. Auf Dauer kann ein direktiver Stil bei Patienten aber den Eindruck erwecken, dass sie sich der Behandlung passiv überlassen können. Um das zu vermeiden, sollten Sie Monologe und Erklärungen auf das unbedingt notwendige Maß beschränken. Stellen Sie stattdessen durchgängig eine interaktive, kommunikative Gesprächsatmosphäre her. Dabei können zum Beispiel folgende didaktische Mittel nützlich sein (Heinig, 2023):

- *Sokratische Fragen* im Sinne von offenen Fragen, die darauf abzielen, die Aufmerksamkeit des Gesprächspartners auf bestimmte Aspekte zu lenken. Beispiele: „Was meinen Sie, warum so viele Menschen unter starken Ängsten leiden?" „Welcher Aspekt des heutigen Gesprächs war für Sie am wenigsten klar?" „Manche Ängste vermindern sich anscheinend mit der Zeit, andere nicht. Woran könnte das liegen?"
- *Metaphern und Bilder* können nützliche Hilfsmittel sein, um abstrakte Konzepte anschaulicher und leichter verständlich zu machen. Sie können auch dazu beitragen, die Informationen besser zu behalten. Zum Beispiel könnten Sie Angst als einen Feuerwehreinsatz (oder Fehlalarm) des Körpers erklären oder die Verengung der Aufmerksamkeit mit dem Bild eines Scheinwerfers.
- *Rollenwechsel* kann eine Technik sein, bei der die Patienten gebeten werden, Ihnen oder einem Angehörigen wichtige Informationen in eigenen Worten zu erklären. Dies kann dazu beitragen, dass sie das Gelernte besser verstehen und verinnerlichen. Am Ende jeder Sitzung können die Patienten auch gebeten werden, die wichtigsten Punkte des Gesprächs selbst zusammenzufassen.
- *Arbeitsblätter und schriftliche Materialien* können ein weiteres nützliches Instrument sein, um das Gelernte zu festigen. Sie können vorbereitete Materialien verwenden (z. B. Alsleben, Rufer, & Weiss, 2016; Hagena & Gebauer, 2014) oder eigene Unterlagen anfertigen wie eine Rangreihe belastender Reize (Angsthierarchie) oder das Bild eines Körpers, auf dem Angstsymptome eingezeichnet werden. Patienten sollten diese Materialien möglichst selbst bearbeiten.
- *Hausaufgaben* sind ebenfalls ein Mittel, um die Inhalte zu vertiefen und zu festigen. Die Patienten könnten gebeten werden, Arbeitsblätter zu bearbeiten, Angstsymptome im Alltag zu beobachten, Literatur zu lesen oder mit Angehörigen über die Inhalte zu sprechen. Pro Stunde Psychoedukation können durchaus 1 bis 2 Stunden Hausaufgaben vergeben werden.
- *Fachbegriffe* sollten Sie unbedingt sparsam verwenden. Statt von der „Funktion" der Angst sprechen Sie besser von ihrem *Nutzen*. Statt von einem „Störungsmodell" sprechen Sie besser von den *Ursachen* der Störung. Wenn Sie sich dennoch entscheiden, einen Fachbegriff einzuführen (z. B. „Sicherheitsverhalten"), verwenden Sie den Begriff mehrmals, um ihn zu etablieren.
- *Wiederholung* ist ein ebenfalls wichtiger Aspekt des Lernens. Wenn Sie mehrere psychoedukative Sitzungen durchführen, wiederholen Sie gemeinsam die Inhalte aus dem letzten Gespräch.

2.3.3 Baustein 3: Angstbezogene Lebenslinie

Ziele der Intervention

- Veranschaulichung, dass Angstprobleme nicht immer gleich viele Probleme, Belastungen und Leiden verursachen
- Erkenntnis, dass es auch gute Zeiten und Phasen gibt
- Vorbereitung eines individuellen Erklärungsmodells, wie Lebensereignisse und Belastungsfaktoren für die Verschlimmerung und Besserung der Angstprobleme mitverantwortlich sein könnten
- Ereignisse und Entwicklungen im Leben erkennen, die mit der Entstehung und dem Verlauf der Angststörung zusammenhängen
- Vermittlung des Anspannungsmodells der Entstehung von Angstproblemen, d.h. in welcher Form eine hohe physiologische Grundanspannung die Wahrscheinlichkeit für starke Stressreaktionen erhöht

Materialien

- Arbeitsblatt 2: Lebenslinie
- Arbeitsblatt 2: Lebenslinie (BEISPIEL)
- Arbeitsblatt 3: Entstehung meiner Angstprobleme
- Arbeitsblatt 4: Anspannungsmodell

Um sinnvolle Hypothesen über die zentralen Befürchtungen der Patientin bilden zu können, explorieren Sie, welchen *Bedrohungen* die Patientin in ihrer jeweiligen biografischen Entwicklung ausgesetzt war (Mineka & Zinbarg, 2006).

Schritt 1: Erarbeiten der Lebenslinie

Laden Sie den Patienten dazu ein, eine angstbezogene Lebenslinie aufzuzeichnen, die das Ausmaß der Belastung durch Angstprobleme über die gesamte Lebensspanne zeigt. Bitten Sie die Patientin dann, ihre prägenden Lebensereignisse in der jeweiligen Lebensphase einzutragen, um wichtige Einflussfaktoren auf die Kurve zu identifizieren. Ihre Aufgabe als Therapeutin besteht hier insbesondere darin, dem Patienten zu vermitteln, dass Angstprobleme nicht immer gleich viele Probleme und Leiden verursachen, dass Ängste im Alltag zu manchen Zeiten stärker, zu anderen weniger stark vorhanden sind. Konzentrieren Sie sich auf Anstiege und Reduktionen der Angstsymptomatik auf der Lebenslinie und lassen Sie sich die damit verbundenen Belastungen schildern. Achten Sie insbesondere auf Hinweise, die in der Entwicklung der Angststörung eine Rolle gespielt haben können (z.B. Umgang mit Krankheiten oder auch Todesfällen in der Familie; die Tendenz, Körpersymptome als bedrohlich zu bewerten; soziale Zurückweisungen, Misserfolge, Lernmodelle für soziale Anpassung oder bedrohliche Objekte und lang andauernde Belastungsfaktoren). Nutzen Sie dabei auch zusätzlich die Informationen aus den diagnostischen Sitzungen.

Im Mittelpunkt steht das vertiefte Verständnis darüber, wie Lebensereignisse und Belastungen für die Verschlimmerung und Besserung der Ängste mitverantwortlich sein können und wie dies mit der Entstehung und dem Verlauf der Angststörung zusammenhängt.

Formulierungsbeispiel: Einführung der Lebenslinie

Ich möchte Sie nun bitten, den Verlauf Ihrer Angstbeschwerden über Ihr Leben hinweg in diesen Lebensverlauf (Arbeitsblatt 2: Lebenslinie) einzuzeichnen. Sie sollen also einzeichnen, wann Sie in Ihrem Leben gute und besonders belastende Zeiten mit Angstproblemen hatten: Wann hatten Sie Ihre Angstprobleme zum ersten Mal? Was war als erstes vorhanden? – Wie alt waren Sie da? (Wenn z.B. soziale Ängste erstmals den Kindergartenbesuch erschwerten, dann mit Strich oder Kurve die Intensität andeuten und „Kindergarten" eintragen). Ist in der Zeit, in der es begann, irgendetwas in Ihrem Leben passiert? – Denken Sie an belastende oder ganz allgemein wichtige Lebensereignisse im Beruf, in der Ausbildung oder in Beziehungen (dann entsprechend eintragen). Haben Sie dazu noch Fragen oder haben Sie die Aufgabe verstanden?

Die Erarbeitung der Lebenslinie kann mithilfe des *Arbeitsblattes 2: Lebenslinie* durch die Patienten als Hausaufgabe oder gemeinsam in der Therapiesitzung erfolgen. Nachdem die Patientin die Lebenslinie zu Hause erarbeitet hat, arbeiten Sie die biologischen und psychologischen Belastungsfaktoren heraus und tragen dann neue und ergänzende Faktoren (z.B. auch Anlass und Zeitpunkt der ersten Therapie) in der Stunde zusätzlich ein. Die Lebenslinie muss nicht erschöpfend und detailreich sein, es geht um einen groben Überblick. Wichtig ist, dass Sie zeitliche Ankerpunkte symptomatischer und psychosozialer Art hinsichtlich der Problematik sammeln, sodass Sie den Lebensverlauf vor Augen haben. Unter Umständen zeigt die Lebenslinie auch einen Bedarf für weitere Therapieelemente zusätzlich zu Expositionsverfahren auf.

Schritt 2: Herausarbeiten auslösender Stressbelastungen

Im nächsten Schritt verwenden Sie die erstellte Lebenslinie, um mit dem Patienten zusammen zu erarbeiten, wie die Angst zum Problem geworden ist bzw. wie sich die Angststörung entwickelt hat. Um das Vulnerabilitäts-Stress-Modell einzuführen, können Sie das *Arbeitsblatt 3: Entstehung meiner Angstprobleme* verwenden.

Formulierungsbeispiel: Einführung des Vulnerabilitäts-Stress-Modells

Nun möchte ich mit Ihnen daran arbeiten, besser zu verstehen, wie Ihre Angstprobleme entstanden sind. Denn Sie stellen sich vielleicht oft die Frage, warum gerade Sie erkrankt sind. Wie Sie an der Lebenslinie sehen, können viele Faktoren dazu beitragen, und die Faktoren können von Fall zu Fall unterschiedlich sein. Welche Faktoren im Einzelfall entscheidend sind, kann man nur durch Betrachtung der Lebenslinie annähernd herausfinden. Dazu wollen wir uns zunächst ansehen, welche Ereignisse in Ihrer Lebensgeschichte möglicherweise zu Ihren Angstproblemen beigetragen haben. Ich habe Ihnen dazu ja eine Aufgabe gegeben, nämlich die Lebenslinie zu zeichnen. Lassen Sie uns jetzt einmal versuchen, einige der für Sie bedeutsamen Faktoren herauszuarbeiten.

Gemeinsam mit der Patientin können Sie nun die Entstehung der Angstsymptomatik gliedern, indem Sie die Belastungen in folgende Gruppen einordnen (vgl. Arbeitsblatt 3):

- (Epi)genetische Faktoren: sichtbar z.B. in familiärer/elterlicher Pathologie
- Frühe Lernerfahrungen: jegliche distalen prägenden oder disponierenden Faktoren (z.B. Verlust an Geborgenheit nach Scheidung, Krankheiten, Erziehungsverhalten der Eltern, das z.B. durch hohen Leistungsdruck oder Fokus auf Vermeidungsziele gekennzeichnet ist)
- Auslöser: alle proximalen Faktoren, d.h. sowohl punktuelle als auch langandauernde Belastungen, die zur Auslösung der Angststörung geführt haben können (Belastung durch Arbeit, Partnerschaft etc.)

Hinweis: Frühe Lernerfahrungen

Zu den „frühen Lernerfahrungen" wird erklärt, dass diese nicht die einzige und auch häufig nicht direkte Ursache für eine Angststörung sind, sondern lediglich die Wahrscheinlichkeit erhöhen können, dass sich eine Angststörung entwickelt.

Typische frühe Lernerfahrungen könnten im Zusammenhang mit folgenden Annahmen stehen:

- Bei der Entstehung einer Panikstörung:
  - „Mein Körper ist schwach und anfällig."
  - „Körperliche Reaktionen, die ich nicht einordnen kann, sind gefährlich."
  - „Ich kann meinem Körper nicht trauen."
- Bei der Entstehung einer Agoraphobie:
  - „Ohne Begleitung und Sicherheitsnetz ist die Umwelt gefährlich."
  - „Gesundheit ist das Wichtigste im Leben."
- Bei der Entstehung einer Sozialen Angststörung:
  - „Der äußere Eindruck ist zentral wichtig."
  - „Ich versinke vor Scham im Boden, wenn ich etwas Unangemessenes sage oder tue."
  - „Wenn ich mich nicht ‚richtig' verhalte, werde ich ausgegrenzt und isoliert."
  - „Ich kann es mir nicht leisten zu versagen."

Arbeiten Sie mit dem Patienten anhand der Lebenslinie die auslösenden Faktoren heraus (kritische Lebensereignisse, subjektiv wahrgenommene Belastungen, auslösende Situationen). Hier geht es nicht darum, belastende Lebensereignisse *aufzuarbeiten*, sondern der Patientin ein Verständnis für den Zusammenhang von Stress, Anspannung, Ängsten und der Entwicklung der Angststörung zu vermitteln. Achten Sie vor allem auf Stressoren, die ätiologisch mit der Angststörung in Zusammenhang stehen könnten, sowie auf Lernprozesse (negative Erfahrungen z.B. in der Adoleszenz, direkte assoziative Lernerfahrungen, Modelllernen etc.). Die Auslöser sollten konkrete Situationen sein!

Hinweis

Hier soll verdeutlicht werden, dass mehrere Faktoren zusammenkommen müssen. Die Patienten sollen ein Verständnis dafür entwickeln, dass nicht ein einzelner Faktor (wie beispielsweise beruflicher Stress) die alleinige Ursache, sondern nur ein Element im Entstehungsprozess der Angstprobleme ist.

Wenn weitere Familienmitglieder unter Angststörungen leiden, kann eine genetische Anfälligkeit vermutet werden. Diese angeborene oder früh erlernte Anfälligkeit ist jedoch nicht der alleinige Entstehungsfaktor für eine Angststörung. Ihre Aufgabe als Therapeut ist es, zusammen zu erarbeiten, dass vermutlich weitere kritische Lebenserfahrungen hinzugekommen sind, wie Krankheiten, Trennungen, Sterbefälle und/oder generell das Erlebnis, dass der Körper häufig unerwartet in unpassenden Situationen eigenartige Körpersymptome produziert. Solche Erfahrungen können verunsichern und zu störenden Gedanken und Befürchtungen sowie einem generalisierten Sicherheitsverhalten führen. Im Alltag kommen dann oft kurz oder länger andauernde belastende Situationen hinzu, die als „unkontrollierbar" empfunden werden. Machen Sie dem Patienten klar, dass das Auftreten von Körpersymptomen ein normaler Vorgang unter langfristig erhöhter Anspannung ist. Verdeutlichen Sie der Patientin hierbei vor allem den Unterschied zwischen einem allgemein andauernden Anspannungsniveau und kurzfristigen Stressoren.

Hinweis

Stress ist nicht die Ursache von Angststörungen (obwohl Patientinnen dies häufig annehmen: „Wenn ich meine Angst loswerden will, muss ich nur Stress vermeiden."), sondern stellt bei der Entstehung von Angststörungen einen relevanten Faktor dar („Ein verbesserter Umgang mit meiner Angst bedeutet auch, dass ich meinen Umgang mit Stress verändern muss.").

Das Vulnerabilitäts-Stress-Modell soll die Frage beantworten, warum die Erkrankung gerade bei der Patientin und gerade zu diesem bestimmten Zeitpunkt aufgetreten ist. Dazu wird ihr vermittelt, dass Angststörungen aus einem Zusammenspiel von zwei Faktoren entstehen:

1. *Verletzlichkeit (Vulnerabilität) für Angstprobleme:* Dies umfasst langfristige Belastungen wie familiäre Vorbelastungen oder negative Erfahrungen in der Kindheit und Jugend, aber auch bestimmte Verhaltensgewohnheiten, z. B. Bevorzugung defensiver interpersoneller Strategien („Vorsicht ist die Mutter der Porzellankiste").
2. *Aktuelle Stressereignisse:* Dazu zählen akute Belastungen, die schließlich die Angstprobleme auslösen.

Erst diese Faktoren zusammen lösen eine Angststörung aus. Die Metapher des Wasserglases soll veranschaulichen, dass mehrere Faktoren zusammenkommen müssen und ein einzelner Faktor (insbesondere die genetische Disposition) nicht DIE Ursache, sondern nur ein Element einer grundsätzlichen Anfälligkeit ist.

Anspannungsmodell. Das Vulnerabilitäts-Stress-Modell kann leicht adaptiert werden, um die Auslösung von Angstsymptomen bzw. Panikattacken zu erklären (vgl. Abb. 8, Arbeitsblatt 4: Anspannungsmodell): Bei niedriger Verletzlichkeit ist der Organismus in der Lage, auch größere akute Belastungen abzufedern, ohne dass eine körperliche Stressreaktion ausgelöst wird (A). Bei hoher langfristiger Belastung können dagegen schon sehr kleine Ereignisse dazu führen, dass die Schwelle zur Auslösung von Körpersymptomen überschritten wird (B). Zudem ist bei Angststörungen oft die Wahrnehmungsschwelle für Körpersymptome herabgesetzt (C). Dadurch werden Angstsymptome wahrgenommen, die man unter gewöhnlichen Umständen gar nicht bemerkt oder als irrelevant eingeschätzt hätte. Das Modell erklärt insbesondere die Entstehung von Angstreaktionen in Situationen, die Patienten noch vor einiger Zeit überhaupt keine Schwierigkeiten gemacht haben.

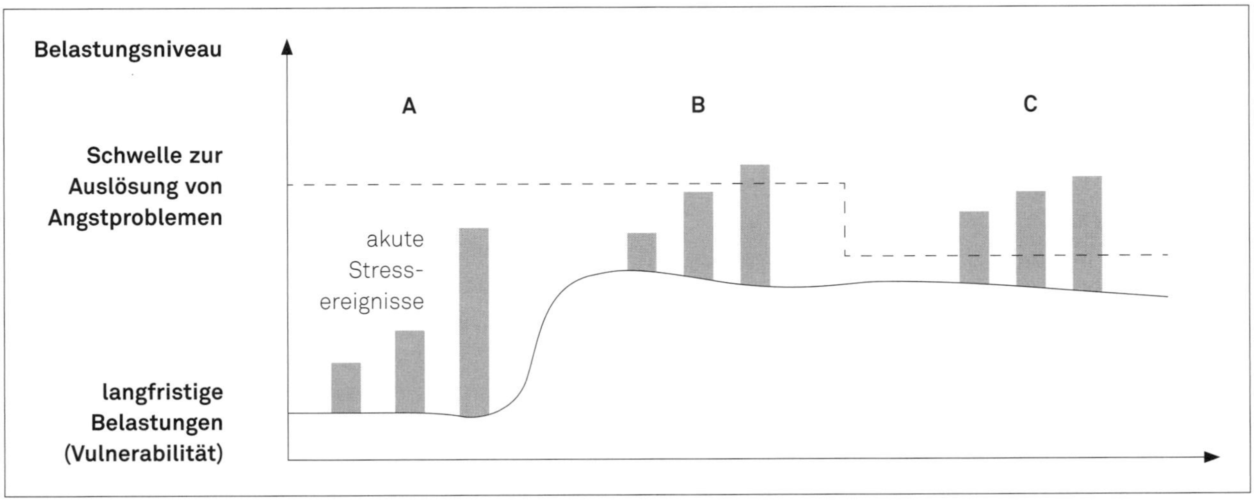

Abbildung 8: Anspannungsmodell (vgl. Lang et al., 2018)

2.3.4 Baustein 4: Funktionale Diagnostik zur Erhebung der Inhalte der Furchtstruktur

Ziele der Intervention

- Erhebung aller relevanten Faktoren, die subjektiv das Eintreten der Befürchtung beeinflussen
- Nutzung dieser Informationen zur Gestaltung optimaler Expositionsübungen

Materialien

- Arbeitsblatt 5: Meine Angstauslöser und Sicherheitssignale (mehrfach)

Um die bestmöglichen Expositionsübungen für jeden Patienten zu konzipieren, müssen die individuellen angstauslösenden bzw. exzitatorischen Stimuli sowie die inhibitorischen Stimuli (Sicherheitssignale) bekannt sein. Es müssen also alle relevanten Variablen erhoben werden, die aus Sicht der Patientinnen die zentralen Befürchtungen auslösen – oder im Falle von inhibitorischem Lernen ihr Eintreten unwahrscheinlicher machen. Dazu können Sie mit dem Patienten zunächst klassische Verhaltensanalysen nach dem SORCK-Schema durchführen. Vorlagen dafür finden sich z. B. bei Kircher (2012). Wenn Sie ausreichend Informationen gesammelt haben, fassen Sie die Ergebnisse auf einem Übersichtsblatt zusammen und ergänzen sie.

Die exzitatorischen und inhibitorischen Stimuli können in folgende Kategorien unterteilt werden (Craske, Treanor, Zbozinek, & Vervliet, 2022):

Exzitatorische Stimuli (Angstauslöser)

- Situationen und Situationsmerkmale (z. B. Tageszeit, Anwesenheit anderer Personen)
- Körperliche Empfindungen
- Objekte
- Gedanken oder mentale Bilder
- andere Stimuli
- Zeitdauer bis zum Eintritt der Befürchtung (Wie lange muss ein Stimulus präsent sein, damit die Befürchtung eintritt?)

In der Regel gibt es zahlreiche exzitatorische Reize. Stellen Sie fest, welche *mit der größten Wahrscheinlichkeit* das Eintreten der Befürchtung vorhersagen und wie lange diese Reize aus Sicht der Patientin präsent sein müssen, damit die Befürchtung eintritt.

Inhibitorische Stimuli (Sicherheitssignale)

- Verhaltensweisen
- Gedanken
- Objekte
- Orte
- andere Stimuli

Im Einzelnen schlagen wir folgende Schritte vor:

1) Gemeinsame Durchführung einer Verhaltensanalyse in der Sitzung. Dazu wird eine typische Angstsituation aus der letzten Zeit genutzt.
2) Eigenständige Durchführung von Verhaltensanalysen durch die Patientin als Hausaufgabe und Besprechung in der Sitzung. Hier werden, wenn vorhanden, auch Entstehungssituationen der Ängste analysiert, also die Ereignisse, bei denen mutmaßlich Konditionierungsvorgänge stattfanden.
3) Auswertung diagnosespezifischer Fragebögen, die Aspekte der funktionalen Analyse erfassen (vgl. Tab. 5).
4) Verallgemeinerung der Verhaltensanalyse auf einer Übersicht mit den relevantesten Auslösern und Sicherheitssignalen. Diese Übersicht wird zur Planung von Expositionsübungen genutzt. Eine solche Übersicht sollte für jede zentrale Befürchtung erstellt werden. Markieren Sie ggf. die Stimuli, die das Auftreten oder Ausbleiben der Befürchtung am stärksten vorhersagen. Diese sind für Expositionsübungen besonders geeignet. Verwenden Sie dazu das *Arbeitsblatt 5: Meine Angstauslöser und Sicherheitssignale.*

Erhebung von Befürchtungen

Der Dreh- und Angelpunkt extinktionsbasierter Therapie ist die Diagnostik der individuellen Befürchtungen der Patienten. Befürchtungen müssen zwei Kriterien genügen: Sie müssen überprüfbar sein, d. h. es muss sich am Ende einer Übung objektiv feststellen lassen, ob sie eingetreten sind oder nicht. Zweitens müssen sie *US-Qualität* haben, das heißt, Ereignisse darstellen, die für die meisten Menschen unmittelbar aversiv sind, ohne dass dies erst erlernt werden müsste. Solche Ereignisse sind z. B. sich übergeben müssen, sterben, einen Verlust erleiden, das Bewusstsein ver-

Tabelle 5: Nützliche Instrumente zur Erfassung der relevanten Variablen (i.d.R. nur diagnosespezifisch vorhanden)

	Angstreize	Befürchtungen	Vermeidungsverhalten
Panikstörung und Agoraphobie	Body Symptom Inventory (BSI) & Mobility Inventory (MI; Ehlers, Margraf & Chambless, 2001)	Agoraphobic Cognitions Questionnaire (ACQ; Ehlers et al., 2001)	Texas Safety Maneuver Scale (TSMS; Kamphuis & Telch, 1998)
Soziale Angststörung	Liebowitz Social Anxiety Scale (LSAS; Baker, Heinrichs, Kim & Hofmann, 2002; deutsche Version von Consbruch, Stangier & Heidenreich, 2016)	Fragebogen zu sozialphobischen Kognitionen (SPK; Stangier, Heidenreich & Peitz, 2009)	Fragebogen zu sozialphobischem Verhalten (SPV; Stangier et al., 2009)
Spezifische Phobien	DSM-5 Specific Phobia Scale (Craske et al., 2013)		
Generalisierte Angststörung		Worry Domains Questionnaire (WDQ; Joormann, 2003)	

lieren, sich verletzen, aus einer Gruppe ausgeschlossen werden, aus der Höhe abzustürzen etc. Manche Befürchtungen sind zwar überprüfbar, sind aber nicht per se aversiv. Beispiele wären „Ich mache eine lange Sprechpause.“, „Meine Kollegin widerspricht mir.“, „Die Spinne fängt an zu krabbeln.“ Hier müsste weitergefragt werden, was das Schlimme daran ist. Manche Befürchtungen beziehen sich auch darauf, dass Angstsymptome auftreten („Ich bekomme einen Schweißausbruch"). Angstsymptome sind keine unkonditionierten Ereignisse, sondern Teil der gelernten Reaktion, die allerdings im Sinne eines unangenehm erlebten diskriminativen Reizes das Eintreten der zentralen Befürchtung fördern könnten (z.B. können Schwindelsymptome die Befürchtung, in Ohnmacht zu fallen, wahrscheinlicher erscheinen lassen). Sie haben also keine US-Qualität. Auch Flucht und Vermeidungsverhaltensweisen sind keine US-Reize, denn es sind keine *Konsequenzen,* sondern individuelle Reaktionen auf die Erwartungsangst (vgl. Kap. 1). Sie sind also nicht als Befürchtungen einzuordnen, sondern als Ergebnis der Befürchtungen.

Hinweis

Überprüfen Sie die mit der Patientin formulierten Befürchtungen daraufhin, ob sie
(1) überprüfbar sind und
(2) unkonditionierte Stimuli darstellen.

Verschiedene Befürchtungen lassen sich wie oben beschrieben zu zentralen Befürchtungen zusammenfassen. Achten Sie dazu darauf, welche Befürchtungen sich in unterschiedlichen Angstsituationen wiederholen und besonders emotional besetzt sind. Widmen Sie diesen zentralen Befürchtungen in der Therapie besondere Aufmerksamkeit.

Gedankenexperiment als Methode zur Erhebung schwer zugänglicher Befürchtungen

Wenn die Patientin Schwierigkeiten hat, ihre Befürchtungen konkret zu benennen, können diese mithilfe eines Gedankenexperimentes zugänglicher gemacht werden. Dazu wird der Patient gebeten, sich detailliert vorzustellen, was in einer für ihn typischen hypothetischen Angstsituation nacheinander passieren würde, wenn er keinerlei Sicherheits- oder Vermeidungsverhalten anwendet. Die Annahme ist, dass die verschiedenen Befürchtungen der Patientinnen in diesem Fall eintreten müssten.

Dieses Gedankenexperiment gibt den Patienten gleichzeitig einen Einblick in das Therapierational, da sie sich vorstellen, ohne Sicherheitsverhalten in einer Angstsituation zu bleiben. Das soll auch in der späteren Therapie passieren. Das Gedankenexperiment kann daher auch zur Ableitung des Therapierationals genutzt werden (z.B. Teismann & Margraf, 2018). Hier wird es jedoch anders verwendet, nämlich zur Exploration von Befürchtungen.

Der Ablauf des Gedankenexperiments wird in den folgenden 4 Schritten vorgestellt.

Schritt 1: Das Gedankenexperiment einführen

Das Gedankenexperiment können Sie folgendermaßen einführen:

Formulierungsbeispiel: Gedankenexperiment einführen

Für die Therapie ist es mir wichtig, Ihre Befürchtungen so genau wie möglich zu verstehen. Lassen Sie uns herausfinden, was Ihrer Meinung nach passiert, wenn Sie in einer Angstsituation überhaupt keine Vermeidung oder Sicherheitsverhalten einsetzen. Dazu will ich mit Ihnen ein kleines Gedankenexperiment durchführen. Ich werde Ihnen gleich eine hypothetische Situation schildern. Bitte stellen Sie sich diese Situation gedanklich vor. Sobald das Experiment startet, sind Sie in dieser Situation gefangen, können nicht fliehen und auch kein Sicherheits- oder Vermeidungsverhalten einsetzen. Versuchen Sie bitte, alle Ihre Gedanken, Befürchtungen und Symptome zu benennen, die in der Situation eine Rolle spielen. Wichtig ist, wie gesagt, dass Sie in dem Gedankenexperiment ***nichts tun können, was Ihre Angst und Ihre Befürchtungen vermindert.*** *Ich werde Sie daran auch erinnern. Als Hilfsmittel nutzen wir die erwartete Bedrohung in der Situation, die wir in diese Grafik einzeichnen* (Der Therapeut zeichnet ein Diagramm wie in der Abbildung 9 auf ein leeres Blatt Papier mit der Bedrohungserwartung auf der Y-Achse, z. B. 0 bis 100, und der Zeit auf der X-Achse, beliebig skalierbar und verlängerbar. Dort können die von der Patientin erwarteten Ereignisse im Zeitverlauf eingetragen werden). *Wir sind dabei nicht auf dieses Blatt beschränkt, wir können jederzeit weitere dazulegen. Haben Sie verstanden, was wir vorhaben?"*

Schritt 2: Die Situation des Gedankenexperiments beschreiben

Wählen Sie eine Situation bzw. Objekte aus, die in der Angsthierarchie an einer hohen Stelle stehen, d. h. viel Angst auslösen. Achten Sie darauf, dass

- die Situation zeitlich beliebig ausgedehnt werden kann (sie könnte „unendlich" lang dauern),
- die damit verbundenen „realen" Gefährdungen gering sind (selbst Autofahren ist z. B. eine ungünstige Situation, weil sie durch einen Unfall schnell beendet werden könnte),
- Sicherheitsverhalten und Vermeidung jeglicher Art so weit wie möglich von vornherein ausgeschlossen werden,
- Ermüdung, Hunger, Durst und ähnliche Variablen ausgeschlossen werden, die einen Abbruch bzw. ein Ende der Situation verursachen, ohne dass eine Hypothese über den Verlauf der Befürchtungserwartung erarbeitet wurde.

Beschreiben Sie die Situation kurz und bündig. Bauen Sie die zentralen Angstreize der Patienten in die Situation ein.

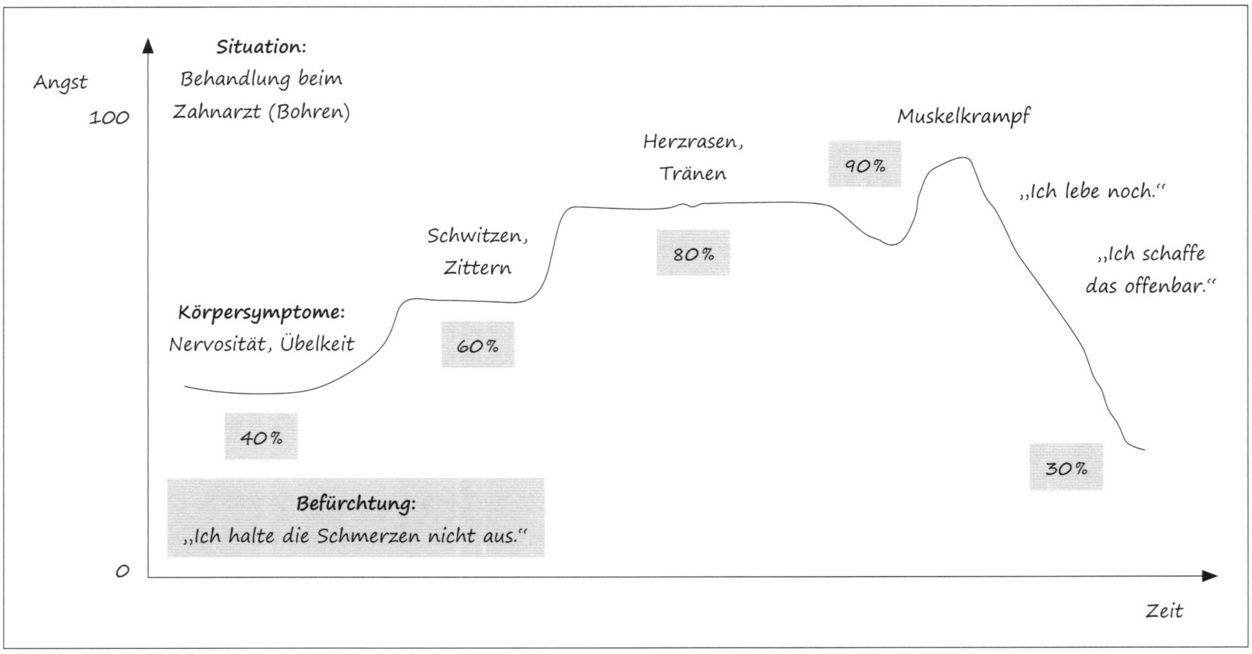

Abbildung 9: Beispiel für ein Gedankenexperiment (Zahnarztbesuch)

Formulierungsbeispiele: Situation des Gedankenexperiments

Panikstörung und Agoraphobie
Stellen Sie sich vor, Sie sitzen in einem leeren Flugzeug. Niemand ist da, den Sie um Hilfe bitten könnten. Sie sehen die leeren Stuhlreihen vor sich, hören das Geräusch der Maschine und Sie wissen genau, dass Sie jetzt für sehr lange Zeit hier sitzen müssen. Es gibt keine Möglichkeit, der Situation zu entkommen, sich abzulenken oder die Situation erträglicher zu machen.

Panikstörung
Stellen Sie sich vor, Sie sind ganz allein zu Hause und haben massives Herzrasen. Niemand ist da, der Ihnen helfen könnte und Sie können nichts machen, um das Herzrasen zu reduzieren ... Das Herzrasen bleibt so für sehr lange Zeit und Sie können nichts dagegen tun ...

Agoraphobie ohne Panikstörung
Stellen Sie sich vor, Sie sitzen in einem vollen Kino, Sie haben vorher viel getrunken und waren nicht auf der Toilette. Jeder einzelne Platz ist besetzt. Sie sitzen in der Mitte einer langen Reihe, auch vorne und hinten sind viele Menschen. Der Film läuft „unendlich" lange und es gibt keine Möglichkeit, rauszukommen und/oder auf die Toilette zu gehen ...

Spezifische Phobie (Tier-Typ)
Stellen Sie sich vor, Sie haben eine dicke schwarze Spinne, mit langen dicken Beinen und einem großen Körper für „unendlich" lange auf der Hand. Sie können die Spinne nicht loswerden und auch nichts tun, um sich abzulenken oder zu beruhigen ...

Spezifische Phobie (Blut-Spritzen-Verletzungstyp)
Stellen Sie sich vor, Sie sind beim Arzt und es wird Ihnen „unendlich" lange Blut abgenommen. Stellen Sie sich vor, wie die Spritze in Ihre Armbeuge eingeführt wird. Die Spritze wird so sehr lange bleiben, Sie können die Situation nicht verlassen und Sie können sich nicht ablenken oder beruhigen. In unserem Gedankenexperiment werden Sie auch nicht aufgrund eines Kreislaufabfalles ohnmächtig werden, sondern bekommen alles mit ...

Soziale Angststörung
Stellen Sie sich vor, Sie müssen vor einer großen Gruppe von Menschen spontan einen „unendlich" langen Vortrag halten. Alle schauen Sie an und hören zu und Sie kriegen ganz genau mit, dass alle auf Sie achten. Sie können nichts tun, um sich abzulenken, Sie können die Situation auch nicht verlassen oder die anderen ausblenden ... (Bei Nachfrage: Es ist eine ganz gewöhnliche Zuhörerschaft - einige schauen Sie einfach nur neutral an, andere nicken freundlich, andere schauen aus dem Fenster oder stellen Fragen ...).

Schritt 3: Das Gedankenexperiment durchführen

Während des Gedankenexperimentes trägt die Patientin auf einem Blatt Papier die wahrgenommene Wahrscheinlichkeit ein, dass die Ausgangsbefürchtung eintritt (0 % bis 100 %). Zeichnen Sie dazu ein Verlaufsdiagramm mit der Bedrohungserwartung auf der Y-Achse (0 % bis 100 %) und der Zeit auf der X-Achse (beliebig skalierbar und verlängerbar). Während der Übung fragen Sie als Therapeutin wiederholt nach:

- körperlichen Veränderungen,
- was der Patientin in diesem Moment durch den Kopf geht und
- was der Patient in diesem Moment schlimmstenfalls befürchtet.

Formulierungsbeispiel: Wahrscheinlichkeit der Befürchtung erfragen

Okay, Sie sind ab jetzt in der Situation - wie wahrscheinlich ist es, dass Ihre Befürchtung jetzt eintritt? Zeichnen Sie die Wahrscheinlichkeit bitte in die Grafik ein. Sehr gut - welche Symptome bemerken Sie jetzt? Was geht Ihnen gerade durch den Kopf? Was befürchten Sie, könnte als Nächstes schlimmstenfalls passieren? Okay, wie geht es jetzt weiter?

Die Patientin zeichnet ein, wie sie sich den weiteren Verlauf vorstellt. Sie als Therapeut unterstützen die Patientin dabei, die Situation fortzuführen. Falls Vermeidungsverhalten auftritt, weisen Sie darauf hin, dass das im Gedankenexperiment nicht möglich ist. Zustände, die die Situation beenden würden (z. B. Tod, andauernder Bewusstseinsverlust, Entfernung der Interaktionspartner), markieren Sie als einen möglichen Ausgang in der Grafik. Dann setzen Sie die Situation fort unter der Voraussetzung, dass dieser Ausgang nicht eintritt. Führen Sie die Situation entlang der Zeitachse immer weiter und erfragen Sie den Angstverlauf mit Symptomen, Gedanken und Befürchtungen. Machen Sie gegebenenfalls Zeitvorgaben zur Strukturierung des Ablaufes.

Formulierungsbeispiele

Die Situation fortführen
Okay, was denken Sie, wie geht es weiter? Welche Symptome spüren Sie? Was geht Ihnen jetzt durch den Kopf? Was befürchten Sie noch, was gerade schlimmstenfalls passieren könnte?

Die Wahrscheinlichkeit des Befürchtungseintritts erfragen
Was denken Sie, wird es jetzt wahrscheinlicher, dass Ihre Befürchtung eintritt? Bedenken Sie dabei, dass

- *Sie das Flugzeug/Kino/den Turm etc. nicht verlassen können? (Panikstörung, Agoraphobie, Störung, Spezifische Phobie situativer Typ, anderer Typ, Umwelttyp)*
- *das Herzrasen immer weiter so bleibt und Sie nichts dagegen tun können? (Panikstörung)*
- *Sie einfach weiter Ihren Vortrag halten und nichts anderes tun können, als irgendwie zu reden? (Soziale Phobie)*
- *Sie die Spinne einfach weiter auf der Hand halten/ Sie die Spritze weiter im Arm haben ...? (Spezifische Phobie Tier-Typus, Blut-Spritzen- und Verletzungstypus)*

Vermeidungsverhalten identifizieren und unterbinden

Sie sagten gerade, hier würden Sie jetzt denken, ich bin hier bald raus ODER das hört bald auf ODER die wirken ja alle ganz nett ODER dass Sie ganz besonders darauf achten, wie Sie wohl gerade wirken (Selbstaufmerksamkeit). Wozu würde das führen? Das soll Sie also beruhigen ODER Ihnen dabei helfen, dass das Befürchtete nicht eintritt? Wäre das eine Art von Vermeidungsverhalten? Das ist in unserem Experiment nicht möglich. Sie kommen nicht aus der Situation heraus ODER Sie können nichts dafür tun, dass die Symptome weniger werden, ODER Sie können nichts dagegen tun, dass Ihre Aufmerksamkeit bei den anderen ist. Wenn das nicht geht - was denken Sie, wird als Nächstes passieren?

Ereignisse ausschließen, die die Situation beenden würden

Okay, Sie gehen davon aus, dass Sie sterben würden. Dieses Ergebnis ist vermutlich das Schlimmste, was in so einer Situation geschehen könnte. Ich schreibe das einmal hier in die Grafik hinein. An dieser Stelle könnten wir unser Gedankenexperiment beenden - ich würde es aber gern noch fortführen. Nehmen wir für den Moment an, dass Sie in der Situation nicht sterben. Was denken Sie, geschieht als Nächstes?

Zeitvorgaben machen

Okay, Sie sind im Flugzeug/Kino/auf einem Turm ODER Sie erleben weiterhin unverändert Herzrasen ODER Sie halten weiterhin Ihren Vortrag. Wie viel Zeit ist bis hierhin vergangen? Okay. Was geschieht in den nächsten 10 Minuten? Was ist, wenn Sie noch 10 Stunden länger in der Situation bleiben ODER wenn Ihre Symptome jetzt noch 10 Stunden länger andauern? Was geschieht mit Ihrer Befürchtung?

Therapeutenverhalten im Gedankenexperiment:
- Instruieren Sie den Patienten während des Gedankenexperiments möglichst präzise und gehen Sie dabei direktiv vor. Das Gedankenexperiment ist keine Imaginationsübung, sondern eine kognitive Methode.
- Seien Sie offen für den von der Patientin gedachten Verlauf der Situation. Versuchen Sie nicht, die Patienten dazu zu bringen, eine Widerlegung ihrer Befürchtungen anzunehmen. Machen Sie nur Vorgaben in Richtung einer *Erhöhung* der Bedrohungserwartung („Wird es jetzt wahrscheinlicher, dass Ihre Befürchtung eintritt?"). Benennen Sie die Befürchtung dabei möglichst konkret.
- Explorieren Sie alle Symptome, Gedanken und Befürchtungen der Patientinnen und setzen Sie diese in Beziehung zu den zentralen Befürchtungen. In Bezug auf die Befürchtung macht der Therapeut nur Vorgaben in Richtung Erhöhung der Bedrohungserwartung.
- Nennt der Patient mögliches Vermeidungsverhalten (auch kognitive Vermeidungsstrategien), stellen Sie fest, ob es sich tatsächlich um Vermeidung handelt („Macht das Ihre Befürchtung weniger wahrscheinlich?") und schließen Sie es ggf. aus.
- Achten Sie bei Sozialer Angststörung darauf, dass Selbstaufmerksamkeit als kognitive Sicherheitsstrategie ausgeschlossen wird.
- Bedingungen wie Tod, irreversibel verrückt zu werden, tatsächliche Verletzungen durch Spritzen oder Tiere, Ohnmacht aufgrund von Kreislaufabfall, Ermüdung etc. werden markiert und das Gedankenexperiment für den Fall fortgeführt, dass diese Befürchtungen nicht eintreten. Alternativ können Sie hier die Patienten auch nach der Ohnmacht wieder aufwachen lassen und das Gedankenexperiment fortführen.

Schritt 4: Ende des Gedankenexperiments

Das Gedankenexperiment wird beendet, wenn die Patientin angibt, dass ihre Befürchtung wahrscheinlich nicht mehr eintreten wird („Ich merke, dass mir nichts passiert.") und keine anderen Befürchtungen benennen kann, die wahrscheinlich noch eintreten. Die Abnahme der Bedrohung soll ohne das Zutun des Patienten (Sicherheitsverhalten) oder einen äußeren Einfluss erfolgen. Zeichnet die Patientin einen solchen Abfall ein, prüfen Sie, ob die Gründe mit dem Rational übereinstimmen.

Gründe, die mit dem Rational übereinstimmen, sind:
- Der Patient hat gemerkt, dass die Befürchtung nicht oder nur teilweise eintritt. (Überprüfen Sie, ob dieser Gedanke als kognitive Beruhigungsstrategie genutzt wird.)
- Die Befürchtung (z.B. Einnässen, Ekelgefühl bei Spinne) ist eingetreten, das damit verbundene Angstgefühl kann aber ausgehalten werden.

- Der Patient hält es nach einer bestimmten Zeit für unwahrscheinlich, dass die Befürchtung noch eintritt. (Überprüfen Sie, ob dieser Gedanke als kognitive Beruhigungsstrategie genutzt wird.)
- Die Patientin nennt Gewöhnung als Grund: Explorieren Sie, was genau sie damit meint und was das für die Befürchtung(en) bedeutet.
- Der Patient nennt keinen spezifischen Grund für einen Bedrohungsabfall, kann sich einen weiteren Anstieg oder weiter anhaltende Angst nicht vorstellen: Prüfen Sie, ob Sicherheitsverhalten vorliegt, und erfragen Sie, was das für die bestehende(n) Befürchtung(en) bedeutet.

Gründe, die *nicht* mit dem Rational übereinstimmen, sind insbesondere:
- Ermüdung, Erschöpfung (wird im Gedankenexperiment ausgeschlossen, die Patientin hat hier „unendliche Energie" oder kommt, wenn sie einschläft, nach dem Aufwachen direkt wieder in die Situation hinein),
- alle Arten von Sicherheitsverhalten: die Situation verlassen, sich ablenken, sich Hilfe holen, sich damit zu beruhigen, dass bisher nichts passiert ist o.ä.,
- schwere Verletzungen durch Objekte oder in Situationen,
- Sterben,
- Ohnmacht durch Kreislaufabfall.

Wenn der Patient einen Bedrohungsabfall ohne eigenes Vermeidungsverhalten annimmt, bestätigen Sie diese Erklärung und sagen Sie, dass Sie in der Therapie ähnlich vorgehen werden wie in dem Gedankenexperiment.

Formulierungsbeispiel

Genau das kann passieren, wenn Sie nicht versuchen, Befürchtungen und Angst zu vermeiden, sie zu kontrollieren oder zu reduzieren und sich stattdessen in die Situation begeben und Ihre Befürchtungen prüfen. Sie können dann neue Erfahrungen bzgl. Ihrer Befürchtungen machen und das führt zum Nachlassen Ihrer Angst. In der Therapie werden wir es ganz ähnlich machen: Wir werden Situationen ohne Sicherheitsverhalten aufsuchen und schauen, ob Ihre Befürchtungen eintreten.

Wenn nach etwa 30 Minuten (Heuristik) noch nicht absehbar ist, dass die subjektive Bedrohung in der Situation abnimmt, bzw. eine Hypothese zum Verlauf der Befürchtung/Erwartung erarbeitet werden konnte, beenden Sie das Gedankenexperiment. Erklären Sie der Patientin, dass das Prüfen ihrer Befürchtungen ohne Einsatz von Sicherheits- und Vermeidungsverhalten zu neuen Lernerfahrungen bzgl. der Befürchtungen führt, und dass dies (in nicht real gefährlichen Situationen) mit einer Reduktion der Bedrohung einhergeht. Tragen Sie den Verlauf der Bedrohung mit angenommenem Extinktionslernen mit einer anderen Farbe in die Grafik ein.

Formulierungsbeispiel

Wir haben das Gedankenexperiment jetzt eine ganze Zeit lang fortgeführt. Sie haben sich vorgestellt, dass im Verlauf verschiedene unangenehme Dinge passieren. Wenn wir das immer weiterspinnen, sind drei Ausgänge möglich:
1. *Ihre Befürchtungen treten ein und Sie können es nicht aushalten.*
2. *Ihre Befürchtungen treten ein und Sie können es aushalten.*
3. *Ihre Befürchtungen treten nicht ein.*

Im ersten Fall wüssten Sie, dass die Situation genauso gefährlich ist wie vermutet. Das wäre nicht schön, aber Sie wüssten, woran Sie sind. Die weitaus meisten Patienten erleben glücklicherweise, dass Ihre Befürchtungen in der Situation nicht so eintreten wie vermutet und dass sie mit dem Ergebnis der Situation durchaus zurechtkommen. Diese neuen Erfahrungen führen dann sehr oft zum Nachlassen der Angst. In der Therapie werden wir es ganz ähnlich machen wie in dem Experiment: Wir werden Situationen ohne Sicherheitsverhalten aufsuchen und schauen, ob Ihre Befürchtungen eintreten.

Nach Abschluss des Gedankenexperiments können die aufgedeckten Befürchtungen noch einmal explizit benannt werden. Im folgenden Schritt (Baustein 5) können Sie die Befürchtungen schriftlich festhalten und gewichten.

2.3.5 Baustein 5: Befürchtungshierarchie

Ziele der Intervention
• Erstellung einer Liste der am stärksten belastenden Befürchtungen der Patienten
Materialien
• Arbeitsblatt 6: Meine Angstsituationen und Befürchtungen • Arbeitsblatt 6: Meine Angstsituationen und Befürchtungen (BEISPIEL)

Dieser Baustein ist die Grundvoraussetzung für das Gelingen der anschließenden Expositionsphase und des Extinktionslernens. Wie oben beschrieben, kann eine extinktionsbasierte Therapie nur erfolgreich durchgeführt werden, wenn konkrete individuelle Befürchtungen der Patienten formuliert und überprüft werden. Ohne eine passgenaue Formulierung der jeweiligen Befürchtungen, kann weder eine Überprüfung noch ein Neulernen in den angstbesetzten Situationen erfolgen. Geben Sie der Patientin das *Arbeitsblatt 6: Meine Angstsituationen und Befürchtungen* und tragen Sie die angstbesetzten Situationen (Schritt 1) und die Befürchtungen (Schritt 2) zusammen ein.

Schritt 1: Die angstbesetzten Situationen erfassen

Fassen Sie dazu die wichtigsten Angstsituationen zu 3 bis 5 Gruppen zusammen. Dabei soll der Patient für jede Situation bzw. für jeden Reiz auf einer Skala von 1 bis 10 *(1=fast gar nicht* bis *10=extrem) das* Ausmaß der aktuellen Angst beurteilen. Ordnen Sie die Situationen in absteigender Reihenfolge des Angstniveaus.

Schritt 2: Die Befürchtungen erfassen

Bitten Sie den Patienten dann – jeweils für jede Situation – alle Befürchtungen im Zusammenhang mit der jeweiligen Situation zu listen (Spalte 3 auf dem Arbeitsblatt 6). Formulieren Sie alle Befürchtungen wörtlich und lassen Sie, wenn möglich, die Formulierung wörtlich selbst von den Patienten eintragen („Ich befürchte, dass …"). Lassen Sie dann jede Befürchtung nach ihrem jeweiligen Ausprägungsgrad *(1=gar nicht bedrohlich* bis *10=extrem bedrohlich)* beurteilen.

Auf die Formulierung der Befürchtungen müssen Sie in der extinktionsorientierten Therapie besondere Sorgfalt verwenden. Die Angstsituationen einer Patientin allein – also die reine Angsthierarchie – sagen noch wenig über die individuellen Befürchtungen aus und helfen daher nur begrenzt bei der Therapieplanung. Ein Patient mit Angst vor dem Busfahren könnte Befürchtungen haben wie „Die anderen Fahrgäste werden mich verachten." (Soziale Angst), „Ich bekomme einen Herzinfarkt.", „Meine Angst wird niemals abnehmen." (Panikstörung oder Agoraphobie) oder „Der Bus wird einen Unfall haben." (Spezifische Phobie). Die konkrete Formulierung der Befürchtungen ist zudem sehr individuell. Dazu kommt noch, dass Patienten sehr unterschiedliche Vorstellungen davon haben, welche Umstände ihre Befürchtungen wahrscheinlicher oder weniger wahrscheinlich machen. Um optimale Expositionsübungen zu planen, ist eine genaue Kenntnis der Befürchtungen und der sie modulierenden diskriminativen Reize erforderlich.

Formulierungsbeispiel: Einführung der Übung

Bitte listen Sie hier alle Situationen auf, die bei Ihnen Angstprobleme auslösen (Arbeitsblatt 6). *Geben Sie zu jeder einzelnen Situation auf der Skala 1 bis 10 an, wie stark sie Ihnen derzeit Angst macht. Danach werden wir für jede Angstsituation Ihre jeweiligen Befürchtungen in der Situation ermitteln und die Stärke bzw. das Ausmaß der Befürchtung einschätzen … Dazu denken Sie bitte daran, was in dieser Situation schlimmstenfalls passieren könnte. Was wäre der „worst case"? Denken Sie auch daran, dass sich Befürchtungen über unterschiedliche Situationen hinweg gleichen können.*

Therapeutenverhalten bei der Befürchtungshierarchie:
- Erfragen Sie die konkreten Befürchtungen der Patienten so präzise wie möglich für jede(n) angstbesetzte(n) Situation/Reiz.
- Formulieren Sie nicht *für* die Patienten und geben Sie keine Formulierungen vor. Es geht darum, die eigene Sprache der Patienten und die exakte Formulierung zu notieren im Unterschied zu Verhal-

tensexperimenten geht es hier nämlich nicht darum, eine Sachaussage über eine Situation zu testen, sondern eine individuelle Befürchtung).
- Wenn der Patient eine nicht überprüfbare Befürchtung formuliert, fragen Sie als Therapeutin nach dem Aufschreiben nach: „Woran würden Sie merken, dass das eingetreten ist?" Die Befürchtung kann dann sowohl im Originalton des Patienten als auch in der überprüfbaren Fassung notiert werden. Wenn Sie sich einig sind, welche Operationalisierung hinter den Worten des Patienten steht, können Sie in der Therapie durchaus mit den Originalworten der Patienten arbeiten. Falls eine Diskussion darüber aufkommen sollte, ob die Befürchtung eingetreten ist oder nicht, können Sie dann auf die überprüfbare Fassung zurückkommen.
- Die Befürchtungen können über verschiedene Situationen gleich sein. Notieren Sie diese trotzdem gemeinsam für jede Situation und geben das jeweilige Ausmaß der Angst bzw. Bedrohung an.

Im Mittelpunkt stehen die Befürchtungen und das Ausmaß der Bedrohung, nicht die Situationen selbst. Dennoch werden die angstbesetzten Situationen zunächst exploriert, um dem Patienten die Herausarbeitung der Befürchtungen zu erleichtern. Beispielsweise kann ein Patient mit Blut-Spritzen-Verletzungsphobie dieselbe Befürchtung „Ich verliere die Kontrolle über meinen Körper." in Situation A („Mir wird selbst Blut abgenommen.") oder Situation B („Ich sitze daneben, wenn jemandem Blut abgenommen wird.") als unterschiedlich stark bedrohlich empfinden. Lassen Sie die Patienten daher nicht die Situation selbst, sondern die Befürchtung einschätzen und ordnen Sie diese, wenn möglich, der Reihe nach.

Probleme beim Formulieren der Befürchtungen

Unkonkrete Befürchtungen. Patienten sind sich ihrer konkreten Bedrohungserwartungen oftmals nicht bewusst. Auf die Frage: „Was befürchten Sie, was in der Situation Schlimmes passieren könnte?" geben sie dann vage Antworten wie: „Ich werde das nicht aushalten. Ich werde mich furchtbar fühlen. Ich werde durchdrehen. Ich werde im Boden versinken. Ich weiß nicht, was passieren wird, es ist mir einfach unangenehm." Das sind aus der Sicht extinktionsbasierter Therapie keine geeigneten Befürchtungen, weil sie nicht testbar sind. Um mit der Patientin zu überprüfbaren Befürchtungen zu kommen, können folgende Methoden hilfreich sein:
- *Konkretisieren:* „Was meinen Sie damit, dass Sie im Boden versinken werden? Woran werden Sie erkennen, dass Sie durchgedreht sind? Wie könnten wir feststellen, ob sie es tatsächlich nicht ausgehalten haben? Was werden die anderen machen, wenn sie Sie für einen Trottel halten?"
- *Die Befürchtung zu Ende denken:* „Was wird passieren, wenn Ihr Herz für Ihren Körper zu schnell schlägt?" „Was ist für Sie das Schlimmste daran, wenn Sie durch Nichtkontrollieren einen Fehler bei der Arbeit machen?"
- *Gedankenexperiment:* Schwer zugängliche Befürchtungen können außerdem mithilfe eines Gedankenexperiments erhoben werden, siehe untenstehende Beschreibung zu langfristigen Befürchtungen.

Langfristige Befürchtungen. Manchmal treten die erwarteten negativen Konsequenzen nicht direkt nach einer Übung ein, sondern erst nach längerer Zeit. Beispielsweise könnte ein Patient mit sozialen Ängsten befürchten, dass bestimmtes Verhalten am Arbeitsplatz nach einer gewissen Zeit (aber nicht sofort) zu einer Kündigung führt. Eine Patientin mit Kontaminationsängsten könnte befürchten, sich mit einer Krankheit zu infizieren, die erst einige Zeit nach der Übung feststellbar ist. In diesen Fällen versuchen wir, zeitnahe *Proxys* für die Befürchtungen zu finden. Wenn ein Verhalten am Arbeitsplatz so stark abgelehnt wird, dass es zu einer Kündigung führen wird, woran könnte man diese Ablehnung kurzfristig erkennen? Eine andere Möglichkeit ist, auf die Stärke des Leidens an der Befürchtung zu fokussieren: Was glaubt die Patientin mit Kontaminationsängsten, was kurzfristig mit ihr passieren wird, wenn sie sich dem Risiko einer Infektion aussetzt? Was für eine Reaktion wird auftreten, wie stark wird sie werden und wie lange wird sie anhalten?

2.3.6 Baustein 6: Aufrechterhaltung der Angststörung durch Vermeidung

Ziele der Intervention
• Vermittlung des Wissens über die Rolle der Befürchtungen in der Aufrechterhaltung der Angststörung • Herausarbeiten von Risikoüberschätzungen und anderen kognitiven Verzerrungen • Die Patientinnen sollen lernen, dass Sicherheits- und Vermeidungsverhalten die Ursache für die Aufrechterhaltung der Befürchtungen und damit der Angststörung ist • Die Exploration des Sicherheits- und Vermeidungsverhaltens bildet die Basis für die Ableitung des Expositionsrationals, die direkt im Anschluss erfolgen kann
Materialien
• Informationsblatt 4: Typische Befürchtungen bei Angststörungen • Arbeitsblatt 7: Folgen des Vermeidungsverhaltens

In diesem nächsten Abschnitt geht es darum, dass die Patienten verstehen, wie die Angststörung aufrechterhalten wird: Der zentrale Faktor dabei ist der Einsatz von Vermeidungs- und Sicherheitsverhalten, das eine tatsächliche Überprüfung der Befürchtungen verhindert. Dadurch lösen die Befürchtungen weiter Angstreaktionen aus und eine Extinktionserfahrung ist nicht möglich.

Auf diese Informationen wird im weiteren Therapieverlauf immer wieder zurückgegriffen, um das Vorgehen in den Expositionsübungen zu begründen.

Schritt 1: Psychoedukation zu Befürchtungen und kognitiven Verzerrungen

Erklären Sie dem Patienten die Rolle von Befürchtungen und die Bedeutung kognitiver Verzerrungen unter Angst.

Formulierungsbeispiel: Erklärung, wie Befürchtungen zur Aufrechterhaltung der Angst beitragen

Befürchtungen spielen eine wichtige Rolle bei der Aufrechterhaltung von Angst. Wenn bestimmte Situationen oder Reize als gefährlich bewertet werden, dann entsteht daraufhin Erwartungsangst. Hier sind unser Denken und unsere Aufmerksamkeit oft einseitig ausgerichtet auf das Erkennen und Vermeiden möglicher Gefahren. Grundsätzlich ist es besser, eine Gefahr zu überschätzen als zu unterschätzen – d.h. die Verzerrungen des Denkens unter Angst haben eine Schutzfunktion. Beim Vorliegen einer Angststörung hindert uns diese übermäßige Vorsichtshaltung jedoch daran, zu erkennen und vor allem die Erfahrung zu machen, wie die Situation tatsächlich verläuft und ob die Gefahr, die wir uns im Geiste ausmalen, tatsächlich eintritt.

Hinweis

Hier ist nicht relevant, was die Patientin in der Situation über die eigenen Befürchtungen denkt und wie sie diese bewertet (wie beispielsweise: „Oh Gott, schon wieder", „Das ist doch nicht normal" etc.).

Die Befürchtung wird erfragt, indem man die schlimmsten Konsequenzen der Situation exploriert:

- *Was könnte denn schlimmstenfalls passieren, wenn das Herz so rast/man nicht herauskommt/alle anderen lachen/eine Spinne an der Decke des Zimmers hängt?*
- *Was hätte da schlimmstenfalls passieren können?*
- *Wie schnell kann ein Herz denn schlagen, wenn man Panik hat?*

Folgende Formen von Risikoüberschätzung finden sich häufig bei Angststörungen:

Risikoüberschätzungen bei Befürchtungen

Katastrophisieren
„Ich werde an der Angst sterben!"

Intoleranz gegen Unsicherheit
„Wenn ich nicht 100 % sicher bin, muss es gefährlich sein!"

Emotionale Beweisführung
„Die Angst fühlt sich so schlimm an – es muss gefährlich sein!"

Mögliche Antwort
„Wenn wir Angst haben, gehen wir immer stärker ‚vom Schlimmsten' aus. Je mehr Angst da ist, desto stärker nehmen wir unsere Befürchtungen wahr und desto bedrohlicher wirken sie auf uns."

Eine Beschreibung typischer Befürchtungen bei Angststörungen finden Sie auf dem *Informationsblatt 4: Typische Befürchtungen bei Angststörungen* (vgl. Lang et al., 2018).

Schritt 2: Aufrechterhaltung von Befürchtungen – die Rolle von Sicherheits- und Vermeidungsverhalten

Verdeutlichen Sie dem Patienten im nächsten Schritt, dass Vermeidungsverhalten der Hauptfaktor für die Aufrechterhaltung von Befürchtungen und der Angstreaktion selbst ist und korrigierende Erfahrungen verhindert werden, wenn man vermeidet. Bitten Sie die Patientin, noch einmal die persönlichen Angstbewältigungsstrategien zu nennen und erklären Sie, dass Sie nun die verschiedenen Arten von Vermeidungsverhalten und deren Konsequenzen genau besprechen werden.

Hinweis

Gehen Sie hierbei eher direktiv vor! Bitte kein „geleitetes Entdecken". Nutzen Sie ein Ihnen bekanntes und für die Patienten relevantes Beispiel, um den Angstverlauf und die Konsequenzen darzustellen.

Um die Rolle des Vermeidungsverhaltens zu verdeutlichen, besprechen Sie mit der Patientin das *Arbeitsblatt 7: Folgen des Vermeidungsverhaltens*. Gehen Sie die einzelnen Arten von Vermeidungsverhalten zunächst theoretisch durch. Erklären Sie dann die typischen Angstverläufe für individuelle Beispiele und zeichnen Sie die entsprechenden Angstkurven ein (vgl. Abb. 10; Lang, Helbig-Lang, Westphal, Gloster & Wittchen, 2018). Erfragen Sie bei der Patientin die kurz- und langfristigen Lernerfahrungen in Bezug auf die Befürchtungen. Verstärken Sie bei richtigen Schlussfolgerungen und notieren Sie die Lernerfahrungen kurz auf dem Arbeitsblatt. Korrigieren Sie problematische Schlussfolgerungen durch Erklärungen und erneute Nachfrage, was durch dieses Verhalten gelernt wird.

Erklären Sie nacheinander:
1. Passive Vermeidung: Situationen oder Reize von Vornherein nicht aufsuchen („Ich gehe erst gar nicht in den Keller, da könnte eine Spinne sein.")
2. Aktive Vermeidung: Flucht aus Situationen/vor Reizen („Ich habe eine Spinne entdeckt und renne Hals über Kopf davon.")
3. Offen sichtbares oder kognitives Sicherheitsverhalten

Nennen Sie dabei Beispiele für sichtbares Sicherheitsverhalten (z. B. Handy dabei, Begleitung durch andere Person, Augen schließen, sich anspannen, entspannt atmen) und für kognitives Sicherheitsverhalten (z. B. sich beruhigen, sich ablenken, im Kopf zählen oder singen, sich über die Zeit retten). Achten Sie besonders darauf, die Bedeutung der kognitiven Vermeidung und den damit verbundenen Angstverlauf (Wellenlinie) klar zu beschreiben (vgl. Abb. 10).

Bei Sozialer Angststörung ordnen Sie starke Selbstaufmerksamkeit als Sicherheitsverhalten ein.

Lassen Sie die Patienten die wichtigsten Punkte zusammenfassen und prüfen Sie, ob alles richtig vermittelt wurde. Die Patientin sollte verstanden haben: Vermeidungs- und Sicherheitsverhalten verhindern, dass korrigierende Erfahrungen gemacht werden können; dadurch bleiben die Befürchtungen bedrohlich und die Angst wird aufrechterhalten.

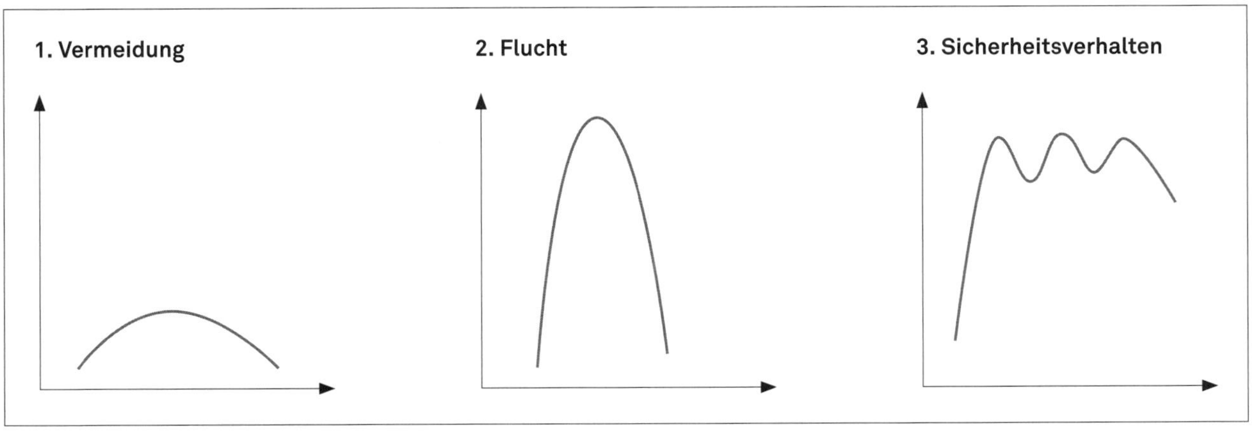

Abbildung 10: Typische Angstverläufe bei Vermeidungsverhalten (vgl. Arbeitsblatt 7)

2.3.7 Baustein 7: Störungsmodell

Ziele der Intervention
• Übersichtliche Zusammenfassung der Inhalte der Vorbereitungsphase • Sicherstellen, dass zwischen Therapeut und Patient ein gemeinsames Verständnis der Entwicklung und Aufrechterhaltung der Störung besteht • die Ableitung des Therapierationals vorbereiten
Materialien
• Arbeitsblatt 8: Störungsmodell (Seite 1)

Zum Abschluss der Vorbereitungsphase fassen Sie die Inhalte mit der Patientin zu einem übersichtlichen Störungsmodell zusammen (vgl. *Arbeitsblatt 8: Störungsmodell*). Leiten Sie diese Zusammenfassung direktiv an. Ein guter Zeitpunkt dafür ist unmittelbar vor der Ableitung des Therapierationals. Es ist aber auch möglich, zuerst das Therapierational zu benennen und dann mit dem Störungsmodell noch einmal die Plausibilität des Rationals zu erhöhen. Die Erarbeitung des Störungsmodells sollte in überschaubarer Zeit erfolgen (ca. 15 Min.), damit der Patient den Überblick behält. Es sollten dabei keine ganz neuen Informationen dazukommen. Das Störungsmodell kann im Verlauf immer wieder genutzt werden, wenn es nötig ist, an Inhalte der Vorbereitungsphase zu erinnern.

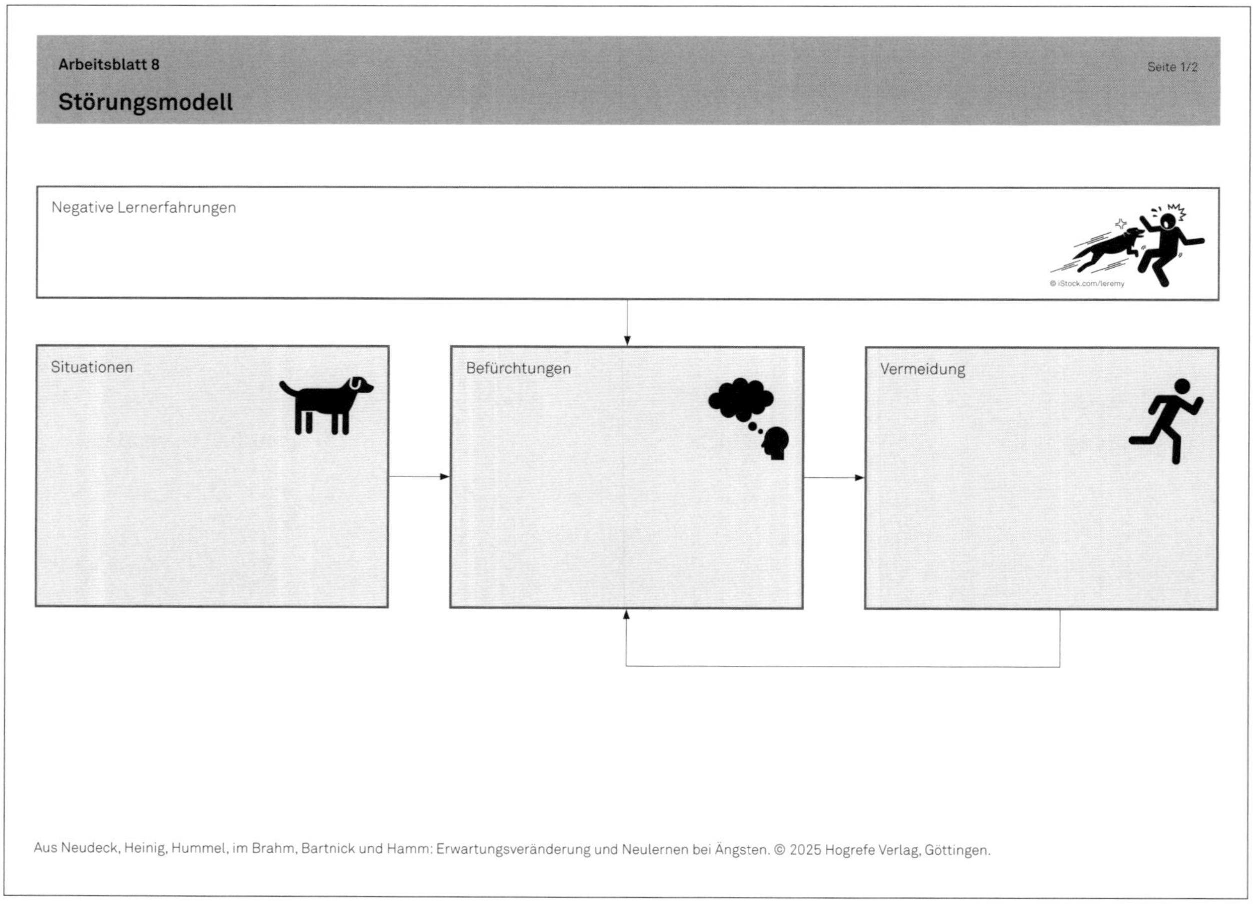

Abbildung 11: Störungsmodell (vgl. Arbeitsblatt 8)

Das Störungsmodell (vgl. Abb. 11 und Arbeitsblatt 8) soll folgende Komponenten beinhalten:

Makroebene
• Biografische Erlebnisse (Lernerfahrungen), die zum Entstehen der Befürchtungen beigetragen haben. • Resultierende zentrale Befürchtung
Mikroebene
• Auslöser für die Angstreaktionen/Befürchtungen (Schnittstelle zur Makroanalyse) • Vermeidungsverhaltensweisen • Rückkopplung zu Befürchtungen (Aufrechterhaltung)

2.3.8 Baustein 8: Ableitung des Rationals für Expositionsübungen

Ziele der Intervention
• Verstehen, dass der Verzicht auf Sicherheitsverhalten und Vermeidung notwendig ist, um neue Erfahrungen in Angstsituationen zu machen • Das konkrete Vorgehen in Expositionsübungen kennenlernen • Eine informierte Entscheidung für die erste Expositionsübung treffen können
Materialien
• Arbeitsblatt 8: Störungsmodell (Seite 2) • Arbeitsblatt 9: Therapieziele – Was will ich erreichen?

Das Expositionsrational besteht in der extinktionsbasierten Therapie darin, durch Aufsuchen der Angstsituationen zu überprüfen, ob die zentralen Befürchtungen tatsächlich eintreten. Der Schritt vom Störungsmodell zum Rational sollte möglichst klein sein. Das Therapieverfahren sollte sich zwingend aus der vorangegangenen Problemanalyse ergeben. Für viele Patienten ist das Rational daher keine große Überraschung. Es kann folgendermaßen benannt werden.

Formulierungsbeispiel: Therapierational einführen

Wir haben gesehen, dass Sie nicht feststellen können, ob Ihre Befürchtungen zutreffend sind, weil Sie in den Angstsituationen verschiedene Arten von Flucht- und Vermeidungsverhalten einsetzen. Darum haben Sie immer wieder Angst vor diesen Situationen. Was müssten wir demnach in der Therapie machen?

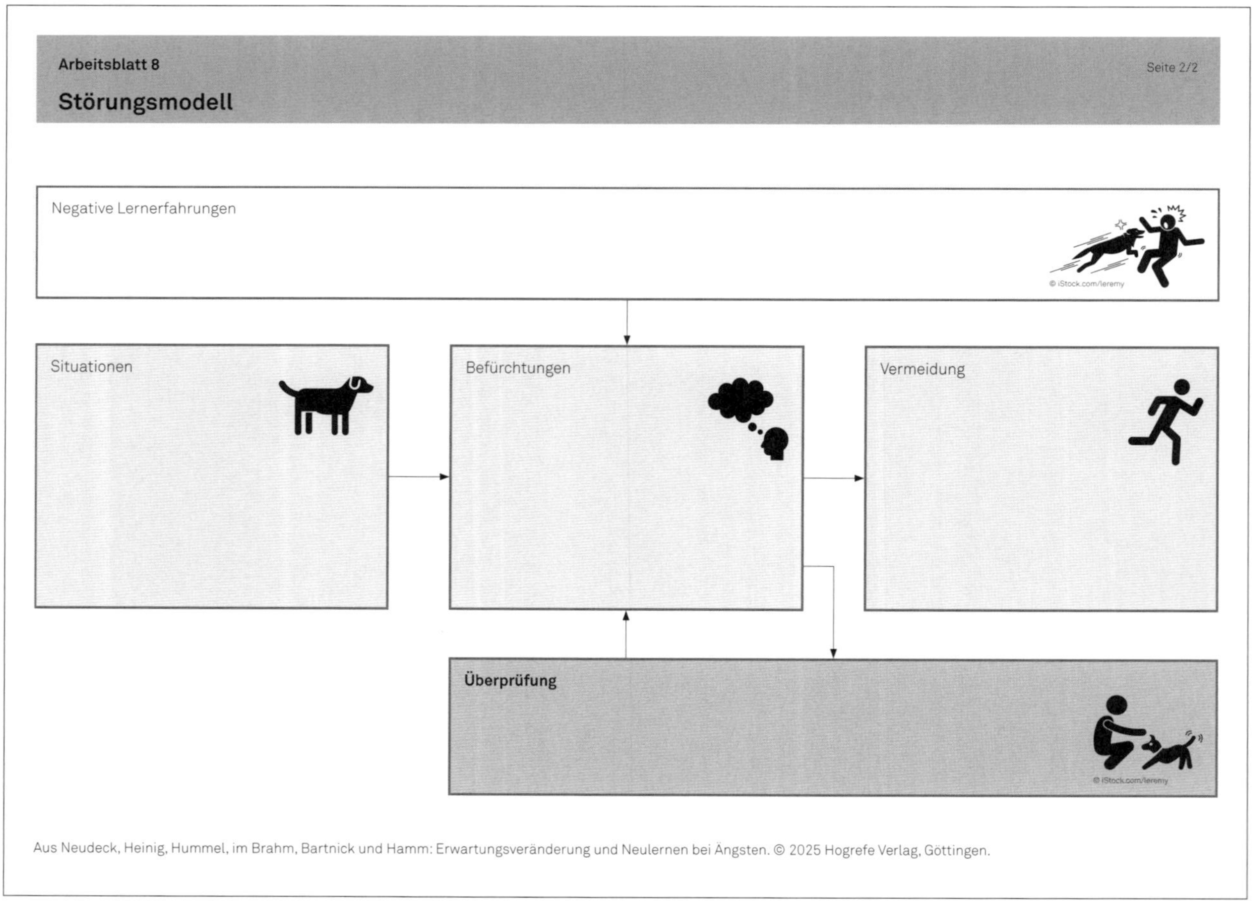

Abbildung 12: Störungsmodell mit Überprüfung (vgl. Arbeitsblatt 8)

Nun werden mit dem Patienten drei zentrale Ziele für die Therapie erarbeitet. Das sollen insbesondere sein:
1. Angstsituationen ohne Vermeidungsverhalten aufsuchen.
2. Überprüfen, ob Befürchtungen eintreten.
3. Durch wiederholtes Aufsuchen eine Abnahme der Angst erreichen.

Diese Punkte werden auf dem *Arbeitsblatt 9: Therapieziele - Was will ich erreichen?* schriftlich festgehalten. Das dritte Ziel sollte in den Worten formuliert werden, die die Patientin zu Therapiebeginn verwendet hat. Es soll deutlich werden, dass weiter an ihren ursprünglichen Zielen gearbeitet wird und dass die Expositionsübungen ein Zwischenschritt dahin sind.

Das Ziel „Überprüfung von Befürchtungen" kann auf dem *Arbeitsblatt 8: Störungsmodell* auf der zweiten Seite als therapeutische Alternative zu Vermeidung eingetragen werden (vgl. Abb. 12)

Danach erklären Sie dem Patienten das Vorgehen in den Expositionsübungen. Welche Punkte dafür wichtig sind, wird im folgenden Kapitel beschrieben.

Kapitel 3
Durchführung der Expositionsübungen

Ziele

- Erlernen der Durchführung von Exposition anhand von Einstiegsübungen
- Überprüfung der zentralen Befürchtungen
- Transfer des bisher Gelernten in individuelle Situationen
- Entwicklung von Toleranz gegenüber den mit Angst verbundenen kognitiven, emotionalen und physiologischen Symptomen
- Reduktion von Vermeidungs- und Sicherheitsstrategien
- Erlernen von Strategien zur Optimierung des Inhibitionslernens

Materialien

- Arbeitsblatt 10: Entscheidungshilfe für die Befürchtungsüberprüfung
- Arbeitsblatt 11: Übungsprotokoll
- Arbeitsblatt 11: Übungsprotokoll (BEISPIEL)
- Arbeitsblatt 12: Therapeutenprotokoll
- Arbeitsblatt 13: Vermeidungs- und Sicherheitsverhalten
- Arbeitsblatt 14: Instruktion zur Exposition
- Arbeitsblatt 15: Therapieziele – Wo stehe ich?

3.1 Grundlagen zur Gestaltung und Durchführung von Exposition

Aufbauend auf den bisher vorgestellten Komponenten der allgemeinen und individuellen Psychoedukation sowie der kognitiven Vorbereitung, werden nun Ablauf und inhaltliche Bestandteile der Gestaltung und Durchführung der – für das Extinktionslernen optimierten – Exposition vorgestellt.

Abgrenzung zu bisherigen störungsspezifischen Manualen (vgl. Kap. 1)

1) Das Vorgehen ist störungsübergreifend für verschiedene Angststörungen und komorbide Störungen konzipiert.
2) Das Vorgehen baut explizit auf den Forschungsergebnissen zur Extinktion bzw. zum Inhibitionslernen auf und stellt nachhaltiges Neulernen in den Fokus.
3) Es werden spezifische Strategien zur Optimierung des Lernerfolgs bei Exposition eingesetzt.

Angststörungen sind durch eine exzessiv übersteigerte Bedrohungserwartung gekennzeichnet, welche zu individuell belastendenden Angstreaktionen bzw. zu funktionell beeinträchtigenden Vermeidungs- und Sicherheitsstrategien führt (vgl. Kap. 1 und Kap. 2). Im Fokus der Behandlung steht somit die Identifizierung und Überprüfung der zentralen Befürchtungen oder Bedrohungserwartungen der Patienten, sowie das Einsetzen von Strategien zur Verbesserung des

Inhibitionslernens. Das primäre Ziel der Exposition ist somit nicht die Aktivierung von Furcht und die anschließende Habituation, sondern die Verbesserung des inhibitorischen Lernprozesses (d.h. die erwartete Bedrohung tritt nicht ein). Nur durch diesen Lernprozess kann es zu einer nachhaltigen Veränderung der Bedrohungserwartung nach der Exposition kommen (vgl. Kap. 1 und Kap. 2).

Für die praktische Arbeit bedeutet die Anwendung der Konzepte inhibitorischen Lernens während der expositionsbasierten Behandlung, dass die *einmal* gemachte Erfahrung einer Angstreduktion ebenso wenig wie das *einmalige* Nicht-Eintreten der zentralen Befürchtung hinreichend für einen Behandlungserfolg sind. Es bedeutet vielmehr, dass nach dem Erlernen des Expertenmodells der Exposition und den ersten Expositionen im Verlauf der Behandlung und auch nach der Intensivphase der Behandlung weiter geübt werden muss. „Üben, Üben, Üben" lautet hier die Botschaft. Da Inhibitionslernen sowohl reiz- als auch kontextabhängig ist, gehören Reiz- und Kontextvariation der Exposition, ebenso wie weitere Strategien, zu den Optimierungstechniken, die eine Verbesserung und Nachhaltigkeit des Lernerfolgs von Expositionen gewährleisten (vgl. Pittig et al., 2015). Die Optimierungsstrategien sind theoretisch schon in Kapitel 1 begründet worden (vgl. Kap. 1.3.4). In diesem Kapitel wird die praktische Umsetzung dieser Strategien in den Expositionsübungen beschrieben.

Die allgemeine Struktur der Exposition folgt im vorliegenden Manual im Wesentlichen dem bekannten Ablauf bei expositionsbasierten Behandlungen (Abramowitz, Deacon & Whiteside, 2011; Neudeck, 2015b; Neudeck & Wittchen, 2012) und umfasst folgende gleichgeltende inhaltliche Elemente:

1) Die Auswahl und Vorbesprechung der Einstiegs- bzw. im späteren Therapieverlauf der individuellen Expositionsübungen zur Überprüfung der zentralen Befürchtungen.
2) Die Durchführung und Wiederholung der Expositionsübung, u.a. mit Kontextvariation.
3) Die Evaluation und Nachbesprechung der Expositionsübung(en).
4) Die Besprechung der therapeutischen Aufgaben, d.h. das Planen weiterer Expositionen im Selbstmanagement.

Basierend auf dem störungsübergreifenden Konzept des Manuals wird darauf geachtet, dass die Expositionsübungen an die individuelle Problematik und die Befürchtungen der Patientinnen angepasst werden.

3.2 Behandlungsbausteine in der Expositionsphase

Die Expositionsübungen in der Intensivphase der Behandlung umfassen insgesamt 12 bis 14 Behandlungseinheiten à 50 Minuten, die in Blöcken zu jeweils 100 bis 150 Minuten durchgeführt werden (vgl. Tab. 6). Dabei handelt es sich nicht um ein starres Regelwerk. Die zeitliche Gestaltung einer Exposition sowie die Gesamtanzahl der Expositionssitzungen kann flexibel an die Erfordernisse der jeweiligen Behandlung und die Bedürfnisse der Patienten angepasst werden.

Die ersten Expositionsübungen werden i.d.R. aus einem Pool bewährter Einstiegsübungen ausgewählt, um die Patientinnen mit den Grundsätzen der expertengeleiteten Exposition und dem Prozedere der Befürchtungsüberprüfung vertraut zu machen (Baustein 9 bis 11). Es folgt dann eine Sitzung, die für eine erste Zwischenbilanz genutzt wird. Hier wird das bisher Erarbeitete und Gelernte reflektiert und evaluiert und es werden die ersten individuellen Übungen geplant (Baustein 12). Anschließend folgen Expositionssitzungen für die Bearbeitung individueller Problemsituationen der Patienten (Baustein 13). Um eine Stabilisierung des Gelernten und ein nachhaltiges Neulernen zu generieren, liegt der Fokus im nächsten Behandlungsabschnitt auf der Rückfallprophylaxe. Hier werden die individuellen Rückfallrisiken der Patienten herausgearbeitet und es findet eine Integration der Expositionsübungen ins alltägliche Umfeld statt (vgl. Bausteine im Kapitel 4).

Tabelle 6 liefert eine Übersicht über die zentralen Behandlungsbausteine, auf welche in den folgenden Unterkapiteln näher eingegangen wird.

Einstiegsexpositionen (Bausteine 9 bis 11)

Ein Ziel der Einstiegsexpositionen (3 Sitzungen mit einem Zeitumfang von bis zu 150 Min. pro Sitzung [3 BE] also insgesamt 3×3 BE=9 BE) ist das Erlernen von Exposition nach dem „Expertenmodell".

Oftmals beschreiben Patientinnen schon zu Beginn der Behandlung mehr oder weniger erfolgreiche Versuche, sich den Angstsituationen auszusetzen. Diese „Laien-Exposition" sollte von therapeutischer Seite angemessen gewürdigt und gemeinsam analysiert werden. Meist wird dann deutlich, warum die eigenständigen Alltagsübungen keinen nachhaltigen Erfolg erbringen. Häufig sind Ausgestaltung und Durchführung dieser selbstgestalteten „Konfrontationsübun-

Tabelle 6: Übersicht über die Behandlungsbausteine in der Expositionsphase

Behandlungsbausteine	Sitzungen	Ziele
Bausteine 9 bis 11: Einstiegsexpositionen	bis zu 9 BE* (3 Sitzungen à 150 Min.)	• Erlernen der Durchführung von Exposition nach dem Expertenmodell • Erste Überprüfung der Befürchtungen • Entwicklung von Toleranz gegenüber den mit Angst verbundenen kognitiven, emotionalen und physiologischen Symptomen • Reduktion von Vermeidungs- und Sicherheitsstrategien
Baustein 12: Zwischenbilanz	1 bis 2 BE	• Bilanz des bisherigen Übungserfolgs und Festlegung der weiteren individuellen Übungen
Baustein 13: Individuelle Übungen	bis zu 3 BE	• Überprüfung der zentralen Befürchtungen • Transfer des bisher Gelernten in individuelle Situationen • Fortführung der Befürchtungsüberprüfung und Symptomtoleranz in Expositionsübungen • Erlernen von Strategien zur Optimierung des Inhibitionslernens

Anmerkung: * Eine Behandlungseinheit (BE) umfasst 50 Minuten.

gen“ nämlich nicht dazu geeignet, neue, nachhaltige Lernerfahrungen zu generieren. Trotzdem sind die Erfahrungen, die Patienten bezüglich selbstständig durchgeführter Übungen im Alltag mitbringen, sehr wertvoll und stellen wichtige Grundlagen für Planung und Gestaltung expertengeleiteter Exposition in der Behandlung dar (vgl. Kap. 2). Therapeuten sollten solche Versuche genauestens explorieren und damit die Fehler in Planung, Gestaltung und Durchführung der Laien-Exposition kennen. Die Aufgabe besteht dann darin, einen erfolgreichen Transfer zur Exposition nach dem Expertenmodell zu vollziehen, der die Erfahrungen der Patienten aufgreift und damit kompatibel ist.

Laien-Exposition:
- Vorbereitung: Die Patienten gehen ungeplant in die Situation und erleben plötzlich starke Angst.
- Dauer: Die Patienten erleben kurz und plötzlich starke Angst und verlassen daraufhin die Situation.
- Prolongation: Die Patienten exponieren sich unregelmäßig im Alltag.
- Lerneffekt: Die Patienten exponieren sich jedes Mal von Neuem in den gleichen Situationen.
- Zufällige Vermeidung: Die Patienten vermeiden unabsichtlich bestimmte externe oder interne Aspekte der Situation.
- Strategische Vermeidung: Es werden Sicherheitsstrategien eingesetzt.

Experten-Exposition:
- Vorbereitung: Die Patientinnen sind darauf eingestellt – ggf. starke – Angst zu bekommen.
- Dauer: Die Patientinnen bleiben trotz der Angst in der Situation und tolerieren die ängstliche Erregung.
- Prolongation: Die Exposition erfolgt hochfrequent oder im Block, mit kontinuierlicher Exposition im Selbstmanagement.
- Lerneffekt: Die Patientinnen überprüfen ihre Befürchtungen systematisch unter verschiedenen Bedingungen.
- Vermeidung: Durch Strategien zum Optimieren des Inhibitionslernens werden die Patientinnen auf ihre Erwartungen und Befürchtungen fokussiert.
- Strategische Vermeidung: Die Sicherheitsstrategien werden schrittweise aufgegeben.

Aus der Lerntheorie wissen wir, dass Neulernen bei einem mittleren Erregungsniveau gut und bei sehr geringer und sehr hoher Erregung weniger gut funktioniert. Um das Expertenmodell der Exposition und das eng damit verbundene Expositionsprotokoll zu erarbeiten, ist es deshalb in den meisten Fällen sinnvoll, in den ersten Übungen ein mittleres Erregungsniveau zu realisieren, wobei die Gestaltung der Übungen die *Möglichkeit der Befürchtungsüberprüfung erlauben muss.* Aus diesem Grund beginnen wir in der Regel den praktischen Teil der expositionsbasierten Behandlung mit sogenannten Einstiegsübungen (Bausteine 9 bis 11).

Hinweis

Bei Patienten, die zu einer Auffrischung in Behandlung kommen, Patientinnen, die schon viel Vorwissen über

Befürchtungsüberprüfung und Exposition mitbringen, oder Patienten, die dies ausdrücklich verlangen, spricht nichts dagegen, schon in den ersten Übungen ein hohes Maß an Erregung zu provozieren. Im Zentrum der Exposition steht immer die Frage nach der Erwartung und Befürchtung, das Ausmaß der Erregung ist sekundär.

Exkurs: Massiertes oder graduiertes Vorgehen?

In den Konzepten zur Gestaltung von Exposition wurde lange Zeit das graduierte vom massierten Vorgehen unterschieden. Die Unterscheidung bezog sich dabei auf die Intensität, nicht auf die Frequenz.

Graduiertes Vorgehen (Habituationstraining)
Es wird gleich in der ersten Expositionsübung mit einer Situation begonnen, die mit Sicherheit das Problemverhalten hervorruft (z. B. eine Situation, die auf einer Angsthierarchie bei über 60 liegt). Die Situation wurde vorher genau besprochen und in einzelne Sequenzen zerlegt (Neudeck, 2015b).

Massiertes Vorgehen (Reizüberflutung, Flooding)
Bei der massierten Reizkonfrontation werden die Patienten ebenfalls in der ersten Expositionsübung mit einer Situation konfrontiert, in der das Problemverhalten mit hoher Wahrscheinlichkeit auftritt. Im Unterschied zum graduierten Vorgehen findet keine stufenweise in Sequenzen eingeteilte Annäherung an das Ziel statt (Neudeck, 2015b).

Aus unbekannten Gründen hielt sich über viele Jahre das Narrativ aufrecht, massierte Exposition sei effektiver als das graduierte Vorgehen. Schaut man sich die Datenlage an, sieht man, dass es nur zwei Untersuchungen gibt, die dies explizit untersucht haben (Fiegenbaum, 1988). Uns scheint dies keine ausreichende empirische Grundlage, um daraus eine Handlungsanleitung für die Praxis zu geben. Aus empirischer Sicht spricht nichts gegen ein graduiertes Vorgehen. Man kann mit Carey (2011) feststellen, dass für einige Patienten ein graduiertes Vorgehen zu präferieren ist, während andere Patienten mehr davon profitieren, den Sprung ins kalte Wasser zu wagen. Vor dem Hintergrund aktueller Modelle expositionsbasierter Behandlung, wie im vorliegenden Manual, ist die Frage nicht mehr relevant. Exposition erfolgt immer im Tempo der Patienten, mit dem Ziel, die Befürchtungen zu überprüfen, „massiert" darf dabei die Übungsfrequenz sein.

Einstiegsübungen sind bewährte standardisierte Übungssituationen mit Variationsmöglichkeiten zur individuellen Durchführung. Durch die formal und inhaltlich weitgehend gleichförmige Konzeption werden Vorbereitung und Durchführung der ersten Expositionsübungen für Therapeutinnen und Patienten, gleichermaßen erleichtert. Erleben Patienten schon bei der ersten Übung sehr starke Angst, sind Therapeuten möglicherweise überfordert, vermeiden und erleben die Exposition selbst als sehr belastend (Olatunji, Deacon & Abramowitz, 2009; Schumacher, Weiss & Knaevelsrud, 2018). Durch zunehmende Vertrautheit mit der Methode, den örtlichen Gegebenheiten und den Rahmenbedingungen entsteht eine Sicherheit, die Behandler und Patientinnen befähigt, sich auf das Wesentliche, nämlich auf das Erlernen einer fachgerechten Exposition zur Befürchtungsüberprüfung zu fokussieren (Neudeck & Einsle, 2012). Die Patienten machen erste Erfahrungen mit der Struktur und dem Ablauf der Übungen. Fragen zur Instruktion, den Rahmenbedingungen und der Rolle der Therapeutinnen können reflektiert und geklärt werden. Weiterhin bieten Einstiegsexpositionen die Möglichkeit, verdeckte Sicherheitsstrategien oder bisher noch nicht besprochenes Vermeidungsverhalten der Patienten zu entdecken und zu besprechen. Patienten machen so ihre ersten Erfahrungen mit der Methode „Exposition".

Neben den strukturellen Gesichtspunkten sind zentrale Prinzipien und Ziele der Einstiegsexpositionen:
1) Die Überprüfung und Widerlegung der mit den konkreten Situationen oder Reizen verbundenen zentralen Befürchtungen.
2) Die Reduktion des Sicherheitsverhaltens.
3) Die Erfahrung zu machen, Restunsicherheit tolerieren zu können.
4) Die Übung soll patientengerecht gestaltet werden.

Diese zentralen Prinzipien gilt es bei der Auswahl der geeigneten Einstiegsexpositionen zu beachten. Dabei soll ein mittleres Ausmaß an Angst hervorgerufen werden, um Befürchtungen überprüfbar zu machen und zu lernen, dass befürchtete Konsequenzen nicht wie erwartet eintreffen. Die Übungssituationen werden gemeinsam mit den Patienten geplant und so gestaltet, dass eine Überprüfung der Befürchtungen möglich wird, d. h. die Befürchtungen der Patienten müssen konkretisiert und operationalisiert werden.

Im Rahmen von Baustein 9 bis 11 werden zunächst zwei verschiedene Einstiegsexpositionen für die Überprüfung der Befürchtungen ausgewählt. Entscheidend ist, dass schon in den Einstiegssituationen eine Angstreaktion entstehen kann sowie eine Befürchtungsüberprüfung ermöglicht wird, da sonst keine korrigierenden Lernerfahrungen stattfinden. Wird ein niedriges Ausmaß an körperlicher Erregung nicht überschritten, können Komponenten, welche das Erregungsniveau steigern (z. B. die Lautstärke der Stimme in sozialen Situationen erhöhen) hinzugefügt werden. Diese Varianten sollten vorher mit den Patientinnen besprochen werden.

Beim Erläutern der einzelnen Schritte sollten Sie deutlich machen, dass die Durchführung der Einstiegsexposition(en) nur erfolgt, wenn die Patienten sich aktiv dafür entscheiden. Persuasive Prozesse oder direktives Vorgehen sind in dieser Phase nicht sinnvoll. Entscheiden sich Patienten gegen eine Expositionsübung, wird zunächst eine alternative Übung oder eine Variante der ursprünglich vorgeschlagenen Übung vorgestellt.

Können sich die Patienten nicht für eine Übung entscheiden, werden erneut in Form des „geleiteten Entdeckens" Vor- und Nachteile der Exposition besprochen (vgl. Schritt 2 im Baustein 9). Sodann wird bei positiver Entscheidung für die Exposition die erste Einstiegssituation ausgewählt.

3.2.1 Baustein 9: Vorbereitung der Einstiegsexpositionen

Ziele der Intervention
• Auswahl der geeigneten Einstiegsexpositionen • Entscheidung für die Exposition • Vorbesprechung der ausgewählten Einstiegsexpositionen
Materialien
• Arbeitsblatt 6: Meine Angstsituationen und Befürchtungen (vgl. Kap. 2) • Arbeitsblatt 10: Entscheidungshilfe für die Befürchtungsüberprüfung • Arbeitsblatt 11: Übungsprotokoll • Arbeitsblatt 11: Übungsprotokoll (BEISPIEL) • Arbeitsblatt 13: Vermeidungs- und Sicherheitsverhalten • Liste mit Einstiegsexpositionen (Anhang B)

Die Patienten entscheiden sich zunächst für zwei Einstiegssituationen, die für die Befürchtungsüberprüfung geeignet sind. Der folgende Kasten gibt einen Überblick über die Gestaltung und Durchführung der Sitzungen zu diesen beiden Einstiegsexpositionen. Der Ablauf der Sitzungen kann dabei individuell angepasst werden. So ist es z.B. möglich, zunächst in einer Sitzung beide Einstiegsexpositionen vorzubereiten (Baustein 9) und im Anschluss die beiden Expositionen jeweils in einer Sitzung durchzuführen, die dann direkt mit der Instruktion inkl. Einverständnis zur Exposition und Durchführung beginnen kann (Baustein 10 und 11). Dieser Ablauf ist insbesondere dann sinnvoll, wenn die Expositionen eine längerfristige Planung erfordern (z.B. Abfahrtszeiten der Buslinie klären, Materialien wie Schminke für die Exposition besorgen). Natürlich ist es aber auch denkbar, die beiden Expositionen in zwei langen Sitzungen durchzuführen und dabei jeweils mit der Auswahl der Exposition (Baustein 9) zu beginnen. Dieses Vorgehen bietet sich an, wenn die Auswahl und Planung keine großen Umstände macht und z.B. bereits alle nötigen Materialien vorhanden sind (z.B. Videos zum Erbrechen bei Emetophobie ansehen). Die allgemeine Struktur in Tabelle 7 ist daher nur ein Vorschlag. Selbstverständlich dürfen jedoch keine wichtigen Elemente wie die Instruktion oder die Nachbesprechung weggelassen oder auf einen anderen Termin verschoben werden.

Tabelle 7: Allgemeine Struktur der Sitzungen für die Einstiegsexpositionen

Exposition	Allgemeine Struktur der Sitzungen
Erste Einstiegs-exposition (2–3 BE)	• Auswahl der geeigneten Einstiegsexpositionen (Baustein 9: Schritt 1) • Entscheidung für die Exposition (Baustein 9: Schritt 2) • Vorbesprechung der Einstiegsexposition (Baustein 9: Schritt 3) • Instruktion vor der Exposition (Baustein 10: Schritt 1) • Durchführung der ersten Einstiegsexposition (Baustein 10: Schritt 2) • Wiederholung der ersten Einstiegsexposition mit Kontextvariation (Baustein 10: Schritt 3) • Nachbesprechung (Baustein 10: Schritt 4) • Hausaufgabenvergabe (Baustein 10: Schritt 5)
Zweite Einstiegs-exposition (2–3 BE)	• Besprechung der Hausaufgaben (Baustein 11: Schritt 1) • Auswahl der zweiten Einstiegsexposition (vgl. Baustein 9: Schritt 1) • Entscheidung für die Exposition (vgl. Baustein 9: Schritt 2) • Vorbesprechung (Baustein 11: Schritt 2 und vgl. auch Baustein 9: Schritt 3) • Instruktion vor der Exposition (vgl. Baustein 10: Schritt 1) • Durchführung der zweiten Einstiegsexposition (Baustein 11: Schritt 3) • Nachbesprechung der zweiten Einstiegsexposition (Baustein 11: Schritt 4) • Wiederholung der zweiten Einstiegsexposition mit Kontextvariation (Baustein 11: Schritt 5) • Hausaufgabenvergabe (Baustein 11: Schritt 6)

Die Durchführung der Einstiegsexposition sowie die Wiederholung u.a. mit Kontextvariation findet zunächst in Therapeutenbegleitung statt. An dieser Stelle ist bereits zu erwähnen, dass bei Patienten, die im Rahmen der ersten Einstiegsexposition bereits gute und stabile Lernerfahrungen sammeln konnten, auch die Optimierungsstrategie der Reiz- und Stimulusvariation im Rahmen der weiteren Einstiegsexpositionen angewandt werden kann. Wenn die Patienten sich schwertun, ist dies eine Optimierungsstrategie, welche erst in den individuellen Expositionsübungen hinzugefügt wird. Erst dann beginnen die Patienten mit dem eigenständigen Üben der Exposition.

Die Durchführung der Einstiegsexpositionen in Therapeutenbegleitung hat folgenden Ablauf:

1) Therapeutin und Patient suchen die erste(n) vorbesprochene(n) Situation(en) auf.
2) Im Anschluss wird die Situation mit Kontextvariation und ggf. Reiz-/Stimulusvariation wiederholt.
3) Sodann wird der Übungsdurchgang nachbesprochen und evaluiert. Dies ist sehr wichtig, weil an dieser Stelle sowohl Verbesserungen geplant als auch erste Erfolge analysiert werden können.
4) Daraufhin wird die zweite Einstiegsexposition durchgeführt und nachbesprochen.
5) Im Anschluss wird das selbstständige Üben der bis dahin durchgeführten Einstiegsexpositionen detailliert besprochen und geplant.
6) Im nächsten Schritt wird die zweite Einstiegsexposition zunächst therapeutenbegleitet mit einer Kontextvariation wiederholt.
7) Im Anschluss werden erneut die Rahmenbedingungen zum selbständigen Üben und Wiederholen besprochen und das Üben im Selbstmanagement wird auch für die zweite Einstiegsexposition geplant.

Wichtig bei der Durchführung der Einstiegsexposition und den Variationen ist, dass die Patienten die Logik der Durchführung von Expositionsübungen verstehen, also lernen, sich nach dem Expertenmodell zu exponieren. Treten Schwierigkeiten in der Durchführung auf, sollte der zweite Durchgang zunächst ohne Variation wiederholt werden, bis die Patienten die Logik der Durchführung verstanden haben. Jede Expositionsübung – auch eine Hausaufgabenübung – schließt mit einer Wiederholung der subjektiven Einstufungen hinsichtlich des tatsächlichen Angstverlaufs, der Befürchtungen und Konsequenzen im Sinne des Lernerfolgs ab.

Generell ist bei den Durchführungen der Expositionen zu beachten, dass den Therapeuten ausreichend Zeit zur Verfügung steht, damit die Übungen nicht vorzeitig aus organisatorischen Gründen unterbrochen werden müssen. Aufgrund mannigfaltiger praktischer Erfahrung mit dem vorliegenden Manual zeigt sich, dass die „Netto"-Dauer der Übungen im Durchschnitt 70 bis 80 Minuten beträgt, insgesamt also mindestens 100 Minuten (für Aufsuchen und Verlassen der Situation, sowie unvorhergesehene Zwischenfälle) eingeplant werden sollten. Diese Zahl deckt sich mit den Angaben anderer Arbeitsgruppen zum praktischen Vorgehen bei Expositionen (Deacon, 2012; Deacon & Maack, 2008), kann in Abhängigkeit von der Übungssituation jedoch variieren und sollte flexibel gehandhabt werden.

Variation der Übungsdauer anhand verschiedener Beispiele

Emetophobie

- Vorbesprechung der Expositionsübung (ca. 15 Minuten).
- Durchführung: Eine Patientin schaut sich ein 1½ Minuten dauerndes Video an, in dem jemand erbricht, und überprüft ihre Befürchtung. Die Patientin schaut sich das Video 17-mal an (25 Minuten zum Anschauen der Videos, insgesamt ca. 30 Minuten).
- Nachbesprechung der Übung (ca. 10 Minuten).
- Hausaufgabenbesprechung (ca. 5 Minuten)
  → Zeitaufwand bei ca. 60 Minuten

Agoraphobie (z. B. Bahnfahren)

- Bevor die Übung startet, muss die Zeit für den Hinweg einberechnet werden (z. B. 15 Minuten).
- Vorbesprechung der Übung (ca. 15 Minuten).
- Durchführung: Der Patient fährt gemeinsam mit der Therapeutin fünf Stationen mit der Bahn. Danach fährt der Patient fünf Stationen alleine mit der Bahn, die Therapeutin fährt vor und wartet an der vereinbarten Haltestelle (ca. 40 Minuten).
- Nachbesprechung der Übung (ca. 10 Minuten)
- Hausaufgabenbesprechung (ca. 5 Minuten)
- Rückweg (z. B. 15 Minuten).
  → Zeitaufwand bei ca. 100 Minuten

Die zur Verfügung stehende Zeit soll für die Durchführung von möglichst vielen Übungsdurchgängen genutzt werden. Dabei gilt es allerdings zu beachten, dass es für einen nachhaltigen Lernerfolg eher von Vorteil ist, wenige Übungsdurchgänge korrekt (nach dem Expertenmodell) durchzuführen, als möglichst viele Durchgänge „irgendwie" hinzubekommen.

Nicht zu unterschätzen ist Ihre persönliche Vorbereitung auf die Exposition. Stellen Sie sich darauf ein, dass Patienten Angst erleben und Vermeidungstendenzen haben. Weiterhin sollten Sie mit den Gegebenheiten der jeweiligen geplanten Situation vertraut sein und sich einen Überblick über mögliche Unregelmäßigkeiten oder Störfaktoren in der Situation verschaffen (Was tun, wenn ein Aufzug außer Betrieb ist? Ist das Museum wirklich geöffnet? Sind zum geplanten Zeitpunkt ausreichend Menschen da?).

Schritt 1: Auswahl der geeigneten Einstiegsexpositionen

Im ersten Schritt geht es um die Auswahl der geeigneten Einstiegsexpositionen unter Einbezug der zentralen Prinzipien. Die Einstiegsexpositionen wählen Sie gemeinsam mit der Patientin aus der *Liste mit Einstiegsexpositionen* aus (vgl. Anhang B). Dabei besteht die Möglichkeit, flexibel und individuell Modifikationen zu integrieren, wie beispielsweise Körpersymptome zu fokussieren, um die Überprüfung der individuellen Befürchtungen der Patientin zu gewährleisten.

Weisen Sie zunächst darauf hin, dass es nun um die Überprüfung der mit den Ängsten verbundenen Befürchtungen geht, und nutzen Sie dazu das bereits bekannte *Arbeitsblatt 6: Meine Angstsituationen und Befürchtungen* aus Kapitel 2 in diesem Manual. Nachdem die zentralen Befürchtungen der Patientin noch einmal aktualisiert und besprochen wurden, wählen Sie gemeinsam aus der Befürchtungshierarchie der Patientin (Arbeitsblatt 6) die Befürchtungen aus, die in den ersten Expositionsübungen überprüft werden sollen. Dann wählen sie aus der Liste der Einstiegsexpositionen zwei geeignete Übungssituationen mit unterschiedlichen Reiz- und Situationsmerkmalen zur Befürchtungsüberprüfung aus.

Im Anhang B finden Sie die Liste mit den Einstiegsexpositionen nach unterschiedlichen Befürchtungskategorien getrennt aufgeführt. Die Auswahl der Übungen soll an die lokalen Gegebenheiten angepasst werden. Dabei sind v.a. auch organisatorische Fragen und Rahmenbedingungen vorab zu genau zu planen. So ist z.B. zu überlegen, wie die Patientin den Übungsort erreicht: Ist es dazu notwendig, eine weitere gefürchtete Situation aufzusuchen? Das wäre dann nur in Kombination mehrerer Übungen sinnvoll und nicht für die erste Einstiegsexposition geeignet. Bei der Auswahl und Zusammenstellung sollte im Vorfeld besprochen werden, welche Übungen geeignet und am besten logistisch umsetzbar sind. Einstiegsexpositionen sollen logistisch gut machbar und dabei auch kurzfristig hinsichtlich des Schweregrads, der Dauer und der Komplexität an die Erfordernisse der individuellen Behandlung angepasst werden können. So kann der Schweregrad beispielsweise kurzfristig angepasst werden, indem Sie mit einer Patientin mit Angst vor Menschenmengen in öffentlichen Räumen zuerst einmal ein kleines, weniger frequentiertes Geschäft anstatt eines stark belebten Kaufhauses aufsuchen.

Dieses und die weiteren zentralen Kriterien für die Auswahl der geeigneten Übungen (hier: Einstiegssituationen) sind im Folgenden aufgelistet.

Zentrale Prinzipien bei der Auswahl und Gestaltung der Expositionsübungen

Formale Gestaltung

- Die Übungen sollen logistisch machbar gestaltet werden.
- Die Übungen sollen kurzfristig modulierbar (Komplexität, Schweregrad und Dauer) sein.
- Die Übungen sollen auch bei Therapeutenbegleitung zeiteffizient sein.
- Die Übungen sollen auch vom Patienten allein durchführbar sein.

Inhaltliche Gestaltung

- Maximale Widerlegung der Befürchtung (Maximierung des Vorhersagefehlers)
- Ausräumen von Sicherheits- und Vermeidungsverhalten
- Restunsicherheit tolerieren
- Patientengerechte Gestaltung der Übungen: „Meet the patient where she/he is!“
- Die Übungen sollen entsprechend der Bedingungsanalyse geeignet sein, die spezifischen Befürchtungen der Patienten und eine Angstreaktion auszulösen

Exposition ist grundsätzlich ein robustes und sehr effektives Verfahren in der Behandlung von Angststörungen. Trotzdem können bestimmte Verhaltensweisen von Seiten der Therapeuten den Verlauf der Exposition negativ beeinflussen, wie zum Beispiel unvorbereitet in die Sitzung zu gehen oder zu schwere Übungen auszuwählen, und sollten daher möglichst unterlassen werden. Um gut vorbereitetet in die Expositionssitzung zu gehen, sind folgende Aspekte zu beachten:

Do's – Was Sie in Expositionssitzungen jeden Fall tun sollten

- Exposition muss gut und genau geplant werden.
- Eine patientengerechte Instruktion vor Beginn der Übung ist sehr wichtig.
- Die Schwere der Übung sollte immer an die Bereitschaft der Patienten angepasst werden.
- Die zu überprüfende Befürchtung muss genannt und operationalisiert werden.

- Fragen nach der Symptomatik auch während der Übung sind unerlässlich.
- Es ist besser, eine Übung abzubrechen, statt darüber zu diskutieren.
- An der Autonomie der Patientinnen ausgerichtet sollte nur verbal auf Vermeidung eingegangen werden.
- Der Beginn und das Ende einer Übung müssen deutlich markiert werden.
- Wird eine Übung abgebrochen, sollte der Patientin die Gelegenheit gegeben werden, in einer leichteren oder bereits gemeisterten Übung ein Erfolgserlebnis zu erfahren.
- Am Ende der Sitzung muss eine Evaluation stattfinden!

Schritt 2: Entscheidung für die Exposition

Nach Auswahl der geeigneten Einstiegssituation(en) und der Planung der ersten Übung schätzt der Patient seine Bereitschaft ein, diese Übung durchzuführen. Zudem dient die Bereitschaftseinschätzung zur Exposition der Sicherstellung, dass der Patient ein Verständnis dafür entwickelt, die Expositionsübung ohne Sicherheits- und Vermeidungsverhalten aufzusuchen und sich mit der auftretenden Angst auseinanderzusetzten. Somit werden vor der Vorbesprechung und der Durchführung der ersten Einstiegsexposition zunächst die Gründe, die kurz- und langfristig für und/oder gegen Exposition sprechen, mit der Patientin mithilfe von *Arbeitsblatt 10: Entscheidungshilfe für die Befürchtungsüberprüfung* erarbeitet. Die Bereitschaft, im Rahmen der Exposition ihre Befürchtungen zu überprüfen, wird von der Patientin auf einer Skala von 0 bis 10 eingeschätzt. Die Zahlen der Bereitschaftsskala stellen eine ungefähre Orientierung dar. So kann exemplarisch ein angegebener Wert von 6 bei manchen Patientinnen durchaus ausreichend für die Entscheidung für die Exposition sein, bei anderen jedoch nicht. Entscheidend ist, ob die Patientin ein ausreichend verpflichtendes Bekenntnis abgibt, sich auf die Expositionsübung einzulassen. Besteht die Bereitschaft seitens der Patientin, wird mit ihr die ausgewählte Einstiegsexposition vorbesprochen (vgl. Schritt 3). Ist die Patientin nicht bereit, die Situation aufzusuchen, werden diese Bedenken mit der Patientin ausführlich mithilfe des *Arbeitsblattes 10: Entscheidungshilfe für die Befürchtungsüberprüfung* besprochen.

Dazu explorieren Sie zunächst die Gründe, welche für und welche gegen die Durchführung der Exposition sprechen. Betonen Sie dabei, dass die genannten Zweifel gut nachvollziehbar sind und besprochen werden. Wichtig ist, dass Sie die Bedenken ernst nehmen und sich gleichzeitig nicht auf lange Diskussionen einlassen. Entkräften Sie die wesentlichsten Gründe, die gegen eine Expositionsübung sprechen. Entscheidend ist es, den Patienten dann zu motivieren, wenn dieser sich öffnet und seine Vorbehalte eingrenzt. Ist der Patient nicht gesprächsbereit und verweigert sich, ist es hilfreich, ihn zu fragen: „Was müssten wir ändern, damit Sie sich dafür entscheiden?". Eine Möglichkeit ist dann die Übung zu vereinfachen und darauf hinzuweisen, dass die Übung schrittweise komplexer gestaltet wird, um langfristig eine Überprüfung der Befürchtung zu ermöglichen. Dabei kann im ersten Schritt auch die Anwendung bestimmter Sicherheitsstrategien erlaubt werden. Mögliche Gründe für die Entscheidung gegen die Exposition können beispielsweise die Erwartung sein, es nicht zu schaffen, oder Zweifel an dem Verfahren (vgl. *Arbeitsblatt 10: Entscheidungshilfe für die Befürchtungsüberprüfung*).

Beispiele für den Umgang mit Bedenken

Angst, es nicht zu schaffen
Beschreibt die Patientin die Angst, die Übung nicht zu schaffen, würdigen Sie dies zunächst. Erklären Sie der Patientin, dass die Befürchtungen meist mit einem deutlichen Angsterleben verbunden sind. Besprechen Sie mit der Patientin, dass diese in der Situation Angst erleben wird und dies für die Befürchtungsüberprüfung wichtig ist. Gleichzeitig ist es wichtig zu verdeutlichen, dass sich die Angst wahrscheinlich im Verlauf der Überprüfung verändern wird. In diesem Zusammenhang besprechen Sie mit der Patientin erneut die unmittelbaren und langfristigen Konsequenzen, wenn diese sich dagegen entscheidet. Erfragen Sie auch, was Sie tun können, um ihre Bereitschaft zu erhöhen, und unter welchen Bedingungen die Patientin sich vorstellen kann, die Situation aufzusuchen. Wenn die Patientin sich weiterhin gegen die Übung entscheidet, wählen Sie eine alternative Übung aus, die für die Patientin machbar erscheint.

Zweifel an dem Verfahren
Bezweifelt der Patient, dass Exposition ihm hilft, erfragen Sie die Gründe für die Zweifel und erklären noch einmal die erarbeiteten Zusammenhänge. Erklären Sie dem Patienten noch einmal die Vor- und Nachteile der Behandlung und überlegen Sie mit dem Patienten, welche Alternativen es zur vorgeschlagenen Behandlung gäbe und deren Vor- und Nachteile.

Schritt 3: Vorbesprechung der ausgewählten Einstiegsexpositionen

Nachdem nun die geeigneten Einstiegssituation(en) ausgewählt wurden, geht es im nächsten Schritt um die Vorbesprechung der ersten Einstiegssituation. Dazu wird das *Arbeitsblatt 11: Übungsprotokoll* und das beispielhaft ausgefüllte *Arbeitsblatt 11: Übungsprotokoll (BEISPIEL)* eingeführt. Die Patientin soll mithilfe des Übungsprotokolls jede Expositionsübung dokumentieren, unabhängig davon, ob die Übung in der Sitzung, als Hausaufgabe oder als zusätzliche Übung durchgeführt wird. Es ist sehr wichtig, dass sich die Patientin vor, während und nach der Exposition bewusst mit den Übungen auseinandersetzt. Nur so wird ein nachhaltiger Lernprozess in Gang gesetzt. Das Arbeitsblatt unterstützt die Patientin dabei, die Übungen und insbesondere deren Ziel zu definieren und zu strukturieren. Das erleichtert die Vor- und Nachbesprechung, die Klärung von Schwierigkeiten und die Nachverfolgung von Prozessen über mehrere Übungen hinweg. Die Patientin soll ihre Übungsprotokolle in die Therapiesitzungen mitbringen, um so auch die selbstständig durchgeführten Übungen gemeinsam zu analysieren. Mithilfe dieses Arbeitsblattes 11 wird die erste Expositionsübung vorbereitet. Dazu werden zuerst die zu überprüfende Befürchtung und die ausgewählte Übungssituation eingetragen.

Vor der ersten Übung ist es wichtig, jede der auszufüllenden Angaben mit der Patientin detailliert zu besprechen. Das Übungsprotokoll kann zu Beginn aufgrund der vielen Angaben kompliziert wirken und erfordert insbesondere in den ersten Durchgängen Hilfe und genaue Instruktionen in der Anwendung. Dazu gehen Sie die einzelnen Angaben auf dem Arbeitsblatt gemeinsam mit der Patientin durch und beschreiben die in der Tabelle 8 aufgeführten Punkte.

Die Vorbesprechung der Exposition beinhaltet zudem auch die Besprechung der organisatorischen Planung der Übung. Wie schon erwähnt, ist es wichtig, mit der Patientin die vorbereitenden Schritte und den Zeitaufwand abzuklären, bevor es mit der Exposition losgeht. Es werden also die logistische Planung und der grobe Zeitrahmen der Übung unter Beachtung der regionalen Gegebenheiten genau besprochen, wie zum Beispiel: „Wie viel Zeit brauchen Sie, um die Situation aufzusuchen? Wie gelangen Sie dort hin?" Die Liste der Einstiegsexpositionen (Anhang B) hilft Ihnen dabei, eine Auswahl zu treffen, und gibt Hinweise zur Gestaltung der Expositionen.

Weisen Sie schon zu Beginn darauf hin, in der Übung möglichst kein Sicherheitsverhalten anzuwenden. Dabei werden mithilfe des „geleiteten Entdeckens" erneut die Konsequenzen der Anwendung von Sicher-

Tabelle 8: Erläuterungen und Beispiele zum Übungsprotokoll (Arbeitsblatt 11)

Angaben auf dem Arbeitsblatt 11	Erläuterung	Beispiel
Wahrscheinlichkeit der Befürchtung	Bitten Sie den Patienten, die Wahrscheinlichkeit einzuschätzen, mit der er davon ausgeht, dass seine Befürchtung eintritt.	„Tragen Sie nun ein, wie wahrscheinlich es aus Ihrer Sicht ist, dass die oben genannte Befürchtung in der Exposition gleich eintritt."
Salienz der Befürchtung	Bitten Sie den Patienten einzuschätzen, wie gravierend (d.h. wie gefährlich, beeinträchtigend) das Eintreten der Befürchtung wäre.	„Was glauben Sie, wie schlimm wäre das Eintreten der Befürchtung für Sie?"
Erwartungsangst vor der Situation	Bitten Sie den Patienten, die Angst vor der Situation in das Protokoll einzutragen. Dabei soll er die Angst eintragen, die er jetzt im Moment empfindet, wenn er daran denkt, in die Situation gehen zu müssen.	„Wie stark ist jetzt gerade Ihre Angst, wenn Sie daran denken, dass Sie die Situation gleich aufsuchen werden?"
Angstverlauf	Bitten Sie den Patienten, seinen erwarteten Angstverlauf aufzumalen.	„Was glauben Sie, wie Ihre Angst in der Übungssituation verlaufen wird? Tragen Sie den erwarteten Angstverlauf hier ein."

heits- und Vermeidungsverhalten wiederholt. Um die bisher angewandten Sicherheitsstrategien zu erfassen, empfiehlt es sich, das *Arbeitsblatt 13: Vermeidungs- und Sicherheitsverhalten* zu nutzen. Wichtig für das Verständnis ist das Reflektieren über das Sicherheitsverhalten als eine kurzfristig wirksame, aber nicht nachhaltige Strategie zur Angstreduktion, da diese Strategie verhindert, dass die Patientin neue Erfahrungen bezüglich ihrer Befürchtungen generiert. Alternative Verhaltensweisen und die Konsequenzen des Weglassens von Sicherheitsverhalten für die Exposition werden ausführlich besprochen.

Hinweis

Für die gesamte Zeit der Behandlung, insbesondere aber für die Phase der praktischen Durchführung der Expositionen sollten Behandelnde keine absoluten Aussagen tätigen, die die Patientin möglicherweise kurzfristig beruhigen, wie zum Beispiel „Sie können nicht verrückt werden".

Im folgenden Kasten sind hilfreiche und nicht hilfreiche Aussagen von Behandelnden zur Exposition exemplarisch aufgelistet.

Hilfreiche und ungünstige Aussagen von Therapeuten vor der Exposition

Hilfreiche Aussagen

- Sie haben die Befürchtung, vor Angst verrückt zu werden. Tatsächlich ist es sehr unwahrscheinlich, dass dies eintritt. Erinnern Sie sich an die Schutzfunktion der Angst, da die Angst sie schützen soll, macht es logisch wenig Sinn, durch Angst verrückt zu werden.
- Ich habe es bisher noch nie erlebt, dass jemand vor Angst verrückt geworden ist. Ich kann aber gut nachvollziehen, dass es sich im Moment maximaler Angst so anfühlt, als würde genau das gleich passieren. Deshalb haben Sie das ja bisher vermieden.
- Ich kann nachvollziehen, dass Sie die Übung gerade am liebsten vermeiden würden. Ungünstigerweise hat diese Vermeidung aber das Problem ja nur noch verstärkt. Daher braucht es eine neue Erfahrung, was mit Ihrer Befürchtung tatsächlich passiert. Gefühlt ist das für Sie natürlich ein großes Risiko. Ich glaube ja, es ist eher klein. Aber es wird auch nicht helfen, Ihnen das zu sagen – schlimmstenfalls nutzen Sie das dann als Sicherheitsverhalten, wenn Sie Angst haben. Tatsächlich braucht es eben eine neue Erfahrung, die Sie mit Ihrer Befürchtung machen.
- Es ist Ihre Befürchtung, vor Angst einen Herzinfarkt zu bekommen. Ich kann das natürlich nicht zu 100 % ausschließen, aber sowas habe ich noch nie erlebt. Während der Exposition wird es darum gehen, genau diese Befürchtung zu überprüfen.
- Ich traue Ihnen zu, dass Sie das tolerieren können.
- Beobachten Sie in der Übung den Angstverlauf und überprüfen Sie Ihre Befürchtungen, ohne etwas gegen die Angst und das Eintreten der Befürchtung zu tun.
- Ich helfe Ihnen, dass Sie eine möglichst gute neue Erfahrung in Bezug auf Ihre Befürchtung machen können.
- Sie werden nichts tun müssen, was ich nicht verantworten kann.
- Schauen wir uns die Entwicklung an.
- Es gibt keine hundertprozentige Sicherheit.

Ungünstige Aussagen

- Sie können nicht verrückt werden.
- Es ist ausgeschlossen, von Angst kann man keinen Herzinfarkt bekommen.
- Sie werden das auf jeden Fall schaffen.
- Die Angst wird hochgehen und dann ganz schnell nachlassen.
- Bleiben Sie so lange in der Situation, bis die Angst von allein abnimmt.
- Sie werden nichts tun, was Sie nicht schaffen können.
- Ich helfe Ihnen.
- Da kann überhaupt nichts schiefgehen.
- Es ist zu 100 % sicher.

Sind die Rahmenbedingung für die Übungssituation mit der Patientin klar besprochen, geht es im nächsten Schritt um die Durchführung der ersten Einstiegsexposition.

3.2.2 Baustein 10: Durchführung der ersten Einstiegsexposition

Ziele der Intervention

- Erlernen der Durchführung von Exposition nach dem Expertenmodell
- Erste Überprüfung der Befürchtungen
- Entwicklung von Toleranz gegenüber den mit Angst verbundenen kognitiven, emotionalen und physiologischen Symptomen
- Reduktion von Vermeidungs- und Sicherheitsstrategien

Materialien

- Arbeitsblatt 11: Übungsprotokoll (mehrfach)
- Arbeitsblatt 12: Therapeutenprotokoll (mehrfach)
- Arbeitsblatt 14: Instruktion zur Exposition

Je nachdem, ob die erste Einsteigsexposition bereits in einer Sitzung gemeinsam mit der zweiten Einstiegssituation vorbereitet wurde oder nicht, kann die Sitzung direkt mit der Instruktion (Schritt 1 in diesem Baustein) starten oder es werden innerhalb einer Sitzung die Elemente aus Baustein 9 und 10 durchgeführt. Unabhängig davon, auf wie viele Sitzungen die erste Einstiegsexposition aufgeteilt wird, sollte sie die folgenden Elemente beinhalten (vgl. Tab. 7 im Baustein 9):

Allgemeine Struktur der Sitzung zur ersten Einstiegsexposition (2–3 BE)

- Auswahl der geeigneten Einstiegsexpositionen (Baustein 9: Schritt 1)
- Entscheidung für die Exposition (Baustein 9: Schritt 2)
- Vorbesprechung der Einstiegsexposition (Baustein 9: Schritt 3)
- Instruktion vor der Exposition (Baustein 10: Schritt 1)
- Durchführung der ersten Einstiegsexposition (Baustein 10: Schritt 2)
- Wiederholung der ersten Einstiegsexposition mit Kontextvariation (Baustein 10: Schritt 3)
- Nachbesprechung (Baustein 10: Schritt 4)
- Hausaufgabenvergabe (Baustein 10: Schritt 5)

Schritt 1: Instruktion vor der Exposition

Nun geht es um die Durchführung der Einstiegsexposition. Wie vor jeder Übung erfolgt zunächst eine Instruktion des Patienten für diese spezifische Übung. Diese beinhaltet die aktive Einverständniserklärung des Patienten, die Übung durchzuführen. Expositionen sind effizient, wenn eine neue Erfahrung in Zusammenhang mit der erwarteten Angst gemacht wird, der situative Aspekt ist nebensächlich. Die Befürchtung, in einem Supermarkt die Kontrolle zu verlieren und umzufallen, verhindert u.U. das Einkaufen. Die Instruktion sollte sich jedoch nicht darauf beziehen, „sich jetzt mal der Angst zu stellen und zu üben, im Supermarkt einzukaufen", sondern die eventuell aufkommenden vegetativen und mentalen Angstsymptome sollen toleriert werden, sodass es möglich ist, zu überprüfen, ob die Befürchtung des Kontrollverlusts auch wirklich eintritt.

Bevor eine Übung durchgeführt wird, ist es wichtig, den Patienten noch einmal genau auf das Vorhaben zu fokussieren. Nachdem gemeinsam eine geeignete Übungssituation aus der Liste gewählt wurde, beschreibt der Patient unmittelbar vor Beginn der Exposition die Übungssituation und die zu beachtenden Aspekte. Neben dem schon erwähnten Gesichtspunkt des Einverständnisses dient diese Instruktion auch einer kurzen Reflexion über das Ziel und die Durchführung der Übung. So soll verhindert werden, dass der Patient „sich zusammenreißt" und nach dem Motto „Augen zu und durch" in die Exposition geht. Die Instruktion ergänzt somit verbal die Angaben des Patienten auf dem *Arbeitsblatt 11: Übungsprotokoll.*

Die Instruktion beinhaltet folgende Fragen an den Patienten

1) Erläutern des Ziels und des Zwecks der Übung: *Was wollen Sie bei dieser Übung erreichen?*
2) Frage nach Verzicht auf Sicherheitsverhalten: *Bitte nennen Sie die Sicherheitsstrategien, auf die Sie während der Übung verzichten werden.*
3) Benennen der Befürchtung: *Was genau ist die Befürchtung, die Sie überprüfen wollen?*

4) Einschätzen der Wahrscheinlichkeit des Eintretens der Befürchtung: *Für wie wahrscheinlich halten Sie es, dass Ihre Befürchtung eintritt?*
5) Tolerieren der Angstsymptome: *Welche Symptome bemerken Sie? Wie stark ist im Augenblick Ihre Angst?*

Formulierungsbeispiel:
Instruktion vor der Exposition

In der letzten Sitzung haben wir ja noch einmal Ihre zentrale Befürchtung besprochen, die wir heute überprüfen wollen. Dafür werden wir jetzt gleich die erste Expositionsübung durchführen. Können Sie die Befürchtung, die wir gleich in der Übung überprüfen wollen, noch einmal benennen? Gut. Ihre Aufgabe in der Übung ist es, sich so zu verhalten, dass Sie bestmöglich Ihre Befürchtung überprüfen können. Das wird nicht leicht werden, vermutlich werden Sie Angst erleben. Ihre Befürchtung bestmöglich zu prüfen, bedeutet insbesondere, dass Sie nichts tun, um sich abzulenken, sich Sicherheit zu verschaffen oder andere Dinge, um das Eintreten Ihrer Befürchtung von vornherein zu verhindern. Geben Sie sich die Möglichkeit, etwas Neues zu lernen. OK?

Schritt 2: Durchführung der ersten Einstiegsexposition

Nach der Instruktion wird dann die ausgewählte und vorbesprochene Situation aufgesucht und mit der Übung begonnen. Dabei ist darauf zu achten, dass die Übung immer wieder so gestaltet/angepasst wird, dass die Patientin ihre Befürchtung(en) überprüfen kann. Dazu können nach dem ersten Durchgang ggf. zusätzliche Variationen eingesetzt werden, die eine Befürchtungsüberprüfung wahrscheinlicher werden lassen. Dies könnte durch folgende Techniken realisiert werden:

- Fragen Sie konkret nach der Wahrscheinlichkeit des Eintretens der Befürchtung.
- Fokussieren Sie auf Angstsymptome und Trigger, welche die Aktivierung von Befürchtungen begünstigen (z.B. Gedanken wie „hier würde es ewig dauern, bis der Notarzt da wäre" oder spezifische sensorische Elemente der Situation wie z.B. „schlechte Luft").

Für den Fall, dass in der Übungssituation spontan keine Angst und Befürchtung aktiviert werden kann, könnten z.B. zusätzlich typische Angstsymptome (z.B. Schwindel) provoziert werden. Im Folgenden finden Sie eine Auswahl der bekannten interozeptiven Übungen, wie sie in der Literatur vorgeschlagen werden (Gerlach & Neudeck, 2012). Es sollten eine oder maximal zwei Übungen aus der Liste ausgewählt werden, und zwar genau die Übungen, die in der aktuellen Situation dazu geeignet sind, Befürchtungen zu aktivieren.

Dies kann mit folgenden Fragen exploriert werden:

- *Über welche körperlichen Veränderungen sorgen Sie sich gerade besonders?*
- *Was befürchten Sie, wenn Sie ...* (Bezeichnung des Symptoms) *jetzt erleben würden und Sie nichts dagegen unternehmen könnten?*
- *Gibt es Gedanken/Vorstellungen in Bezug auf ...* (Bezeichnung des Symptoms), *die Sie vermeiden oder zu unterdrücken versuchen?*

Sodann wird mit einer der folgenden Symptomprovokationen begonnen.

Symptomprovokation, um Befürchtungen zu aktivieren

1. Den Kopf schütteln oder den Kopf zwischen die Knie halten, dann plötzlich aufrichten oder auf der Stelle drehen.
2. Auf der Stelle rennen oder Treppen steigen.
3. Luft anhalten.
4. Gesamten Körper anspannen, Spannung halten.
5. Schnelles Atmen – Hyperventilation.
6. Durch einen Strohhalm atmen.
7. Schwindelbilder betrachten.
8. Schwindelübungen:
   - Stellen oder setzen Sie sich hin und schütteln Sie 30 Sekunden* lang heftig mit dem Kopf. Achten Sie darauf, die Bewegungen schnell und kräftig von Schulter zu Schulter auszuführen.
   - Setzen Sie sich anschließend auf einen Drehstuhl und lassen Sie sich 30 Sekunden von Ihrem Therapeuten oder Ihrer Therapeutin drehen oder stellen Sie sich in die Mitte des Raumes und drehen Sie sich im Kreis.
   - Hyperventilieren Sie als dritte Übung für 1 Minute. Atmen Sie dabei flach und schnell in den Brustkorb ein und heftig durch den Mund aus.
   - Als vierte Übung nehmen Sie ein Schwindelbild zur Hand und schauen Sie 1 Minute lang darauf.
9. Atemnotübungen:
   - Rennen Sie 1 Minute lang schnell auf der Stelle oder steigen Sie 1 Minute lang Treppen in zügigem Tempo.
   - Halten Sie nach kurzer Pause 30 Sekunden die Luft an.
   - Als dritte Übung folgt 1 Minute Hyperventilation. Atmen Sie dabei flach und schnell in den Brustkorb ein und heftig durch den Mund aus.

- Atmen Sie zuletzt 1 Minute durch einen Strohhalm.

* Die Zeitvorgaben lassen sich individuell anpassen.

Zu Beginn der Übung werden regelmäßig mögliche Sicherheitsstrategien abgefragt und der Verlauf der Angststärke dient als Orientierungshilfe. Während der Übung erfassen Therapeut und Patientin regelmäßig den Angstverlauf und den Stand der Befürchtungsüberprüfung. Dabei orientieren sie sich an den folgenden Leitfragen:

Leitfragen während der Übung

Zur Befürchtung der Patientin:

- *Was könnte jetzt schlimmstenfalls passieren?*
- *Wie können wir das jetzt überprüfen?*

Zur erlebten Angst der Patientin:

- *Wie stark erleben Sie jetzt Ihre Angst?*
- *Gibt es etwas, das die Angst noch steigern würde (Trigger)?*
- *Würde das die Befürchtungsüberprüfung verbessern?*

Zum Ausschalten von Sicherheitsverhalten:

- *Tun Sie etwas, um Ihre Angst zu unterdrücken?*
- *Tun Sie etwas, damit Ihre Befürchtung nicht eintreten kann?*
- *Versuchen Sie aktiv, die Angst/die Symptome zu kontrollieren?*

Um die Aufmerksamkeit der Patientin auf die Exposition zu fokussieren, können Sie folgende Fragen (in Anlehnung an Foa & Rothbaum, 1998) nutzen:

- *Was ist Ihre Befürchtung?*
- *Sind Sie dabei, Ihre Befürchtung zu überprüfen? Was geht Ihnen bezüglich Ihrer Befürchtungen durch den Kopf?*
- *Was sehen Sie/riechen Sie/nehmen Sie wahr?*
- *Was erleben Sie gerade körperlich? Was bedeutet das für Ihre Befürchtung?*
- *Gibt es jetzt etwas (Gedanken, körperlich, situativ), was Sie tun, damit die befürchtete Konsequenz nicht eintritt?*

Diese Fragen werden während der Exposition immer wieder gestellt und die Patientin wird gebeten, diese auch laut auszusprechen („Meine Befürchtung lautet ...", „Ich überprüfe jetzt die Befürchtung"). Dies ist ein wichtiger Schritt zur Exposition im Selbstmanagement, denn bei den selbstständig durchgeführten Expositionen sollte die Patientin sehr gut wissen, was genau sie tut und worauf genau sie achtet.

Es ist essenziell für eine erfolgreiche Durchführung, dass Sie die Patientin in der Exposition begleiten und sie dabei unterstützen, ihre Befürchtungen zu überprüfen. Dabei beobachten Sie das Verhalten der Patientin während der Exposition, erfassen gemeinsam weiterhin regelmäßig den Angstverlauf und den Stand der Befürchtungsüberprüfung mithilfe der oben genannten Leitfragen. Entscheidend ist, dass mit zunehmender Reduktion der Erwartungsangst (im Sinne einer geringeren Erwartung, dass die Befürchtung eintritt) auch die erlebte Angst nachlässt. Der Fokus sollte also auf dem inhibitorischen assoziativen Lernprozess und nicht auf dem Nachlassen der Erregung als Folge von Gewöhnung liegen. Der erste Expositionsdurchgang wird erst dann beendet, wenn die Patientin ihre ausgewählte Befürchtung ausreichend überprüft hat. Die Übung wird beendet, wenn folgende Kriterien erfüllt sind:

1) Die Befürchtung der Patientin: Beenden Sie die Übung, wenn die Patientin ihre ursprüngliche negative Erwartung entkräftet sieht und keine anderen katastrophalen Erwartungen mehr berichtet.
2) Die Angstreaktion der Patientin: Beenden Sie die Übung, nachdem die Patientin erlebt, dass sie die Symptome tolerieren kann und mit der Widerlegung der Befürchtung auch einen Rückgang der Reaktionsintensität erlebt
3) Das Ausschalten von Sicherheitsverhalten: Beenden Sie die Übung, wenn die Patientin ihre Befürchtungen überprüft, indem sie in der Situation verbleibt, ohne etwas zur Reduktion ihrer Angst oder Befürchtungen zu unternehmen.
4) Die Patientin berichtet, dass es ihr nichts ausmacht, länger in der Situation zu bleiben, obwohl es unangenehm ist und ängstliche Erregung zu spüren ist.

Die Botschaft nach dem Ende der Übung lautet: Die Übung ist vorbei – jetzt geht es wieder zurück in eine andere therapeutische Interaktion. Im jetzt folgenden Schritt reflektieren und evaluieren Sie gemeinsam mit der Patientin die Übung, stellen den Lernerfolg heraus und fassen den Ausgangspunkt und den Grad der Zielerreichung zusammen. Die therapeutische Haltung dabei ist, wie in der gesamten Behandlung: Zuversicht vermitteln!

Formulierungsbeispiel:
Aussage nach der Exposition

Jetzt haben Sie die erste Übung geschafft, das war bestimmt nicht einfach, aber Sie sind ganz großartig an die Übung(en) herangegangen. Sie haben sich Ihrer Angst gestellt und die Sache selbst in die Hand genommen, Kompliment. Möglicherweise sind Sie jetzt er-

schöpft, das ist ganz normal. Der Anfang ist immer besonders anstrengend. Jetzt sollten wir noch überlegen, was Sie heute noch Gutes für sich tun können. Gibt es etwas, womit Sie sich heute belohnen könnten? Vielleicht haben Sie noch etwas vor, auf das Sie sich freuen, lassen Sie uns mal schauen, was es da geben könnte.

Schon bald werden wir uns wieder treffen und weiter üben. Nun wissen Sie ja auch schon, worauf es ankommt und wie Sie eine Übung erfolgreich gestalten können. Was ist Ihre Aussicht für unser nächstes Treffen? Vielleicht mögen Sie ja jetzt schon mal einen Ausblick auf das wagen, was Sie da schaffen können. Ich jedenfalls finde, dass Sie begonnen haben, Ihre Angstprobleme anzugehen und Ihr Leben positiver zu gestalten, das freut mich sehr und macht mich zuversichtlich für die weiteren Übungen. Haben Sie noch Fragen in Bezug auf das weitere Vorgehen?

Umgang mit Sicherheitsverhalten während der Exposition

Für die optimale Befürchtungsüberprüfung ist, wie bereits erwähnt, zu beachten, dass der Patient während der Exposition sein Sicherheitsverhalten reduziert. Deshalb ist es wichtig, vor, während und nach der Übung zu prüfen, ob der Patient Sicherheits- oder Vermeidungsverhalten einsetzt, welches die Überprüfung der Befürchtung behindert. Hier kann der Angstverlauf als Orientierungshilfe genutzt werden. Verbleibt das Ausmaß der Angst auf einem niedrigen Niveau, *kann* dies ein Indiz für die Anwendung von Sicherheitsverhalten sein. Dies gilt es jedoch zunächst genau zu explorieren, denn nur, wenn dies der Fall ist, sollten Sie den Patienten fragen, was die Konsequenz dieser Strategie für die Befürchtungsüberprüfung ist, und daran erinnern, Sicherheitsstrategien möglichst zu reduzieren. Auch bei stärkerer Erwartungsangst sollten Sie die mögliche Anwendung von Sicherheitsverhalten prüfen und den Patienten konkret darauf ansprechen. Es gibt Sicherheitsstrategien, die schwer zu identifizieren sind, wie zum Beispiel kognitive Beruhigungsstrategien. In der Tat ist es so, dass es keine eindeutige, reliable und valide Definition von Sicherheitsverhalten oder Sicherheitsstrategien gibt (Rachmann, Radomsky & Shafran, 2008). Jedes Verhalten kann zum Sicherheitsverhalten werden, entscheidend ist die Funktion des Verhaltens in der Situation. Deshalb soll der Patient während der Exposition regelmäßig schildern, welche Angstsymptome er erlebt, welche Gedanken ihm durch den Kopf gehen, ob es etwas gibt, woran er jetzt gar nicht denken möchte, oder ob er aktiv etwas getan hat, um das Eintreten der Befürchtung zu verhindern. Aufgrund der empirischen Belege der klinischen Studie ist jedoch davon auszugehen, dass die meisten Patienten im Verlauf der Therapie bei zunehmendem Erfolg selbstständig ihr Sicherheitsverhalten reduzieren (Gloster et al., 2011; Noack et al., 2019).

Therapeutin als Sicherheitssignal. Für den Fall, dass *die Therapeutin selbst zum Sicherheitssignal wird,* kann die Übung im Selbstmanagement weitergeführt werden. Die erste Einstiegsexposition sollte allerdings immer gemeinsam mit der Therapeutin durchgeführt werden, damit der Patient die Instruktion und das Expositionsprotokoll, sowie das zur Übung gehörende Arbeitsblatt kennenlernt und erste Erfahrungen damit macht. Auch danach ist es notwendig, dass die Therapeutin als Beobachterin an einer weiteren Exposition teilnimmt, um zu prüfen, ob der Patient sein Extinktionslernen während der Exposition tatsächlich optimiert und eine Befürchtungsüberprüfung möglich ist. Dazu kann man die Situation zwischenzeitlich verlassen und für ein kurzes Briefing (Leitfragen) wiederholt zurückkommen oder mit Hilfsmitteln wie der zeitgleichen Aufnahme des Geschehens durch die Kamera des Mobiltelefons der Patientin arbeiten. Eine Modifikation der Übung kann dann in die Vorbereitung der nächsten Übung einfließen. Grundsätzlich ist es wichtig, dass der Patient genau verstanden hat, wie die Übung zu gestalten ist. Bevor die Therapeutin die gemeinsame Situation verlässt oder den Patienten in die selbstständig durchzuführende Exposition entlässt, soll sichergestellt sein, dass die Gestaltung der Situation und das Verhalten des Patienten eine Befürchtungsüberprüfung ermöglichen. Bei Patienten mit Panikstörung oder Agoraphobie bieten interozeptive Übungskomponenten eine gute Möglichkeit, um körperbezogenes Sicherheitsverhalten zu unterbinden. Bei Patienten mit einer sozialen Angststörung ist häufig die erhöhte Selbstaufmerksamkeit eine zentrale Sicherheitsstrategie. In diesem Fall sollten Patienten in Vorübungen gezielt angeleitet werden, ihre Aufmerksamkeit auf die soziale Umgebung (Beobachten der anderen – auch um die Befürchtungen besser überprüfen zu können) zu lenken. Hier ist der Unterschied zwischen Ablenkung und Aufmerksamkeitswechsel zu verdeutlichen. Während die Wahrnehmung bei der Ablenkung von etwas weg gerichtet wird, lenkt der Aufmerksamkeitswechsel die Wahrnehmung auf etwas „anderes“. Möglicherweise ist es hilfreich, die erste Expositionsübung vor allem dem Thema *Verzicht auf Selbstaufmerksamkeit* zu widmen.

Auch die Instruktion unmittelbar vor der Übung und die Fokussierung der Wahrnehmung während der Übung dienen dazu, Sicherheitsstrategien zu erkennen und dann zu eliminieren oder auszuschleichen. Es ist von Vorteil, wenn der Patient schon in den ersten Expositionen auf Sicherheitsstrategien verzichtet. Es zeigt sich jedoch über Studien hinweg (Telch & Lancaster, 2012), und auch in der eigenen klinischen Studie, dass der Therapieerfolg keineswegs ausbleibt, wenn Patienten in den ersten Übungen noch Sicherheitsstrategien anwenden. Teilweise erkennen wir diese erst im Verlauf einer Übung und können erst dann nach einer Lösung suchen, um diese Strategien über den Verlauf der Übungen auszuschleichen. Gerade zu Beginn gewinnen die Patienten so den Eindruck, frei und autonom entscheiden zu dürfen, und sind so motiviert, Neues auszuprobieren (Levy & Radomsky, 2014). Keineswegs sollten Therapeuten eine Exposition etwa an der Mitnahme einer Flasche Wasser („falls ich in Ohnmacht falle") scheitern lassen. Es ist immer besser, mit einer Flasche Wasser als Sicherheitssignal zu üben, als überhaupt nicht zu üben (Vermeidung).

Fragen zur Überprüfung der Anwendung von Sicherheitsstrategien

- *Was befürchten Sie jetzt am meisten, was macht Ihnen am meisten Angst? Tun Sie etwas, um Ihre Angst zu kontrollieren? Gibt es etwas, das Ihnen hilft, dass die Angst nicht stärker wird?*
- *Was könnte schlimmstenfalls passieren? Nennen Sie noch einmal Ihre Befürchtung. Gibt es etwas, das verhindert, dass dies jetzt eintreten könnte?*
- *Tun Sie momentan etwas, damit Ihre Befürchtung nicht eintreten kann?*
- *Gibt es etwas, das Ihnen dabei hilft, dass Ihre Befürchtung ausbleibt. Gibt es bestimmte Gedanken, die helfen? Oder bestimmte Vorstellungen oder Bilder?*
- *Tun Sie etwas, um das Risiko, dass Ihre Befürchtung eintritt, zu reduzieren?*
- *Können Sie das Risiko, dass Ihre Befürchtung eintritt, vielleicht noch erhöhen?*

An dieser Stelle kommt das *Arbeitsblatt 12: Therapeutenprotokoll* zum Einsatz. Das Therapeutenprotokoll wird nach jeder Expositionssituation von Ihnen unter Einbezug aller Beobachtungen, die Sie während der Übung gemacht haben, ausgefüllt. Das Protokoll können Sie auch schon während der Exposition nutzen, um Besonderheiten und Auffälligkeiten aufzunehmen. Hinsichtlich des Sicherheitsverhaltens dient das Protokoll als wichtige Informationsquelle für weitere Übungen. So ist es manchmal nicht möglich, den Patienten während der Exposition auf mögliche Sicherheitsstrategien hinzuweisen oder diese ausführlich zu besprechen. So können Sie Ihre Beobachtungen dann ins Protokoll eintragen und zu einem späteren Zeitpunkt erläutern. Dabei kann Ihre Beurteilung von der Ihres Patienten (Übungsprotokoll Patient, Arbeitsblatt 11) abweichen. Das Protokoll dient als Gedächtnisstütze, um die einzelnen Übungen später besser nachzuvollziehen. Die so gewonnenen Informationen bilden die Grundlage der Evaluation von Übungen und sind wichtig für die Planung und Vorbereitung weiterer Übungen, insbesondere hinsichtlich des Sicherheits- und Vermeidungsverhaltens oder der Variation von Angstreizen und Kontext.

Schritt 3: Wiederholung der ersten Einstiegsexposition mit Variation

Nachdem die erste Einstiegsexposition beendet wurde, wird sie in Therapeutenbegleitung wiederholt. Auch im zweiten Durchgang soll die zentrale Befürchtung überprüft werden. Es ist jetzt jedoch zu empfehlen, den als bedrohlich erlebten Kontext und ggf. zusätzlich den Reiz/Stimulus zu variieren (vgl. Kap. 3.3: Strategien zur Optimierung des Extinktionslernens). Die Reiz- und Stimulusvariation ist dabei eine Optimierungsstrategie, die in der Regel erst im Rahmen der individuellen Expositionsübungen eingesetzt wird. Wenn die Patienten jedoch bereits im Rahmen der Einstiegsübung gute Lernerfahrungen sammeln konnten und mit der Methode der Exposition vertraut sind, ist es sinnvoll, die Reiz-/Stimulusvariation bereits in der Phase der Einstiegsübungen zu integrieren.

Beispiele Reizvariation:
- unterschiedliche Hunderassen, verschiedene Größen von Spinnen (spez. Phobie)
- Fragen stellen in beruflichen und privaten Kontexten (soziale Phobie)

Beispiele Kontextvariation:
- verschiedene Umgebungen, verschiedene unbekannte Orte
- unterschiedliche Tageszeiten
- in Begleitung und allein

Es empfiehlt sich, schon den zweiten Durchgang der Einstiegsexposition mit Kontextvariation durchzuführen, damit die gesammelten korrigierenden Lernerfahrungen unter verschiedenen Bedingungen gefestigt werden. Für den Fall, dass die Patientin Schwierigkeiten im ersten Durchgang der Einstiegsexposition hat, sollte die Kontextvariation erst einmal ausgelassen werden und die Einstiegsexposition, so wie im ersten Durchgang geplant und durchgeführt, wiederholt werden. Nachdem die Rahmenbedingungen für die Gestaltung des zweiten Durchgangs abgesprochen wurden, wird die Übungssituation aufgesucht. Achten Sie darauf, die Übungssituation so zu strukturieren, dass eine Befürchtungsüberprüfung möglich ist und ggf. Variationen eingefügt werden können. Achten Sie weiterhin darauf, ob die Patientin Sicherheitsverhalten anwendet, und ermutigen Sie die Patientin, dies so weit wie möglich zu reduzieren. Erfragen Sie wieder während der Übung regelmäßig den Verlauf der erlebten Angst und die Wahrscheinlichkeit, dass die zentrale Befürchtung eintritt. Es ist – wie oben bereits ausgeführt – zu erwarten, dass mit sinkender Erwartung, die zentrale Befürchtung könne eintreten, auch die erlebte Angst abnimmt (dies ist ein wichtiger Hinweis, dass Extinktionslernen tatsächlich stattfindet). Beenden Sie den zweiten Expositionsdurchgang wieder erst dann, wenn die Patientin ihre benannte Befürchtung ausreichend überprüft hat.

Schritt 4: Nachbesprechung

Entscheidend in der Nachbesprechung der Expositionsübung ist es, das Ergebnis der Befürchtungsüberprüfungen mit dem Patienten zu besprechen, damit die korrigierenden Erfahrungen optimal konsolidiert und ins Langzeitgedächtnis integriert werden können. Nach Beendigung der ersten Einstiegsexposition und der Wiederholung der Einstiegsexposition, ggf. mit Kontextvariation, werden die Übungsdurchgänge mithilfe der zweiten Seite des *Arbeitsblattes 11: Übungsprotokoll n*achbesprochen. Achten Sie darauf, am Ende die neuen Lernerfahrungen und Schlussfolgerungen des Patienten aus der Übung hervorzuheben und festzuhalten. Dazu können alle neuen Informationen, die hilfreich sind, die ursprünglich ungünstigen Überzeugungen des Patienten zu hinterfragen, nutzbar gemacht werden. Zieht der Patient beispielsweise externe, zufällige Gründe für das Übungsergebnis heran, sollte überlegt werden, in welchem Rahmen diese Annahme in der nächsten Übung überprüft werden kann. Dazu bearbeiten Sie mit dem Patienten die zweite Seite des Übungsprotokolls (Arbeitsblatt 11) und erfragen zunächst, in welchem Ausmaß die Befürchtung tatsächlich eingetreten ist. Bitten Sie den Patienten, seinen tatsächlichen Angstverlauf in das Übungsprotokoll einzuzeichnen sowie die maximale Angst während und zum Ende der Übung einzuschätzen. Anhand der erwarteten und tatsächlichen Angstverlaufskurve können Sie Erfolge und Probleme der bisherigen Übungsdurchführung ableiten und besprechen. Erfragen Sie auch, ob der Patient während der Übung eine Reduktion der Angst bemerkt hat, und zudem, ob der Patient während der Übung Sicherheitsverhalten angewandt hat. In diesem Fall besprechen Sie die Gründe und Konsequenzen des Sicherheitsverhaltens und überlegen Sie mit dem Patienten, wie dies in den kommenden Übungen verändert werden kann. Hier ist manchmal Kreativität gefragt. Fragen Sie den Patienten danach, mit welcher Wahrscheinlichkeit die zentrale Befürchtung eintreten würde, wenn er erneut die gleiche Situation aufsuchen würde. Die Veränderung der Bedrohungserwartung nach der Exposition ist ein wichtiger Indikator für die Lernrate des Patienten und ist der beste Prädiktor für den Therapieerfolg (Pittig et al., 2022). Man kann allerdings nicht davon ausgehen, dass Patienten die Bedrohungserwartung gleich nach einer Extinktionserfahrung auf 0 % verändern. Zuletzt besprechen Sie mit dem Patienten, welche Lernerfahrungen er aus der Übung mitnimmt, und lassen den Patienten dies auf dem Übungsprotokoll festhalten.

Schritt 5: Hausaufgabenvergabe (selbständiges Üben der bisher durchgeführten Einstiegsexpositionen)

Nachdem die erste Einstiegsexposition ohne und mit Kontextvariation durchgeführt wurde, geht es nun um das selbstständige Üben. An dieser Stelle wird noch einmal wiederholt, dass das selbstständige Üben eine hohe Relevanz hat, um die bisher gesammelten korrigierenden Lernerfahrungen weiter zu vertiefen und zu stabilisieren. Die Aufgabe ist nun, die bisher durchgeführten Übungen bis zur nächsten Sitzung mindestens einmal – am besten jedoch zwei- oder dreimal – eigenständig zu wiederholen. Die Patientin soll dafür konkret formulieren, worauf sie bei der Durchführung besonders achten will (Befürchtung/Symptomtoleranz) und wann sie genau die Übung wiederholen wird. Es werden mögliche Hindernisse im Alltag besprochen und Handlungsalternativen ausgewiesen. Die Patientin erhält dann ausreichend Ausdrucke des *Arbeitsblattes 11: Übungsprotokoll* und das *Arbeitsblatt 14: Instruktion zur Exposition,* das sie vor jeder Exposition einsetzen soll. Dies bildet die Grundlage für die Nachbesprechung der eigenständig durchgeführten Expositionen in der nächsten Sitzung. Die eigenständigen Übungen sollen nur in dem Rahmen, wie sie therapeutenbegleitet durchgeführt wurden, im Selbstmanagement umgesetzt werden. Es sollen keine neuen Übungselemente integriert werden.

3.2.3 Baustein 11: Durchführung der zweiten Einstiegsexposition

Ziele der Intervention

- Erlernen der Durchführung von Exposition nach dem Expertenmodell
- Erste Überprüfung der Befürchtungen
- Entwicklung von Toleranz gegenüber den mit Angst verbundenen kognitiven, emotionalen und physiologischen Symptomen
- Reduktion von Vermeidungs- und Sicherheitsstrategien

Materialien

- Arbeitsblatt 6: Meine Angstsituationen und Befürchtungen (vgl. Kap. 2)
- Arbeitsblatt 11: Übungsprotokoll (mehrfach)
- Arbeitsblatt 12: Therapeutenprotokoll (mehrfach)

Falls die zweite Einstiegsexposition bereits in einer Sitzung gemeinsam mit der ersten Situation vorbereitet wurde (Baustein 9), kann die Sitzung direkt mit der Hausaufgabenbesprechung und daran anschließend einer kurzen Vorbesprechung und Instruktion zur zweiten Einstiegsexposition beginnen. Falls noch keine Situation für die zweite Exposition ausgewählt wurde, werden die Elemente aus Baustein 9 und 11 durchgeführt. Unabhängig davon, auf wieviele Sitzungen die zweite Einstiegsexposition aufgeteilt wird, sollte sie die folgenden Elemente beinhalten (vgl. Tab. 7 im Baustein 9):

Allgemeine Struktur der Sitzung zur zweiten Einstiegsexposition (2–3 BE)

- Besprechung der Hausaufgaben (Baustein 11: Schritt 1)
- Auswahl der zweiten Einstiegsexposition (vgl. Baustein 9: Schritt 1)
- Entscheidung für die Exposition (vgl. Baustein 9: Schritt 2)
- Vorbesprechung der Exposition (Baustein 11: Schritt 2 und vgl. auch Baustein 9: Schritt 3)
- Instruktion vor der Exposition (vgl. Baustein 10: Schritt 1)
- Durchführung der zweiten Einstiegsexposition (Baustein 11: Schritt 3)
- Nachbesprechung der zweiten Einstiegsexposition (Baustein 11: Schritt 4)
- Wiederholung der zweiten Einstiegsexposition mit Kontextvariation (Baustein 11: Schritt 5)
- Hausaufgabenvergabe (Baustein 11: Schritt 6)

Schritt 1: Besprechung der eigenständig durchgeführten Übungen

Zu Beginn der Sitzung zur Durchführung der zweiten Einstiegsexposition werden die eigenständig durchgeführten Übungen anhand der Protokolle besprochen, wobei vor allem analysiert wird, ob die Befürchtung(en) so wie in den gemeinsam durchgeführten Übungen überprüft wurden und ob bzw. welches Sicherheitsverhalten eingesetzt wurde. Weiterhin sollen aufgrund der so gewonnen Erkenntnisse neue Informationen generiert werden, die in die Planung der nächsten Expositionsübungen einfließen. Selbstverständlich sollte die gemeinsame Besprechung auch bei kritischen Rückmeldungen der Patienten von Wertschätzung für die eigenständige Leistung der Patienten geprägt sein. Sollte(n) die Übung(en) nicht durchgeführt worden sein, werden mithilfe einer kurzen Verhaltensanalyse die Gründe und die kurz- und langfristigen Konsequenzen der Vermeidung besprochen.

Mögliche Antworten auf das Vermeiden eigenständigen Übens sind:

- *Angst vor der Befürchtungsüberprüfung:* Zeigen Sie Verständnis für die Schwierigkeiten des Patienten. Entpathologisieren Sie das Geschehene. Erklären Sie, dass dies am Anfang häufig vorkommt und dass die Übung deshalb in dieser Sitzung wiederholt wird.
- *Anderer Grund:* Weisen Sie den Patienten darauf hin, dass die selbstständige Durchführung der Übungen sehr wichtig ist, um die korrigierenden Lernerfahrung in das Langzeitgedächtnis zu über-

führen. Überlegen Sie gemeinsam, wie die Patientin die Übung bis zur nächsten Sitzung zumindest einmal selbstständig durchführen kann, und planen Sie das Vorgehen dabei kleinschrittig. Bieten Sie Unterstützung an, etwa in Form einer kurzfristigen Kontaktmöglichkeit (SMS, WhatsApp). Dann erklären Sie, dass die Übung nun auch im Rahmen der aktuellen Sitzung wiederholt wird, da die Wiederholung der Übungen entscheidend für das weitere Vorgehen und zur Vertiefung der korrigierenden Lernerfahrungen ist.

Schritt 2: Vorbesprechung der zweiten Einstiegssituation

Nachdem die Patientin nun die erste Einstiegsexposition, u. a. mit Kontextvariation, durchgeführt hat und die Besprechung der selbstständigen Übungen erfolgt ist, folgt nun die Durchführung der zuvor ausgewählten zweiten Einstiegsexposition. Ausgehend von der relevanten Befürchtung soll sich die Patientin nun in die zweite Situation begeben und eine weitere neue Lernerfahrung machen. Falls noch keine Situation für die zweite Einstiegsexposition ausgewählt wurde, kann dazu das *Arbeitsblatt 6: Meine Angstsituationen und Befürchtungen* (vgl. Kap. 2) genutzt und eine aktuell bestehende und zu bearbeitende Befürchtung ausgewählt werden, die im Rahmen der zweiten Einstiegsexposition überprüft werden soll (vgl. Baustein 9). Neben der Befürchtungsüberprüfung geht es auch darum, die in der ersten Einstiegssituation gesammelten Lernerfahrungen während der Durchführung der zweiten Einstiegsexposition zu festigen und die Methode der Exposition weiter zu erlernen.

Wichtig ist es, anhand des Therapeutenprotokolls (Arbeitsblatt 12) und den Erfahrungen aus der ersten Einstiegssituation, das – noch – vorhandene Sicherheitsverhalten zu benennen, welches nun gezielt möglichst weggelassen werden soll. Wenn möglich, sollten Sie besprechen, welches Alternativverhalten ausgeführt werden kann („Was können Sie stattdessen tun?“).

**Formulierungsbeispiel:
Zweite Einstiegsexposition zur Höhenangst**

Wir werden jetzt gleich gemeinsam die zweite Übung durchführen. Hierbei geht es um die Wiederholung und Festigung Ihrer Lernerfahrung in der Höhensituation. Ihre Aufgabe ist es wieder, sich in der Übung so zu verhalten, dass Sie bestmöglich überprüfen können, ob Sie tatsächlich Ihr Gleichgewicht verlieren. Das wird nicht leicht werden, vermutlich werden Sie wieder Angst erleben. Bitte tun Sie nichts, um sich abzulenken und sich Sicherheit zu verschaffen. Tun Sie nichts, was das Eintreten Ihrer Befürchtung von vornherein verhindern würde. Verzichten Sie hierbei insbesondere darauf, sich zu beruhigen, indem Sie sich sagen, „es kann nichts passieren, es kann nichts passieren …“ Stattdessen wäre es gut, wenn Sie sich bewusstmachen, dass es tatsächlich möglich ist, dass Sie Ihr Gleichgewicht verlieren oder das Geländer abbricht. So können Sie laut aussprechen: „Ich stehe hier in einer Höhe, das Geländer könnte brechen, es ist in den letzten Jahren noch nicht passiert, aber man weiß ja nie. Wie könnte ich die Stabilität des Geländers denn testen?“ oder „Wenn ich allerdings gegen das Geländer falle, könnte dieses brechen. Wie wahrscheinlich ist denn, dass beides zusammen passiert?“

Wie schon aus der ersten Übung bekannt, wird auch vor der zweiten Einstiegssituation die Übung vorbesprochen und gemeinsam mit dem Patienten das Übungsprotokoll (Arbeitsblatt 11) durchgegangen, so wie in Schritt 3 im Baustein 9 beschrieben. Sollte der Patient Probleme mit der Erarbeitung des Übungsprotokolls haben, ist nun die Gelegenheit, Fragen zu beantworten bzw. Unklarheiten zu beseitigen. Nehmen Sie sich dafür genügend Zeit, es ist wichtig, dass der Patient das Übungsprotokoll zukünftig auch allein ausfüllen kann.

Schritt 3: Durchführung der zweiten Einstiegsexposition

Der Ablauf und die Gestaltung der zweiten Einstiegsexposition folgt der gleichen Struktur wie bei der ersten Übung (vgl. Schritt 2 im Baustein 10). Ergänzend kann nun schon ein Vergleich zu den Erfahrungen während der ersten Übung stattfinden. Im Rahmen der Instruktion (vgl. Schritt 1 im Baustein 10) kann zusätzlich exploriert werden, ob sich die Erwartungsangst im Vergleich zur ersten Übung verändert hat. Gleiches gilt für die subjektive Wahrscheinlichkeit des Eintritts der Befürchtung. Genau wie in der ersten Übung geht es um die Überprüfung der Befürchtung und das Erlernen der Exposition. Sicherheitsverhalten und -signale sollten möglichst, so vorhanden und entdeckt, ausgeschlichen werden. Während der Übung erfragt die Therapeutin immer wieder den erlebten Angstverlauf und den Stand der Befürchtungsüberprüfung. Dies geschieht mit den im Baustein 10 beschriebenen Fragen. Auch diese Übung wird erst beendet, wenn der Patient seine Befürchtung erfolgreich überprüft hat.

Schritt 4: Nachbesprechung

Nach Beendigung der zweiten Einstiegsexposition werden die durchgeführten Übungsdurchgänge unter Anwendung der zweiten Seite des Übungsprotokolls (Arbeitsblatt 11) evaluiert. Ergänzt werden diese Informationen durch das Verwenden das Therapeutenprotokolls (Arbeitsblatt 12). Wichtig ist es, am Ende der Besprechung die neuen Lernerfahrungen und Schlussfolgerungen des Patienten aus den Übungen festzuhalten. Dabei generiert der Patient ggf. neue Hypothesen, warum eine Übung gelungen oder misslungen ist. Sind diese Hypothesen im Sinne des Neulernens ungünstig, etwa Attribution von Erfolg auf Zufall, Glück oder die Schwere der Aufgabe, oder Überzeugungen, die aufgrund von Erfahrungsimmunisierung (Rief & Strauß, 2018) entstehen, sollten diese im Hinblick auf die weiteren Expositionen hinterfragt und besprochen werden. Dabei soll der Patient nicht durch Expertenwissen beeindruckt und überzeugt werden. Das Vorgehen an dieser Stelle sollte folgendermaßen ablaufen:

1. *Markieren:* Auf die Bedeutung des Gesagten hinweisen.
2. *Validieren:* Positives Quittieren und Paraphrasieren der Annahme.
3. *Explorieren:* Ein genaues Verständnis der Annahme durch gezieltes Fragen gewinnen.
4. *Konkretisieren:* Die konkreten Auswirkungen der Annahme explorieren.
5. *Operationalisieren:* Die konkreten Auswirkungen der Annahme überprüfbar machen.
6. *Überprüfen:* Eine Übung zum Überprüfen der Annahme gestalten.

Sodann ist es möglich, in einer der nächsten Expositionen die Hypothese bzw. Annahme des Patienten zu überprüfen. Weiterhin ist es an dieser Stelle wichtig, den Patienten für seinen Mut, Engagement und Durchhaltevermögen bei der Exposition zu verstärken.

Schritt 5: Wiederholung der zweiten Einstiegsexposition mit Variation

Auch die zweite Einstiegsexposition wird dann mit Variationen nochmals geübt. Das Vorgehen ist identisch wie im Baustein 10 bei der ersten Einstiegsexposition und folgt dem bekannten Schema:

- Vorbesprechung der zweiten Einstiegsexposition mit Kontextvariation.
- Durchführung und Aufsuchen der zweiten Einstiegssituation mit Kontextvariation.
- Vermeidungsverhalten identifizieren.
- Verlauf von Befürchtungen und Angst erfassen.
- Nachbesprechung.

Schritt 6: Hausaufgabenbesprechung

Nachdem die Patientin auch die zweite Einstiegsexposition mit Kontextvariation durchgeführt hat und die Nachbesprechung stattfand, soll die Patientin nun zusätzlich zu den bisherigen selbstständig durchgeführten Übungen auch die zweite Einstiegsexposition mit Kontext- oder mit Stimulusvariation im Selbstmanagement üben. Einmal mehr ist es an dieser Stelle wichtig, die hohe Relevanz der eigenständig durchgeführten Übungen zu betonen. Auch hier soll die Patientin erneut formulieren, worauf bei der Durchführung zu achten ist (Befürchtung).

3.2.4 Baustein 12: Zwischenbilanz

Ziele der Intervention

- Verlauf der bisherigen Übungen besprechen und Herausarbeiten der bisher erfolgten Befürchtungsüberprüfung
- Bilanz des bisherigen Übungserfolgs (Zwischenfazit)
- Erarbeitung der zu überprüfenden Befürchtungen im Rahmen der individuellen Übungen und Festlegen der weiteren individuellen Übungen
- Hausaufgabenbesprechung

Materialien

- Arbeitsblatt 6: Meine Angstsituationen und Befürchtungen (vgl. Kap. 2)
- Arbeitsblatt 10: Entscheidungshilfe für die Befürchtungsüberprüfung
- Arbeitsblatt 11: Übungsprotokoll
- Arbeitsblatt 12: Therapeutenprotokoll
- Arbeitsblatt 15: Therapieziele – Wo stehe ich?

In der Sitzung „Zwischenbilanz" liegt der Fokus auf dem Verlauf und den Erkenntnissen aus den bisher durchgeführten Übungen. Dabei soll das vom Patienten erworbene störungsbezogene und methodische Wissen exploriert werden. Auch werden die bisher durchgeführten Expositionsübungen inklusive der im alltäglichen Umfeld eigenständig durchgeführten Übungen hinsichtlich der gemachten Lernerfahrungen analysiert und zusammengefasst. Dabei soll darauf geachtet werden, wie der Patient seine Befürchtungen überprüft hat und ob noch Reste von Sicherheitsverhalten zur Bewältigung der Übung erforderlich waren. In diesem Zusammenhang wird exploriert, inwieweit es bisher gelungen ist, das Sicherheits- und Vermeidungsverhalten abzubauen, und ob eine Veränderung hinsichtlich der zentralen Befürchtungen und damit eine Reduktion der Erwartungsangst eingetreten ist. Nachdem eine Zwischenbilanz gezogen wurde, geht es darum, mit dem Patienten die gefürchteten Situationen für die kommenden individuellen Expositionsübungen festzulegen. Danach werden die Hausaufgaben besprochen, die darin bestehen, dass die Patienten weiterhin die Einstiegsexpositionen mit den verschiedenen Variationen durchführen.

Schritt 1: Verlauf der bisherigen Übungen und Herausarbeitung der bisher erfolgten Befürchtungsüberprüfung

In diesem Schritt erfolgt die Analyse aller in den bisherigen Expositionen gesammelten (Patienten-) Übungsprotokolle (Arbeitsblatt 11) und der dazugehörigen Therapeutenprotokolle (Arbeitsblatt 12). Die Erfahrungen, die die Patientin bisher gemacht hat, werden besprochen und es wird darauf geachtet, die neuen Lernerfahrungen konkret und operational herauszuarbeiten. Es empfiehlt sich, die Patientin erst einmal frei über ihre Erfahrungen und Erkenntnisse sprechen zu lassen und danach mit konkreten Fragen im Sinne des „geleiteten Entdeckens" folgende Bereiche genauer zu explorieren:

Abbau von Sicherheits- und Vermeidungsverhalten

- *Ist es Ihnen gelungen, dass Sicherheits- und Vermeidungsverhalten abzubauen?*
- *Welche Unterschiede haben Sie in den Übungen mit und ohne Sicherheitsverhalten festgestellt?*
- *Sind Ihnen in den Übungen bisher neue, bislang nicht bekannte Sicherheits- und Vermeidungsstrategien bewusst geworden?*

Befürchtungen

- *Haben Sie Veränderungen in den Befürchtungen bemerkt?*
- *Konnten Ihre Befürchtungen widerlegt werden?*
- *Führt die Widerlegung der Befürchtungen zu einem Abfall der Angst oder zu neuen Befürchtungen in nachfolgenden Übungen?*
- *Haben Sie eine Idee, worauf die (ausbleibenden) Veränderungen zurückzuführen sind?*

Angstverlauf

- *Hat sich der Verlauf der Angst verändert?*
- *Worauf führen Sie die Veränderungen zurück?*

Zusammenhang von Sicherheitsverhalten, Befürchtungen und Angstverlauf

- *Welcher Zusammenhang von Sicherheitsverhalten, Befürchtungen und Angstreaktion wird deutlich?*

Erst danach werden die Therapeutenprotokolle (Arbeitsblatt 12) hinzugenommen und die damit aufgezeichneten Beobachtungen und Auffälligkeiten in den Expositionsübungen betrachtet. Für aufgetretene Probleme werden mit der Patientin Lösungsstrategien erarbeitet. Ziel ist, dass die Patientin versteht, warum manche Übungen erfolgreicher verlaufen sind als andere. Gleichzeitig dient dies der Erarbeitung alternativer Strategien, um die Probleme der weniger gut verlaufenen Expositionen in den nächsten Übungen zu adressieren und Lösungen auszuprobieren.

Thematisiert werden in der Zwischenbilanzierung also

- das bisher erreichte Ausmaß der Befürchtungsüberprüfung,
- die Erfahrungen hinsichtlich der Symptomtoleranz (Angstverlauf) und
- die Erfahrungen mit der Methode „Exposition".

Folgende Fragen, können hierzu formuliert werden:

Befürchtungsüberprüfung

- *Welche Ihrer Befürchtungen konnten Sie bisher überprüfen?*
- *Wie haben sich diese Befürchtungen im Verlauf der Expositionsübungen verändert?*
- *Was entspricht und was widerspricht Ihren Erwartungen?*
- *Was ist Ihre wichtigste Erfahrung in Bezug auf die Befürchtung?*

Angstverlauf

- *Welche Symptome haben Sie während der Exposition erlebt?*
- *Wie ist es Ihnen gelungen, die Symptome zu tolerieren/auszuhalten?*
- *Haben Sie etwas getan, um die Symptome zu unterdrücken oder zu kontrollieren?*
- *Was entspricht in Bezug auf die Symptome Ihren Erwartungen und was widerspricht ihnen?*
- *Was ist bisher Ihre wichtigste Erfahrung in Bezug auf die Angstsymptome?*

Exposition

- *Was genau müssen Sie für eine erfolgreiche Exposition beachten?*
- *Was sollten Sie tun, um die Exposition erfolgreich zu gestalten?*
- *Entspricht die Methode der Exposition Ihren Erwartungen?*
- *Was ist bisher Ihre wichtigste Erfahrung in Bezug auf die Methode der Exposition?*

Es werden die Erfahrungen und Beobachtungen der Patientin während der selbstständig durchgeführten Übungen exploriert und dabei werden die Gründe herausgearbeitet, warum in der eigenständigen Wiederholung der Übungen ein verändertes Ausmaß an Erwartungsangst und/oder eine veränderte Eintrittswahrscheinlichkeit der Befürchtungen zu beobachten war.

Schritt 2: Zwischenfazit

Für das Zwischenfazit wird das *Arbeitsblatt 15: Therapieziele – Wo stehe ich?* eingesetzt. Der Patient äußert seine Einschätzung über die Wirksamkeit der einzelnen Therapieschritte auf einer Skala von 0 bis 100:

→ Bei einer Bewertung<75: In diesem Fall sollten die Gründe für diese Bewertung ausführlich besprochen werden und im Sinne der schon beschriebenen Operationalisierung sollten die Fehlkonzeptionen verändert werden. Dabei soll erfragt werden, ob und was sich der Patient in Zukunft in der Therapie wünscht.

Hinweis

Hier ist darauf zu achten, dass bei der Beurteilung auch die Symptomatik komorbider Störungen eine Rolle spielt.

→ Bei einer Bewertung ≥ 75: In diesem Fall kann man gemeinsam nach Möglichkeiten zur weiteren Optimierung der Therapie schauen. Verstärkt werden sollen Aussagen von Patienten wie beispielsweise „Besser wäre es, mehr Übungen durchzuführen." oder „Ich möchte mir mehr zutrauen." Dies soll konkretisiert und im Rahmen der Therapie umgesetzt werden.

Sodann werden nochmals die Behandlungsziele formuliert, ggf. auch reformuliert und geprüft, welchen Therapiezielen man sich schon angenähert hat und welche noch offen sind. Die Patienten sollen nun, im Anschluss, die für sie relevanten Erfahrungen aus der Therapie formulieren und aufschreiben. Dazu benutzen Sie Arbeitsblatt 15.

Schritt 3: Erarbeitung der zu überprüfenden Befürchtungen im Rahmen der individuellen Übungen

In den Einstiegsexpositionen haben die Patienten erste Erfahrungen mit der Methode „Exposition" und mit dem Konzept der Befürchtungsüberprüfung gemacht. Sie sollten jetzt in der Lage sein, eigenständig Expositionsübungen durchzuführen und anders mit ihren Sicherheitsstrategien umzugehen. Im nun folgenden Schritt geht es um die *Individualisierung* der Exposition. Zu diesem Zeitpunkt sollte die Patientin das Verfahren der Exposition durch die Durchführung der Einstiegsexpositionen verstanden haben. Daher kann man sich nun den konkreten individuellen Problemsituationen zuwenden. Gemeinsam mit der Patientin betrachten Sie erneut das *Arbeitsblatt 6: Meine Angstsituationen und Befürchtungen* (vgl. Kap. 2). Dabei evaluieren Sie, welche der Befürchtungen aktuell am belastendsten sind. Sodann werden drei adäquate Übungssituationen operationalisiert. Für die individuellen Übungen sollen solche Befürchtungen ausgewählt werden, die persönlich relevante, gut durchführbare und neue Situationen umfassen. Um festzustellen, ob die Auswahl der Situationen nicht durch Vermeidungsmotivation verzerrt wird, sollten Sie die Gründe für die Auswahl dieser Übungen und Varianten detailliert explorieren. Als Experten ihrer Störung sind Patienten jetzt meist schon in der Lage, zur Befürchtung passende Übungssituationen auszusuchen. Allerdings ist die genaue Prüfung durch Sie hinsichtlich der Passung von Befürchtung- und Situationsauswahl unerlässlich.

Ist eine adäquate Befürchtungsüberprüfung nicht möglich, erklären Sie dies transparent und passen die Auswahl der Situation an. Damit die Patientin eine exakte Vorstellung bekommt, was sie erwartet, werden die Situationen und Kontexte ausführlich besprochen, logistische Details geprüft und die Struktur der Übung im Dialog detailliert analysiert. Die so erarbeiteten individuellen Übungssituationen werden in den nächsten Sitzungen in Therapeutenbegleitung durchgeführt.

Motivationsschleife (bei Bedarf). Für den Fall, dass der Patient unsicher ist, Zweifel hat oder sich weigert, seine Befürchtungen im Rahmen der individuellen Übungen zu überprüfen, empfiehlt es sich, den Patienten in seiner Entscheidung zu unterstützen. Dazu können Sie das *Arbeitsblatt 10: Entscheidungshilfe für die Befürchtungsüberprüfung* verwenden (vgl. Schritt 2 im Baustein 9, Kap. 3.2.1). Hier werden dann die bereits erarbeiteten Vor- und Nachteile auf dem Arbeitsblatt nochmals besprochen, um den Patienten im Verständnis der Notwendigkeit und Sinnhaftigkeit der Übung zu unterstützen. Zusätzlich kann es zunächst hilfreich sein, die Befürchtungen des Patienten anhand der Erfahrungen und der Arbeitsblätter zu relativieren.

Formulierungsbeispiel: Umgang mit Zweifeln

Ich kann durchaus verstehen, dass Sie noch unsicher und unentschlossen sind, wenn wir uns Ihre Gründe gegen die Exposition ... (aufzählen) *vor Augen führen. Wenn ich das befürchten ...* (genau benennen) *würde, würde ich es vielleicht auch nicht machen. Wie wird es dann weitergehen in Ihrem Leben? Vielleicht haben Sie Glück und Ihre Befürchtungen verschwinden von selbst irgendwann oder Sie schaffen es, doch noch mit mehr Anstrengung Angst und Befürchtungen zu kontrollieren ...*

Die explorierten Vor- und Nachteile werden nun inhaltlich betrachtet und analysiert. Dabei sollte die therapeutische Haltung Gründe für die Exposition betonen und mit der Technik des „geleiteten Entdeckens" versucht werden, Aspekte, die gegen die Exposition sprechen, zu entkräften. Ein häufiger von Patienten an dieser Stelle geäußerter Vorbehalt ist, dass die Übung zu schwer sei. In diesem Fall werden mit dem Patienten Möglichkeiten besprochen, die Übungssituation(en) zu modifizieren und in einer an die momentane Situation des Patienten adaptierten Version durchzuführen. Im Übungsverlauf und bei den Wiederholungen kann die Übung dann wiederum so modifiziert werden, dass sie für die optimale Befürchtungsüberprüfung geeignet ist. Sollte sich der Patient auch auf die angepasste Version der Übung nicht einlassen, wird eine der bereits erfolgreich durchgeführten Einstiegsexpositionen wiederholt und diese dann Schritt für Schritt für die optimale Befürchtungsüberprüfung modifiziert. Das Vorgehen ist also immer an den Entscheidungen der Patienten ausgerichtet und wird so modifiziert, dass eine erfolgreiche Übung während der Behandlungsstunde stattfinden kann.

Schritt 4: Hausaufgabenbesprechung

In der Folge wird die Hausaufgabe besprochen, die darin besteht, dass die Patientin die bereits durchgeführten Einstiegsexpositionen mit Kontextvariation weiterüben soll. Dazu werden die Befürchtungen, die aktuell noch am stärksten angstbesetzt sind, herausgearbeitet und darauf hingewiesen, dass die Übung, die diese Befürchtung adressiert, am häufigsten geübt werden soll. Auch an dieser Stelle ist nochmal ein Hinweis in Bezug auf die Rahmenbedingungen der Übung wichtig (Logistik, Ort, Zeit etc.).

3.2.5 Baustein 13: Individuelle Expositionsübungen

Ziele der Intervention

- Durchführung der individuellen Übungen und Transfer des bisher Gelernten in eine individuelle Situation
- Fortführung der Befürchtungsüberprüfung und Symptomtoleranz in individuellen Expositionsübungen
- Erlernen von Strategien zur Optimierung des Inhibitionslernens

Materialien

- Arbeitsblatt 11: Übungsprotokoll (mehrfach)
- Arbeitsblatt 12: Therapeutenprotokoll (mehrfach)

In den folgenden Sitzungen liegt der Fokus der Expositionsübungen auf der Bearbeitung der individuellen Problemsituationen des Patienten. Die durchzuführenden Übungen können komplexer und ggf. zeitlich aufwändiger sein. Dies ist besonders bei der Planung der einzelnen Therapiesitzungen zu beachten. Ziel der Sitzungen ist es, im Rahmen der individuellen Expositionsübungen Optimierungsstrategien zur Verbesserung des Extinktionslernens einzuführen und auszuprobieren. Der formale Aufbau der Sitzungen im Rahmen der individuellen Expositionsübungen ist identisch.

Zu Beginn der Sitzung werden die Hausaufgaben mithilfe der Übungsprotokolle besprochen. Danach wird – entsprechend dem Vorgehen bei den Einstiegsexpositionen – jeweils eine der aus der Sitzung zur Zwischenbilanz (vgl. Baustein 12, Kap. 3.2.4) vereinbarten individuellen Übung durchgeführt. Nach der/den durchgeführten Übung(en) werden der Verlauf der Bedrohungserwartungen sowie die Intensität der Angst evaluiert und die Hausaufgaben für das eigenständige Üben besprochen. Wichtig für die Durchführung der Übung(en) im Selbstmanagement ist eine sehr genaue, kleinteilige Beschreibung sowohl der Rahmenbedingungen als auch des Ablaufs der Übung, in deren Fokus wiederum die Widerlegung der individuellen zentralen Befürchtung steht. Wie bei den Einstiegsexpositionen sind die zentralen Aspekte bei der Durchführung der individuellen Expositionsübungen die Befürchtungsüberprüfung, das Ausräumen von Sicherheits- und Vermeidungsverhalten, das Tolerieren von Angstsymptomen während und von Restunsicherheit nach den Übungen. Des Weiteren sollen nun die zusätzliche Strategien zur Optimierung des Extinktionslernens angewandt werden. In den Einstiegsexpositionen stellen die Optimierungsstrategien „Widererlegung der Befürchtung(en)", „Verzicht auf Vermeidungs- und Sicherheitsverhalten" sowie „Kontextvariation" und ggf. „Stimulusvariation" Optionen dar, die je nach Tempo, fortschreitendem Lernen und Vertrautheit mit der Methode „Exposition" von den Patienten angewandt werden können. In den individuellen Expositionsübungen werden diese Strategien durch zusätzliche Techniken erweitert: Die „Stimulusvariation", die „vertiefte Extinktion" sowie die „verstärkte Extinktion" bzw. „affektives Etikettieren und Labeling" kommen nun zur Anwendung.

Allgemeine Struktur für die individuellen Expositionsübungen (bis zu 3 BE)

- Hausaufgabenbesprechung (Schritt 1)
- Vorbesprechung der individuellen Übung (Schritt 2)
- Durchführung der Übung (Schritt 3)
- Hausaufgabenvergabe (Schritt 4)

Beachte. Es kann vorkommen, dass die Patientin im Rahmen der Einstiegsexpositionen die primären Therapieziele hinsichtlich der angestrebten Angstreduktion schon weitestgehend erreicht hat *(rapid responder)*. Dies kann dazu führen, dass es für Sie und die Patientin zunächst schwierig oder artifiziell erscheint, weitere individuelle Übungen und zu überprüfende Befürchtungen abzuleiten. Hier empfiehlt sich die genaue Betrachtung der *Befürchtungshierarchie* mit der Überlegung, welche Situationen weiterhin exponiert werden sollen, damit mithilfe der Anwendung der Strategien zur Optimierung des Extinktionslernens ein Neulernen bzw. eine *Festigung* des Extinktionsgedächtnisses möglich ist. Die Betonung des wiederholten Übens, auch unter der Bedingung, dass kaum noch Symptome auftreten und die Befürchtung längst erfolgreich widerlegt ist, sollte kontinuierlich erfolgen, denn nur durch das wiederholte Üben ist eine Konsolidierung des Gelernten möglich. Damit ist die Wahrscheinlichkeit des Wiederauflebens der Symptomatik geringer (vgl. Pittig et al., 2015).

Zur Erinnerung

Achten Sie auch im Rahmen der individuellen Übungen auf die Do's der Expositionsübungen, die bereits für die Einstiegsexpositionen vorgestellt wurden (vgl. Schritt 1 im Baustein 9, Kap. 3.2.1).

Schritt 1: Hausaufgabenbesprechung

Zu Beginn der Sitzung werden die eigenständig durchgeführten Einstiegsexpositionen, u. U. mit Kontextvariation, mithilfe der vom Patienten ausgefüllten Übungsprotokolle (Arbeitsblatt 11) besprochen. Dabei wird kontrolliert, ob die Befürchtungen im Rahmen der Expositionsübungen korrekt überprüft wurden und ein angemessener Umgang mit eventuell auftretendem Sicherheitsverhalten stattfand. Sie füllen ergänzend zu den ausgefüllten Übungsprotokollen des Patienten (Arbeitsblatt 11) die Therapeutenprotokolle (Arbeitsblatt 12) aus und notieren die Besonderheiten und Probleme in der Durchführung. Der Fokus liegt auf dem Herausarbeiten der besonderen Lernerfahrungen des Patienten. Hat der Patient die vorbesprochene Übung nicht durchgeführt, besprechen Sie dies mit dem Patienten. Es ist wichtig, an dieser Stelle Verständnis für die Schwierigkeiten zu zeigen und zu betonen, dass diese Expositionsübung für das selbstständige Üben noch zu schwer ist und sie diese Übung deshalb nun gemeinsam in der aktuellen Sitzung wiederholen. Unabhängig davon, welcher Grund für das Nichtdurchführen der selbstständigen Übung genannt wird, ist es wichtig, von therapeutischer Seite Verständnis zu zeigen und gemeinsam nach Lösungen zu suchen. Diese sollten so aussehen, dass der Patient die Übung bis zur nächsten Sitzung einmal selbstständig durchführt. Dafür sollte ein genaues Vorgehen geplant werden und der Hinweis auf die Bedeutung des kontinuierlichen Lernens darf nicht fehlen.

Schritt 2: Vorbesprechung der Übungen

Nun geht es darum, die in der letzten Sitzung (vgl. Baustein 12, Kap. 3.2.4) ausgewählten Befürchtungen mithilfe der ebenfalls ausgewählten angstauslösenden Situation zu überprüfen. Auch wenn die Patientin jetzt schon weiß, „wie Exposition abläuft", ist es wichtig, die Übung genau durchzusprechen und die einzelnen Schritte zu planen. Exposition als nachhaltige Methode zum Neulernen erfordert eine bewusste Auseinandersetzung mit externen und internen Reizen und den damit verbundenen Befürchtungen. Nur wenn es uns gelingt, den Fokus der Übung auf die relevanten Aspekte der Situation zu richten, wird die Übung ein Erfolg. Deshalb ist es förderlich, jede Exposition, die während der Behandlung stattfindet, auf diese Weise zu planen. Schließlich soll die Patientin dies nach der Intensivphase der Behandlung kontinuierlich im Selbstmanagement weiterüben. An dieser Stelle wird das *Arbeitsblatt 11: Übungsprotokoll* eingesetzt.

Beachte. Denken Sie daran, bei allen begleiteten Übungen und in der Hausaufgabenbesprechung das Therapeutenprotokoll (Arbeitsblatt 12) auszufüllen. Sie brauchen es in den späteren Sitzungen im Rahmen der Stabilisierung/Rückfallprophylaxe. Achten Sie bei den individuellen Übungen darauf, dass jede Übungssituation und ihre Durchführung so genau wie möglich beschrieben wird und dass der Fokus weiterhin auf der Widerlegung der Befürchtungen liegt. Erinnern Sie den Patienten, dass er weiterhin für jede Übung die Übungsprotokolle (Arbeitsblatt 11) ausfüllt. Die individuellen Übungen nehmen unter Umständen mehr Zeit in Anspruch als die standardisierten Einstiegsexpositionen. Weiterhin ist es wichtig, bei auftretenden Problemen, wenn nötig, zurückliegende Behandlungskomponenten zu wiederholen (z. B. Informationen über Angst oder die Rolle des Vermeidungsverhaltens bei der Befürchtungsüberprüfung). Dazu sollte man sich so viel Zeit wie nötig nehmen. Die hier investierte Arbeit zahlt sich aus, indem der Patient mit besserem Verständnis in die nun folgenden Übungen geht. In Absprache mit dem Patienten können nun auch neue Elemente in die Übungen integriert werden, die diese intensivieren und komplexer gestalten.

Formulierungsbeispiel: Einführung der individualisierten Übungen

Wir werden jetzt gleich gemeinsam die erste individuelle Übung durchführen ... Ihre Aufgabe ist es wieder, sich in der Übung so zu verhalten, dass Sie bestmöglich Ihre Befürchtung ... (Befürchtung benennen) *prüfen können. Das wird nicht leicht werden, vermutlich werden Sie Angst erleben. Es geht darum, Ihre Befürchtung bestmöglich zu prüfen. Das bedeutet, dass Sie nichts tun, um Ihre Angst zu minimieren, zu unterdrücken oder zu vermeiden. Verhalten Sie sich so, dass Sie Ihre Befürchtung überprüfen können. Verzichten Sie hierbei insbesondere auf ...* (das für den Patienten typische Sicherheitsverhalten benennen). *Stattdessen wäre es gut, wenn Sie Ihre ängstlichen Gedanken/Gefühle oder Befürchtungen benennen.*

Bevor Sie die Übung gemeinsam mit dem Patienten durchführen, füllen Sie das Übungsprotokoll (Arbeitsblatt 11) mit dem Patienten aus, wie es in Schritt 3 im Baustein 9 (Kap. 3.2.1) beschrieben ist.

Schritt 3: Durchführung der individuellen Expositionsübungen

Die individuelle Übung wird wie im Baustein 10 (Kap. 3.2.2) beschrieben durchgeführt. Im Folgenden werden nun auch gezielt zusätzliche Strategien zur Optimierung des Extinktionslernens in den einzelnen Durchgängen und über die einzelnen Übungen hinweg eingesetzt. Eine genauere Beschreibung der einzelnen Strategien zur Optimierung des Extinktionslernens finden Sie im Kapitel 3.3.

Durchführung und Aufsuchen der individuellen Expositionsübungen. Nach der Instruktion der Patientin (vgl. Schritt 1 im Baustein 10, Kap. 3.2.2) wird die erste individuelle Situation gemeinsam mit der Patientin aufgesucht. Die Gestaltung der Übung entspricht dem schon beschriebenen Ablauf, mit dem Fokus auf Befürchtungsüberprüfung, Symptomtoleranz und dem Verzicht auf Sicherheitsstrategien (vgl. Baustein 10 und 11, Kap. 3.2.2 und Kap. 3.2.3). Dafür werden Angstverlauf und Stand der Befürchtungsüberprüfung während der Übung regelmäßig erfragt. Nach Absprache werden die verschiedenen Strategien zur Optimierung des Extinktionslernens (vgl. Kap. 3.3) angewandt. Beenden Sie den Übungsdurchgang erst dann, wenn die Patientin ihre benannte Befürchtung ausreichend überprüft hat.

Nachbesprechung. Nach Beendigung der Übung im Rahmen der individuellen Problemsituation des Patienten werden die Übungsdurchgänge unter Anwendung der zweiten Seite von *Arbeitsblatt 11: Übungsprotokoll* nachbesprochen. Hier wird wieder das *Arbeitsblatt 12: Therapeutenprotokoll als* ergänzende Informationsquelle herangezogen, damit die von Therapeutenseite aus getätigten Beobachtungen sowie Besonderheiten und Auffälligkeiten mit dem Patienten besprochen werden. Der Fokus liegt darauf, die in der Übung generierten neuen Lernerfahrungen und Schlussfolgerungen der Patienten herauszuarbeiten. Für die Planung der weiteren Expositionen überlegen sich Patient und Therapeutin, wie sich die noch vorhandenen Befürchtungen in einer nächsten Übung überprüfen lassen.

Schritt 4: Besprechung eigenständiger Übungen

Nachdem die Übung(en) mit Begleitung des Therapeuten erfolgreich beendet und nachbesprochen wurde(n), wird der Patientin die Hausaufgabe aufgegeben, die Übung(en) aus der Sitzung mindestens einmal eigenständig zu wiederholen – wenn möglich mehrfach. Diese Übungen sollen nun zusätzlich zu den bisher durchgeführten Einstiegsexpositionen selbstständig geübt werden. Dazu sollen eine oder mehrere der Strategien zur Verbesserung des Extinktionslernens eingesetzt werden.

3.3 Strategien zur Optimierung des Extinktionslernens

In diesem Kapitel werden die Strategien zur Optimierung des Extinktionslernens detailliert vorgestellt. Wie bereits in Kapitel 1 beschrieben, soll in den Expositionsübungen nachhaltiges Extinktionslernen stattfinden. Aus der Forschung zum Inhibitionslernen wissen wir, dass es Bedingungen gibt, unter denen dieses Lernen besser funktioniert, und aus diesen Bedingungen generieren wir nun die Strategien zur Optimierung des Lernerfolgs bei der Exposition (vgl. Pittig et al., 2015). Im vorliegenden Manual unterscheiden wir deshalb zwischen Basisstrategien, die bereits in den Einstiegsexpositionen angewandt werden, und den „Enhancement"-Strategien (Optimierungsstrategien), die ab den individuellen Übungen eingesetzt werden. Je nach Lernkurve ist es bei flexibler Handhabung der Regeln möglich, schon in der Einstiegsphase ausgewählte Enhancement-Strategien einzusetzen. Folgende Strategien, die das inhibitorische Lernen in der Exposition fördern, können systematisch in den Expositionsübungen eingesetzt werden:

Basisstrategien in jeder Expositionsübung

1) Widerlegung der Befürchtung
Die Übung wird so gestaltet, dass die Befürchtung des Patienten, falls angemessen/indiziert, *eindeutiger* widerlegt wird, als dies in der letzten Übung möglich war.

2) Verzicht auf Sicherheitsverhalten
Identifiziertes Sicherheitsverhalten wird weggelassen bzw. ausgeschlichen. Besprochenes Alternativverhalten wird stattdessen eingesetzt.

3) Kontextvariation
Veränderung der Angstauslösenden Situation, sodass die Übung für die Patienten schwieriger wird.

Enhancement-Strategien, die ab den individuellen Sitzungen zusätzlich eingesetzt werden

1) Stimulusvariation (ggf. schon in den Einstiegsexpositionen)
Wiederholen und Durchführen einer Übung unter anderen und als schwieriger erlebten Umständen (Tageszeit, Stimmung, „schwierigere" Sozialpartner).

2) Vertiefte Extinktion
Mehrere schon erfolgreich exponierte Angstreize werden in einer Übung/in einem Durchgang zusammengeführt.

3) Verstärkte Extinktion bzw. affektives Etikettieren oder Labeling
Bisher vermiedene Komponenten werden in die Wiederholung einer Übung integriert (z. B. angststeigernde Gedanken aussprechen, Körpersymptome werden gesteigert).

3.3.1 Basisstrategien

1. Widerlegung der Befürchtung

Ziel und Begründung. Entscheidend für den inhibitorischen Lernprozess ist die Diskrepanz zwischen Bedrohungserwartungen und dem tatsächlichen Eintreten der Bedrohung in der aufgesuchten Situation (vgl. Kap. 1). In der Exposition soll dem Patienten deutlich werden, dass die befürchtete Bedrohung in der angstbesetzen Situation nicht oder zumindest nicht im erwarteten Ausmaß eintritt (vgl. Pittig et al., 2015).

Vorgehen. Die Patienten formulieren vor jeder Expositionsübung so konkret wie möglich ihre schlimmsten Befürchtungen. Nach der Übung wird überprüft, ob diese Befürchtungen tatsächlich eingetreten sind. Um den Patienten zu ermöglichen, eine neue Erfahrung im Umgang mit ihren Befürchtungen zu machen, sollte die Diskrepanz zwischen den Erwartungen und Befürchtungen der Patienten und den tatsächlich eingetretenen Ereignissen in der Situation möglichst groß sein (Befürchtung: Ersticken; Tatsächliches Ereignis: Gefühl von Atemnot; Befürchtung: Herzinfarkt; Tatsächliches Ereignis: Gefühl eines schnelleren Herzschlages). Um diese Diskrepanz zu verdeutlichen, werden die Patienten nach jeder Übung gefragt, welche der Befürchtungen eingetreten sind und wie das im Verhältnis zu den ursprünglichen Befürchtungen zu bewerten ist. Sodann kommt die Frage, wie wahrscheinlich es ist, dass dieselbe ursprüngliche Befürchtung (z. B. Ersticken) in einer neuen Übung (in einer anderen, vergleichbaren Situation) eintreten wird. Somit werden die Erwartungen der Patienten durch Erfahrungen überprüft und möglicherweise verändert. Auf theoretische Erörterungen, etwa in Form einer kognitiven Disputationstechnik, kann verzichtet werden. Die von den Patienten formulierten Erwartungen, Hypothesen oder Annahmen sollen operationalisiert und somit einer erfahrbaren Überprüfung zugänglich gemacht werden.

Therapeutische Fragen

Im Folgenden sind Fragen aufgelistet, die Sie dem Patienten für die Veränderungen der Befürchtungen stellen können.

Vor der Übung: *Was befürchten Sie, könnte schlimmstenfalls in dieser Situation passieren?*

Nach der Übung: *Inwiefern sind Ihre Befürchtungen eingetreten? Woran haben Sie das gemerkt?*

Beispiele:

- Eine Patientin mit einer Spezifischen Phobie vor Hunden soll in einer Expositionsübung 10 Minuten lang einen Hund streicheln. Im Voraus gibt sie ihre Erwartungen konkret an: Sie ist sich zu 90 % sicher, dass der Hund sie beißen wird. Im Nachhinein wird der tatsächliche Ausgang der Situation im Sinne der Erwartungen besprochen: Der Hund hat sie in dieser Übung nicht gebissen. Nach dieser Erfahrung wird der Patientin die Frage gestellt, für wie wahrscheinlich sie es jetzt hält, dass ein Hund sie in einer anderen Situation (z. B. beim gemeinsamen Autofahren) beißen würde.
- Ein Patient mit Sozialer Phobie soll vor einer Gruppe unbekannter Menschen einen Vortrag halten. Vor dem Vortrag formuliert er seine Befürchtungen: Er könnte unsicher wirken. Mithilfe des Therapeuten wird die Befürchtung konkretisiert. Der Patient befürchtet, dass er sich verhaspeln und versprechen könnte, andere ihn als unsicher und inkompetent betrachten und ihn schlimmstenfalls auslachen könnten. Dass er sich versprechen könnte, nimmt er mit einer Wahrscheinlichkeit von 80 % an; dass andere ihn auslachen, mit 60 %, und dass andere ihn als inkompetent betrachten könnten, nimmt er mit einer Wahrscheinlichkeit von 70 % an. Um die Befürchtung überprüfbar zu machen, wird die Übung folgendermaßen gestaltet: Es wird gemeinsam mit dem Patienten ein Fragebogen erstellt, der alle relevanten Items enthält, dieser wird vor und nach dem Vortrag von dem Patienten ausgefüllt („Wie werden die Zuhörer Sie beurteilen?/ Schätzen Sie ein, wie die Zuhörer Sie beurteilt haben.“) und wird nach dem Vortrag von den Zuhörenden ausgefüllt. Die Auswertungen dieser Fragebögen werden hinsichtlich des Ausmaßes und Eintretens der Befürchtung neue Erkenntnisse für den Patienten erbringen.

Formel (Pittig et al., 2022)

Expectancy violation
(Bedrohungserwartung – Bedrohungseintritt)/Bedrohungserwartung

Beispiel für „Spezifische Phobie; Hundebiss“: (90–0)/90=1

→ Die Erwartung, dass die Patientin mit einer Wahrscheinlichkeit von 90 % von dem Hund gebissen wird, wurde im Rahmen der durchgeführten Exposition (Konfrontation mit Hund) zu 100 % verletzt.

Expectancy change
(Bedrohungserwartung – angepasste Erwartung)/Bedrohungserwartung

Beispiel für „Spezifische Phobie; Hundebiss“: (90–45)/90=0.5

→ Die Erwartung, dass die Patientin von einem Hund gebissen wird, hat sich um 50 % verändert.

Hinweis

- Die Befürchtungen sollten bis zum schlimmstmöglichen Ende erfragt werden:
  - *Was heißt das genau?*
  - *Woran merken Sie, dass das geschieht?*
  - *Was ist daran das Schlimme für Sie?*
  - *Was passiert dann?*

  Nicht auf der Symptomebene (sich verhaspeln, Herzrasen bekommen etc.) stehen bleiben!
- Die Befürchtungen müssen sinnvoll überprüfbar sein: „Ich werde meinen Kindern in ihrer Entwicklung schaden.“ ist z. B. keine sinnvolle Befürchtung für eine Expositionsübung.

2. Verzicht auf Sicherheitsverhalten

Ziel und Begründung. Sicherheitsverhalten sollte im Rahmen der Exposition möglichst reduziert werden. Die Anwendung von Sicherheitsverhalten kann zur Folge haben, dass die Patientin ihre Befürchtung nicht überprüfen kann und das Ausmaß der Angst langfristig verstärkt wird. Kurzfristig erleben Patienten subjektiv eine Erleichterung in der befürchteten Situation, jedoch wird das Neulernen beeinträchtigt, da die Befürchtungsüberprüfung nicht stattfindet: Es findet ein sogenanntes „bedingtes Neulernen“ statt (Salkovskis, 1998). Patienten machen keine neue Lernerfahrung, dass auf den Angstreiz nicht die erwarteten negativen Konsequenzen folgen, sondern erleben, dass durch Vermeidungs- oder Sicherheitsverhalten den befürchteten Konsequenzen vorgebeugt werden kann. Zusätzlich ist die Erwartungsangst unter Einsatz von Sicherheitsverhalten geringer, wodurch eine kleinere Differenz zwischen befürchtetem und tatsächlichem Ausgang der Situation besteht und somit das Extinktionslernen erschwert wird (vgl. Pittig et al., 2015).

Beachte

Die Patientin soll die Gelegenheit haben, die ersten Expositionsübungen unter Anwendung bestimmter Sicherheitsstrategien aufzusuchen. Dies sollte von therapeutischer Seite nicht gefördert, aber auch nicht rigoros verhindert werden. Wichtig ist es, dass das Sicherheitsverhalten im Verlauf der Expositionsübungen abgebaut wird.

Vorgehen. Im Rahmen der Expositionsübungen wird regelmäßig nach den Sicherheits- und Vermeidungsverhaltensweisen der Patientin gefragt. Im Therapieverlauf werden diese von Therapeut und Patientin beobachtet und ausgeschlichen. Durch die erfolgreiche Befürchtungsüberprüfung und die Erfahrung, dass die befürchtete Bedrohung gar nicht eingetreten ist, steigt der Mut, das Sicherheitsverhalten auszuschleichen und schließlich ganz wegzulassen. Dies geht bei einigen Patienten schneller, bei anderen dauert es länger. Dabei spielt der therapeutische Umgang insofern eine Rolle, als die Überprüfung, ob Sicherheitsverhalten vorliegt, eine wichtige Information über die Güte des Neulernens zulässt, und zum anderen, dass die Entpathologisierung des Sicherheitsverhaltens die Patientin mit ihrem Bedürfnis nach Sicherheit ernst nimmt. So lernt die Patientin, ihr Sicherheits- und Vermeidungsverhalten eigenständig zu erkennen und selbstständig darauf zu verzichten.

Therapeutische Fragen

Im Folgenden sind Fragen aufgelistet, die der Patientin während der Exposition zum Vermeidungs- und Sicherheitsverhalten gestellt werden können:
- *Tun Sie gerade etwas, um sich diese Situation zu erleichtern?*
- *Gibt es etwas an der Situation selbst, dass es Ihnen leichter macht, die Angst auszuhalten?*
- *Was hilft Ihnen in diesem Moment, in der Situation zu bleiben?*
- *Hilft Ihnen das, die Situation besser auszuhalten?*
- *Was müssten Sie in dieser Situation anders machen, damit Sie Ihre Befürchtung noch besser prüfen können?*
- *Was müssen Sie an der Situation verändern, damit Sie Ihre Befürchtung noch besser prüfen können?*

Beispiele:
- Ein Patient mit einer Panikstörung hat immer seine Beruhigungsmittel dabei. Diese verwendet er nur, wenn er sehr nervös wird, er verlässt ohne sie jedoch ungern das Haus. Die Therapeutin arbeitet mit dem Patienten darauf hin, zu überprüfen, ob der Patient nervöser ist, wenn er die Beruhigungsmittel zu Hause lässt.
- Eine Patientin mit Sozialer Angst vermeidet den Blickkontakt zum Gegenüber, um weniger autonome Erregung zu empfinden und so nicht zu erröten. Sie ist außerdem sehr mit sich beschäftigt und prüft, wie sie wohl gerade wirkt und ob sie schon dabei ist, zu erröten (sie achtet pedantisch auf die Temperatur ihres Gesichts). Der Therapeut arbeitet mit der Patientin daran, vermehrt Blickkontakt zu halten und die Aufmerksamkeit nach außen zu richten.
- Ein Patient mit Agoraphobie steigt in keine überfüllten Bahnen und nur in Begleitung einer bekannten Person in die Bahn. Der Therapeut arbeitet mit dem Patienten daran, dass der Patient auch in der Rushhour in die Bahn steigt und allein Bahn fährt, indem der Patient z. B. zunächst kurze Strecken alleine fährt und die Therapeutin an einer bestimmten Haltestelle trifft.
- Eine Patientin mit Agoraphobie hat Angst, mit dem Aufzug zu fahren, und beruhigt sich kognitiv („Es ist gleich vorbei.") und fokussiert sich auf einen Punkt im Aufzug. Der Therapeut arbeitet mit der Patientin daran, sich nicht kognitiv zu beruhigen und sich im Aufzug mit ihrer Befürchtung zu konfrontieren.

3. Kontextvariation

Ziel und Begründung. Den Kontext im Rahmen der Expositionsübungen zu variieren, hat eine hohe Relevanz für das Extinktions- bzw. Inhibitionslernen. Ausgehend von lerntheoretischen Erkenntnissen (Bouton, 2004) wissen wir, dass Inhibitionslernen im Vergleich zum Erlernen von Furchtreaktionen sehr kontextspezifisch ist. Diese Spezifizität hat zur Folge, dass eine erfolgreiche Befürchtungsüberprüfung *(positive prediciton error)* nicht ohne weiteres auf andere Kontexte übertragen wird, sodass die Angstreaktion unter anderen Umständen erneut auftritt. Die Variation des Kontextes von Expositionsübungen ermöglicht somit, dass die befürchtete Bedrohung unter mehreren verschiedenen Umständen nicht eintritt, wodurch eine bessere Generalisierung des Extinktionslernens stattfinden kann und das Risiko einer Rückkehr der Angstreaktion reduziert wird (vgl. Pittig et al., 2015).

Vorgehen. Es wird daher empfohlen, den situativen und emotionalen Kontext der Expositionsübungen so weit wie möglich zu variieren. Dazu wird zunächst exploriert, welche Kontextmerkmale für die Patientin besonders angstrelevant sind.

Therapeutische Fragen

Im Folgenden sind Fragen aufgelistet, die der Patientin hinsichtlich der Kontextvariation gestellt werden können:

- *In welcher Situation können Sie es sich nicht vorstellen, diese Angst auszuhalten?*
- *Stellen Sie sich einmal vor, wir wollten irgendetwas an dieser Übungssituation ändern, sodass Sie sagen „Jetzt macht es mir doch wieder mehr Angst." Was müssten wir da ändern?*
- *Was müsste sich an der Situation ändern, damit Sie sagen „Die Befürchtung ist doch wieder da"?*

Beispiele

Variiert werden können
- der Ort der Exposition,
- die Stimmung des Patienten,
- vorausgehende Aktivitäten,
- die Anwesenheit von (Begleit-)Personen,
- die Tageszeit und der Wochentag der Übung sowie
- der zeitlicher Abstand zur letzten Übung.

3.3.2 Enhancement-Strategien

1. Stimulusvariation

Ziel und Begründung. Ziel der Stimulusvariation ist es, den Transfer und die Generalisierung der neueren Erfahrungen im Angstgedächtnis zu maximieren. Dazu wird die Exposition mit mehreren verschiedenen – vorher erfolgreich exponierten – angstauslösenden Reizen nacheinander durchgeführt. Dadurch wird bei der zukünftigen Konfrontation mit den entsprechenden Situationen der Zugriff auf das Extinktionsgedächtnis erleichtert. Das Erlernte ist nicht nur auf eine spezifische Situation und einen bestimmten Reiz („Der große braune Hund beißt mich nicht.") beschränkt, sondern kann auf vergleichbare Reize übertragen werden („Die meisten Hunde beißen mich in der Regel nicht."; vgl. Pittig et al., 2015).

Vorgehen. Für die Stimulusvariation wird eine Vielzahl unterschiedlicher Angstreize über die verschiedenen Expositionsübungen hinweg eingesetzt. Dazu werden zuvor alle angstrelevanten Stimuli des Patienten erfasst. Um die Übung effizient zu gestalten, sollten die Merkmale des Angstreizes variiert werden, die für den Patienten besonders angstbesetzt sind.

Therapeutische Fragen

Im Folgenden sind Fragen aufgelistet, die dem Patienten hinsichtlich der Stimulusvariation gestellt werden können.

- *Wenn Sie an die vergangene Übung denken: Was müsste sich an der Situation ändern, damit Sie Ihre Befürchtung noch besser überprüfen können?*
- *Wie können wir die Übung verändern, um Ihre Befürchtung noch besser überprüfen zu können?*
- *Gibt es etwas, das Ihre Befürchtung noch stärker werden lässt?*

Beispiele:
- Bei einer Spezifischen Phobie: unterschiedliche Rassen von Hunden, unterschiedliche enge Räume, Variation der Größe oder Anzahl von Spinnen.
- Bei sozialer Angst wird die soziale Leistungssituation variiert: z. B. ein spontaner Vortrag über einen bekannten und einen unbekannten Gesprächsgegenstand vor zwei Personen oder vor zehn Personen.

2. Vertiefte Extinktion

Ziel und Begründung. Die vertiefte Extinktion hat zum Ziel, mehrere vorher erfolgreich exponierte Angstreize zugleich zu exponieren, um zu verhindern, dass bei einem möglicherweise zeitgleichen Auftreten dieser Reize nach oder außerhalb der Therapie eine Rückkehr der Angstreaktion erfolgt (vgl. Pittig et al., 2015).

Vorgehen. Während der Übung werden mehrere Angstreize gleichzeitig präsentiert. Dazu werden Angstreize eingesetzt, die zuvor schon einzeln geübt worden sind. Es besteht auch die Möglichkeit, verschiedene Formen von Angstreizen miteinander zu verbinden, wie beispielsweise ein spezifischer Angstreiz mit einer angstauslösenden Situation oder einer gemiedenen Tätigkeit.

Beispiele:
- Ein Patient führt in der ersten Übung eine bisher gemiedene Tätigkeit durch (Joggen), in der zweiten sucht er einen vermiedenen Ort (Einkaufszentrum) auf. In der vertieften Extinktion wird die gemiedene Tätigkeit mit dem gemiedenen Ort kombiniert (der Patient joggt zum Einkaufszentrum und beeilt sich beim Einkauf).
- Eine Patientin (mit der Diagnose einer Panikstörung mit Agoraphobie) vermeidet es, Kaffee zu trinken; sie empfindet, dass die physiologischen Auswirkungen des Koffeins den Symptomen einer sich anbahnenden Panikattacke ähneln. Zuerst wird das Kaffeetrinken exponiert, dann das ebenfalls als bedrohlich empfundene Bahnfahren. Zuletzt trinkt die Patientin in der Bahn einen Kaffee.

- Ein Patient mit Sozialer Phobie spricht fremde Menschen (Interaktion) an und bittet diese zu einem kurzen Interview zur Sozialen Angst (Bewertung).

3. Verstärkte Extinktion bzw. affektives Etikettieren oder Labeling (optional)

Ziel und Begründung. Auch nach einer erfolgreichen Exposition besteht die Möglichkeit, dass Ängste durch Konfrontation mit unangenehmen Reizen und Situationen wieder auftreten. Bei der verstärkten Extinktion werden unangenehme Reize gezielt in den Expositionsübungen zugelassen, um einer Rückkehr der Angstreaktion infolge des Auftretens solcher Reize außerhalb der Therapie vorzubeugen. Somit können Patienten während der individualisierten Expositionen die Erfahrung machen, dass das Erlernte nicht durch aversive Erfahrungen zunichte gemacht wird.

Vorgehen. Es werden besonders unangenehme Reize gezielt in den Expositionsübungen eingesetzt. Patienten tun absichtlich Dinge, die zu einer partiellen Realisierung der Befürchtungen führen können.

Therapeutische Fragen

- *Was müsste passieren, damit sich Ihre Befürchtungen bestätigen?*
- *Welche Gedanken/Vorstellungen/Erinnerungen würden das Eintreten der Befürchtung wahrscheinlicher machen?*
- *Was glauben Sie, müssten Sie tun, um Ihre Ängste wieder hervorzurufen?*

Beispiele:
- Agoraphobie: Der Patient steigt zur Rushhour in eine überfüllte Bahn ein und setzt sich weit von der Tür entfernt hin. Dabei achtet er auf seine Umgebung und Körpersymptome. Der Patient fährt mindestens fünf Stationen. Dies wiederholt er dreimal hintereinander.
- Soziale Angst: Die Patientin führt im Laufe einer Stunde mehrere kurze (z. B. 5-minütige) Gespräche auf einer Party mit den Freunden ihres neuen Partners. Sie stellt den gleichen Personen dieselbe Frage mehrmals (dreimal) hintereinander und äußert ihre Meinung zu verschiedenen Themen. Zwischen den Gesprächen stellt sie sich vor, wie die anderen über sie lachen, sie für komisch halten. Sie hält den Augenkontakt, spricht mit zitternder Stimme.
- Panikstörung: Der Patient läuft für zwei Minuten immer wieder schnell Treppen hoch, um seine Herzfrequenz zu erhöhen und eine Panikattacke zu provozieren. Er wiederholt dies dreimal. Während der Exposition hat er seine Beruhigungsmedikamente und sein Telefon nicht zur Verfügung und konzentriert sich auf seinen schnellen Herzschlag und seine Atemnot. Dabei beschreibt er seine Gefühle und benennt seine Befürchtung „Ich kriege gleich einen Herzinfarkt und ich werde sterben."

Hinweis

Elemente verstärkter Extinktion sollten nur nach genauer vorheriger Absprache und bei gutem Therapiefortschritt des Patienten eingeführt werden.

Es sollten keine negativen Konsequenzen entstehen, die zu realen Nachteilen im Leben des Patienten führen können.

3.4 Ethische Aspekte bei der Durchführung von Exposition

Aus der klinischen Praxis wissen wir, dass zum Teil große Bedenken gegenüber der Anwendung von Exposition bestehen („Exposition ist gefährlich.", „Exposition führt zur Retraumatisierung."). Studienergebnisse zeigen, dass trotz nachgewiesener Wirksamkeit ein Defizit in der Durchführung von Expositionsverfahren im klinischen Alltag besteht (Freiheit, Vye, Swan & Cady, 2004; Neudeck & Einsle, 2010; Pittig & Hoyer, 2018). Kein anderes psychotherapeutisches Standardverfahren wird so häufig infrage gestellt, hat solche Imageprobleme und führt bei Praktikern in solchem Ausmaß zu handwerklichen und persönlichen Problemen. Immer wieder tauchen Berichte über Exposition als unmenschliche Form der Behandlung auf, es wird sogar behauptet, dass Menschenrechte verletzt würden (Richard & Gloster, 2007). Um Expositionsverfahren nicht nur evidenzbasiert korrekt, sondern auch ethisch vertretbar einzusetzen, sollte man die im Folgenden dargestellten Gesichtspunkte beachten.

Informierte Einwilligung. Die Patienten werden über jeden Schritt und jede neue Übung aufgeklärt und stimmen diesen vorher zu. Es reicht nicht aus, nach der Ableitung des Rationals ein einmaliges Einverständnis einzuholen. Jede Übung wird – wie in diesem Kapitel beschrieben – detailliert mit den Patienten vorbesprochen. Wir empfehlen diese Gespräche auch auf Video zu dokumentieren. Vor jeder Übung wird eine kurze zusammenfassende Information über die schon getroffenen Absprachen gegeben, um sicherzugehen, dass der Patient mit dem Vorgehen einverstanden ist. Oft scheint dies gar nicht notwendig, da die Patienten sich selbst schon gut vorbereitet haben und eine hohe Bereitschaft mitbringen. Besonders bei Patienten, die eine ambivalente Haltung gegenüber der Behandlung haben, ist dieses Vorgehen jedoch wichtig (Neudeck, 2015b).

Vergleich mit Alltagssituationen. Manchmal stellen Patienten die Zumutbarkeit und den Sinn von Expositionen infrage. Die vorgeschlagene Übung gehe am Alltag vorbei, es sei unverantwortlich, dies jetzt zu tun, und man kenne niemanden, der oder die so etwas Unvernünftiges tun würde, weil es doch viel zu gefährlich sei. Wir empfehlen, die vorgeschlagene Übungssituation mit dem Verhalten anderer Menschen im alltäglichen Leben zu vergleichen und zu prüfen, ob es nicht mindestens einzelne Menschen gibt, die sich diesen Situationen im Alltag, ohne die von den Patienten befürchteten aversiven Konsequenzen, stellen (Common Sense Vorgehen). Vor dem Hintergrund des Extinktionslernens und der damit verbundenen Reiz- und Kontextvariabilität wird betont, dass optimale Exposition unter verschiedenen Reiz- und kontextualen Bedingungen durchgeführt werden sollte. So kann ein dauerhafter und generalisierter Lernerfolg erzielt werden. Ob sich ein Patient nach einer erfolgreichen Exposition jemals wieder auf diesen bestimmten Turm oder in jenes Kino etc. begibt, ist irrelevant. Wichtig ist ein Neulernen in Bezug auf die Bedrohung bzw. Befürchtung (Neudeck, 2015b).

Organisation der Übungen. Eine Expositionsitzung sollte nicht beendet werden, ohne dass die Patienten ein Erfolgserlebnis gehabt haben. Da unserer Erfahrung nach die zentrale Befürchtung nicht eintritt, führt jede Expositionsübung – wenn sie entsprechend dosiert ist – zu einer positiven Lernerfahrung. Das bedeutet nicht, dass jede Übung mit einer Reduktion der Erwartungsangst und einer Veränderung der Bedrohungserwartungen enden muss. Wichtig ist es jedoch, die Übungen, wenn möglich, zu wiederholen oder dann eine leichtere, einfachere Übung zu finden, damit die Patienten einen positiven Effekt der Exposition bemerken und dann in einer Analyse das weitere Vorgehen sowohl organisatorisch als auch inhaltlich zu planen (Neudeck, 2015b).

Kommt es so nicht zur Stimulusexposition? Reizexposition (oder Stimulusexposition) ist definiert als: „Exposition ohne hinreichende Reaktionsexposition". Bei Patienten ist dies zum Beispiel die Vorgabe, U-Bahn-Fahrten beim ersten Mal über eine, dann drei und dann immer mehr Stationen durchzuführen, statt der Instruktion, so lange in einer U-Bahn zu bleiben, bis die Angst ihren Kulminationspunkt erreicht hat und deutlich wieder abgefallen ist. Steigt der Patient auf der Höhe seiner Panik aus, tritt eine negative Verstärkung seiner Phobie ein. Alleinige Stimulusexposition macht allenfalls Sinn bei Phobien ohne Panikattacken." (Hand, 2013)

Folgt man dem Konzept des Inhibitionslernens, ist weder das Ausmaß der erlebten Angst noch die maximal erlebte Angst oder das Ausmaß, in dem die Angstreaktion abnimmt, entscheidend für den Expositionserfolg. Eine Übung war erfolgreich, wenn sich die Erwartungen hinsichtlich der befürchteten bedrohlichen Ereignisse (z. B. kompletter Kontrollverlust, Herzstillstand infolge des emotionalen Ausnahmezustandes) verändert haben. In diesem Sinne kann keine Stimulusexposition als ungewollter Effekt auftreten.

Aus unserer Sicht braucht es keinen Kulminationspunkt und die einfache Frage „Haben Sie Ihre Befürchtung erfolgreich überprüfen können?" wird ausreichen.

Umgang mit Misserfolgen. Wenn die Patienten nicht genau mit den möglichen Folgen vertraut gemacht wurden, können die Konsequenzen von Expositionen den Therapieerfolg gefährden, denn Hunde beißen tatsächlich manchmal und es ist auch möglich, dass Menschen über das Verhalten von anderen Menschen lachen. Wichtig ist, dass die Patienten darauf vorbereitet sind, Angst zu erleben und das Ziel nicht das Ausschließen von Ereignissen beinhaltet. Andererseits sollen die Übungen jedoch auch so gestaltet werden, dass nichts geschieht, was die körperliche Unversehrtheit der Patienten beeinträchtigen kann (Hundebiss). Überprüft werden immer „gefühlte Überzeugungen" in sicherer Umgebung, d. h. man würde keinesfalls einen Hundephobiker mit einem auf Angriff trainierten Pit-Bull-Terrier in Kontakt kommen lassen; wohl aber mit einem Hund der aggressiv bellt, bei dem jedoch die Wahrscheinlichkeit sehr gut kalkulierbar ist, dass er nicht zubeißt. Gibt es solche Hunde? Ja die gibt es, z. B. im Tierheim oder als Therapiehund trainierte Tiere. Patienten sind z. T. der irrigen Ansicht, es ginge in erster Linie darum, die Situation zu bewältigen, ohne dass etwas Schlimmes passiert. Der Fokus muss deshalb auf dem „Worst Case" der schlimmsten Befürchtung liegen. Aufzüge und U-Bahnen bleiben manchmal wirklich stecken, es entsteht Panik, aber man stirbt nicht. Die Patienten sollen darauf vorbereitet sein. Und deshalb werden auch negative Resultate im Vorfeld besprochen. Exposition kann – ähnlich wie ein Verhaltensexperiment – als ein Test von Wahrscheinlichkeiten, Vorhersagen, Kosten und Nutzen verstanden werden (Neudeck, 2015b).

Exposition außerhalb der Therapieräume. Psychotherapie findet normalerweise in geschützten, geschlossenen Therapieräumen statt. Bei In-vivo-Expositionen wird diese berechenbare Umgebung verlassen, es kommt also zu einer temporären Grenzüberschreitung, worauf die Patienten vorbereitet werden sollen. So kann außerhalb des Therapieraums nicht ausgeschlossen werden, dass die Patienten Bekannte oder Kolleginnen treffen oder dass sie für Dritte als Psychotherapiepatienten erkennbar werden. Für einige Übungen ist es daher besser, eine Zeit und einen Ort zu wählen, an dem sich dann nicht viele Menschen aufhalten. Das kann besonders zu Beginn des Übens sinnvoll sein. Je besser die Reizumgebung kontrollierbar ist, desto mehr können sich Patienten und Therapeuten auf die Übung konzentrieren. Eine respektvolle, wertschätzende Haltung der Therapeuten ist selbstverständlich Voraussetzung, ebenso wie ein flexibles und angemessenes Umgehen mit unvorhersehbaren Ereignissen. Dazu gehört auch, dass man sich gegenüber anderen, nicht beteiligten Menschen diskret verhält (das Abfragen der Erregungsstärke sollte niemand außer dem Patienten hören). Sinnvollerweise werden bestimmte Übungen außerhalb der Wohn- und Alltagsumgebung der Patienten geplant. Für den Fall, dass es zu zufälligen Begegnungen mit Bekannten der Patienten kommt, sollte mit den Patienten eine plausible Coverstory besprochen werden (Neudeck, 2015b).

Kapitel 4
Stabilisierung und Rückfallprophylaxe

Ziele
• Zusammenfassung des Gelernten • Erfassung von Restbefürchtungen und -symptomen • Rückfallprophylaxe • Umgang mit Risikosituationen • Selbstmanagement • Therapieabschluss
Materialien
• Arbeitsblatt 16: Was habe ich gelernt? • Arbeitsblatt 17: Was ist noch da? • Informationsblatt 5: Fortschritte beibehalten • Arbeitsblatt 18: Umgang mit Risikosituationen • Arbeitsblatt 19: Umgang mit Hindernissen • Arbeitsblatt 20: Merkblatt für selbstgeleitete Übungen • Arbeitsblatt 21: Übungsplan für selbstgeleitete Übungen

4.1 Grundlagen zur Rückfallprophylaxe nach dem inhibitorischen Lernmodell

Zentrale Lernerfahrungen aus der Expositionsphase der Therapie waren, dass angstbesetzte Befürchtungen und erwartete Bedrohungen nicht oder mit einer sehr viel geringeren Wahrscheinlichkeit als erwartet eintreten werden (CS - noUS[5]). Betroffene konnten also die Erfahrung machen, dass befürchtete Konsequenzen nicht oder mit sehr viel geringerer Wahrscheinlichkeit eintreten als gedacht: Die Panikattacke führte nicht zum Herzinfarkt, den Vortrag zu halten, war nicht mit Ohnmacht verbunden, oder die Fahrt im Aufzug führte nicht zu vollkommenem Kontrollverlust. Einige Patienten haben auch die Erfahrung gemacht, dass selbst beim Eintreten der befürchteten Konsequenzen, beispielsweise bei sozialen Ängsten ausgelacht oder angestarrt zu werden, diese entgegen der anfänglichen Annahme aushaltbar waren.

Nachdem also nun Korrekturen dieser Bedrohungserwartungen stattfinden konnten, braucht es

1) *Stabilisierung* des Gelernten,
2) *Erweiterung* des Gelernten auf andere Situationen und Umstände sowie
3) *Vorbeugung* eines erneuten Auflebens der Angst durch z. B. ungünstige Verhaltensweisen.

Um alle drei Aspekte in der Abschlussphase der Therapie bestmöglich zu erreichen, ist es von großer Bedeutung, Patientinnen grundlegend zum weiteren und ausgedehnten Üben zu motivieren. Dafür sollten sich die Übungen an den individuellen *Rest*befürchtungen und *Rest*symptomen der Patienten orientieren.

5 CS = konditionierter Stimulus; noUS = kein unkonditionierter Stimulus; vgl. auch Tab. 1 im Kap. 2.1.1

Die Notwendigkeit zu intensivem und individuell angepasstem Üben ergibt sich aus den Erkenntnissen des inhibitorischen Lernmodells, wonach neben der in der Therapie etablierten neuen Verbindung CS – noUS (z. B. Bus – keine Panikattacke) immer noch die alte angstauslösende Verbindung CS – US (z. B. Bus – Panikattacke) bestehen bleibt (Bouton et al., 1993). Die aufgebauten „neuen" Verbindungen sind damit nicht immer ganz im Vordergrund, die „alten" assoziativen Verbindungen nie ganz gelöscht. Die alten und neuen Verbindungen konkurrieren also miteinander, woraus sich als therapeutisches Ziel ableiten lässt, die neuen Verbindungen soweit wie möglich zu stärken. Dann sollten die neu gelernten Assoziationen CS – noUS (z. B. Bus – keine Gefahr) dominieren.

Zur Stabilisierung und Erweiterung des Gelernten sowie zur Vorbeugung eines erneuten Auflebens der Angst ist es insbesondere wichtig, das weitere therapeutische Üben entlang des Wissens um Rückfallphänomene zu gestalten (Craske et al., 2014; Myers & Davis, 2007). Die wichtigsten dieser Phänomene sind:

1) *Spontanerholung (spontaneous recovery):* Die Rückkehr der Angst im Laufe der Zeit infolge fehlenden Übens, da die „neue" Verbindung (Bus – keine Gefahr) durch fehlende korrektive Erfahrungen abschwächt. (Beispiel: Nach dem Ende der Therapie steigt die Angst vor dem Busfahren mit der Zeit ohne weiteres Üben wieder an.)
2) *Erneuerung der Angst in neuen Kontexten (renewal):* Das Wiederauftreten von Angst in Situationen oder unter Umständen, in denen bisher keine Übungen durchgeführt wurden (Beispiel: Angst im Bus bei einer längeren Reise, nachdem bisher ausschließlich im Stadtbusbereich geübt wurde.)
3) *Wiedereinstellen von Angst (reinstatement):* Das Auftreten aversiver Erlebnisse jeglicher Art oder auch spezifisch in Bezug auf die Angst nach der Therapie (Beispiel: Die Angst vor dem Busfahren nimmt nach Ende der Therapie erneut zu, nachdem bei sommerlichen Temperaturen im Bus erhöhter Herzschlag und Schwitzen aufgetreten sind, oder nach einem Arbeitsplatzverlust steigt die Angst erneut an.)

Es gibt Hinweise darauf, dass es infolge einer Konfrontationstherapie hilfreiche Transfereffekte des inhibitorischen Lernens auf Situationen gibt, die in der Therapie bisher noch nicht geübt wurden (Richter et al., 2021). Praktisch bedeutet das, dass in der Abschlussphase nun ganz neue Situationen mit weniger Angst verbunden sein sollten. Obwohl dies für einige Patientinnen mehr zutreffen wird als für andere und eine gewisse (Erwartungs-)Angst sicherlich in dieser Phase auch bei ungeübten Situationen vorhanden sein wird, sollten sich Therapeuten dieses Effekts bewusst sein, da er gut genutzt werden kann, um Patienten zum weiteren Üben zu motivieren.

Hinweis

Insgesamt gilt für das therapeutische Vorgehen in der Abschlussphase:

So viel wie möglich üben! In so vielen verschiedenen Situationen und unter so unterschiedlichen Bedingungen wie möglich! Es ist außerdem von Vorteil, sich hin und wieder einer befürchteten (Teil-)Konsequenz bewusst auszusetzen!

Besonders wichtig ist es, sich nicht von (spontanem) Wiederauftreten von Befürchtungen, Angst oder Symptomen verunsichern zu lassen!

Bevor auch in der Abschlussphase der Fokus auf weiteres Üben gelegt wird, empfiehlt es sich zunächst, den Ist-Zustand zu erfassen. Dabei sollte neben der Erfassung des bisher Erreichten festgehalten werden, welche Restbefürchtungen und -symptome es in Bezug auf die Angst gibt, aber auch, welche anderen Probleme (z. B. depressive Symptome) noch vorliegen. Dieses Wissen ist insbesondere für die Gestaltung weiterer individueller Übungen in der Abschlussphase von Bedeutung. Bevor ein Übungsplan erstellt werden kann, sollten die Patientinnen Wissen um Phänomene des Wiederauftretens von Angst erlangen, um daraus abgeleitet die Notwendigkeit des weiteren Übens zu verdeutlichen und die Motivation zu steigern.

Auch der Umgang mit Risikosituationen und Hindernissen sollte thematisiert werden. Zusätzlich tragen aktuelle Belastungen (z. B. drohende Arbeitslosigkeit oder familiäre Konflikte) ein Risiko für erneutes Angsterleben. Solche Faktoren können aber auch schlicht ein Hindernis für die Durchführung von Übungen sein. Zwar kann es auch in der Abschlussphase indiziert sein, therapeutenbegleitete Übungen durchzuführen, wenn beispielsweise unklar ist, ob das Patientenverhalten in der Situation konform mit dem inhibitorischen Lernmodell ist. In der Regel führt die Patientin die gemeinsam im Therapieraum erarbeiteten Übungen jedoch in dieser Phase allein im Selbstmanagement durch. Die Übungen sollten dann gemeinsam mit der Therapeutin vor- und nachbesprochen werden. Die Sitzungen können dann in immer größeren Abständen von mehreren Wochen durchgeführt werden.

Im Detail sollte die Selbstmanagement- bzw. Abschlussphase also folgende Behandlungsbausteine umfassen:

- Baustein 14: Zusammenfassung des bisher Gelernten (und was sich daraus für die Zeit nach der Therapie ableitet)
- Baustein 15: Restbefürchtungen und -symptome erfassen
- Baustein 16: Rückfallprophylaxe (Umgang mit Risikokonstellationen und Hindernissen)
- Baustein 17: Selbstgeleitete Übungen
- Baustein 18: Auffrischungssitzungen mit Nachbesprechung der Übungen
- Baustein 19: Abschluss

In den folgenden Kapiteln werden die einzelnen therapeutischen Bausteine der Abschlussphase ausführlich dargestellt.

4.2 Behandlungsbausteine in der Selbstmanagementphase

Ohne in jedem folgenden Behandlungsbaustein einzeln darauf einzugehen, ist es in jeder Sitzung der Abschlussphase von großer Bedeutung, dass selbstgeleitete Übungen, die als Hausaufgabe durchgeführt werden, zu Beginn einer Sitzung nachbesprochen und neue Übungen zum Ende einer Sitzung geplant werden. Die Durchführung und das Ergebnis der Befürchtungsüberprüfung werden weiterhin anhand der Übungsprotokolle (Arbeitsblatt 11, vgl. Kap. 3) besprochen.

4.2.1 Baustein 14: Zusammenfassung des bisher Gelernten

Ziele der Intervention

- Zusammenfassung der Erfahrungen aus bisherigen Übungen
- Herausarbeitung der Lernerfahrungen aus den Übungen
- Ableitung, wie das bisher Gelernte in die Zeit nach der Therapie integriert werden kann

Materialien

- Arbeitsblatt 11: Übungsprotokoll (vgl. Kap. 3)
- Arbeitsblatt 12: Therapeutenprotokoll (vgl. Kap. 3)
- Arbeitsblatt 16: Was habe ich gelernt?

Mit Beendigung der therapeutengeleiteten Übungen wird die Therapeutin nun gemeinsam mit den Patienten über das bisher in der Therapie Erreichte Bilanz ziehen. Anhand ausgewählter bereits bearbeiteter Übungs- und Therapeutenprotokolle (vgl. Arbeitsblatt 11 und 12) werden Erfolge und Probleme der Expositionsphase diskutiert und Schlussfolgerungen gezogen. Da die Patientinnen seit der letzten therapeutenbegleiteten Übung sicherlich weitere Übungen durchgeführt haben, empfiehlt es sich an dieser Stelle außerdem, diese Übungen zu besprechen.

Erfahrungsgemäß gelingt die Zusammenfassung des bisher Gelernten im Rahmen einer 50-minütigen Sitzung. In dieser Sitzung bedarf es wegen der vielen zu besprechenden Übungen und des Herausarbeitens der individuellen Lernerfahrungen allerdings einer guten Struktur und Vorbereitung von therapeutischer Seite.

Schritt 1: Zusammenfassung aller bisherigen Übungen und deren Verlauf

Die Therapeutin sollte vor der Sitzung eine Auswahl der im Sinne des Rationals bedeutsamsten Übungen aus der Expositionsphase treffen. Es ist empfehlenswert, nicht mehr als fünf Übungen gleichzeitig zu besprechen. Fragen Sie, welche Erfahrungen gemacht wurden. Lassen Sie die Patienten frei schildern, es ist jedoch wichtig, folgende Punkte anzusprechen:

Ob die Übungen im Sinne des Therapierationals korrekt durchgeführt wurden (z. B. soweit ohne Sicherheitsverhalten, dass neue Erfahrungen überhaupt möglich wurden).

Welche Erfahrungen bezüglich der Befürchtungen gemacht wurden.

Relevante Aspekte für die zusammenfassende Nachbesprechung von Übungen aus der Expositionsphase

Optimale Durchführung der Übungen

- Ist es gelungen, sich auf die Übungen einzulassen (z. B. in die Situation zu gehen, statt am Rand stehenzubleiben)?
- Ist es gelungen, Sicherheits- und Vermeidungsverhalten weitestgehend abzubauen oder zumindest sehr merklich zu reduzieren?
- Gab es sonstige Schwierigkeiten (z. B. zu wenig konkrete Befürchtungsformulierung)?
- Wurden Optimierungsstrategien eingesetzt, wenn ja, welche?
- usw. ...

Erfahrungen in Bezug auf die Befürchtungen

- Sind Befürchtungen eingetreten?
- Wenn nein, worauf führen Sie das zurück? Was bedeutet das?
- Wenn ja, in welchem Ausmaß sind Befürchtungen eingetreten und wie schlimm war es?
- Gibt es Veränderungen in Bezug auf die Wahrscheinlichkeit, mit der Sie denken, dass Ihre Befürchtungen eintreten?
- Hat sich an der Salienz der Kernbefürchtungen (wie schlimm wäre es) etwas verändert?
- usw. ...

Erfahrungen mit dem Angstverlauf

- Gibt es eine Veränderung in der Stärke der Angst oder Vermeidung?
- Worauf, denken Sie, sind die Veränderungen zurückzuführen?
- Was haben Sie über den Zusammenhang von Vermeidungsverhalten, Befürchtungen und Angstreaktion gelernt?
- usw. ...

Es ist an dieser Stelle besonders wichtig, bisher aufgetretene Schwierigkeiten in den Übungen zu sammeln und – falls weiterhin bestehend – zu besprechen, wie diese aufgelöst werden können. Als Besprechungsgrundlage eignet sich das Therapeutenprotokoll (Arbeitsblatt 12), auf dem in der Expositionsphase Probleme und Schwierigkeiten notiert wurden. Mögliche Schwierigkeiten sind neben dem Einsatz von Sicherheits- und Vermeidungsverhalten, mangelnde Überprüfbarkeit einer Befürchtung durch unpräzise Befürchtungsformulierungen und daraus entstehend eine ungünstige Situationsgestaltung, zu leichte oder zu schwierige Übungen oder fehlende Korrektur von Bedrohungserwartungen nach einer neuen Erfahrung.

Schritt 2: Lernerfahrungen herausarbeiten

Aufgrund der vielen Inhalte, die in dieser Sitzung besprochen wurden, ist es günstig, am Ende der Sitzung die bisherige Lernerfahrung aus allen Übungen auf den Punkt zu bringen und schriftlich zu formulieren. Dafür eignet sich das *Arbeitsblatt 16: Was habe ich gelernt?* Fragen Sie außerdem, welche Bedeutung diese Erfahrungen für das zukünftige Leben und Handeln haben, insbesondere für den zukünftigen Umgang mit der Angst. Lassen Sie die expliziten Lernerfahrungen aufschreiben. Mit Lernerfahrungen sind dabei die Beobachtungen aus der Therapie gemeinsam mit den Konsequenzen für die Zukunft gemeint.

4.2.2 Baustein 15: Restbefürchtungen und -symptome erfassen

Ziele der Intervention
• Erfassung von Restbefürchtungen und Restsymptomen • Herausarbeitung von Folgeproblemen und/oder komorbiden Störungen, die bislang noch nicht adressiert worden sind
Materialien
• Arbeitsblatt 6: Meine Angstsituationen und Befürchtungen (vgl. Kap. 2) • Arbeitsblatt 17: Was ist noch da?

Um Patienten zu befähigen, mehr und mehr Übungen eigenständig durchzuführen, ist es an dieser Stelle von großer Bedeutung, Befürchtungen zu erfassen, die nach wie vor mit einer hohen *Eintrittswahrscheinlichkeit* und damit höchstwahrscheinlich auch mit höherer Erwartungsangst und verstärktem Sicherheits- und Vermeidungsverhalten einhergehen. Gleichzeitig sollten auch solche Befürchtungen erfasst werden, deren Eintritt zwar mit einer geringeren Eintrittswahrscheinlichkeit eingeschätzt wird als zuvor, deren Eintreten aber als sehr aversiv wahrgenommen wird (hohe *Salienz der Befürchtung*, z. B. ausgelacht zu werden). Auch *Restsymptome* der Angst sollten erfasst werden, insbesondere sollte nach solchen gefragt werden, die in Zusammenhang mit Befürchtungen stehen (z. B. Schwitzen bei sozialer Phobie oder Schwindel bei Panikattacken).

Darüber hinaus kann an dieser Stelle besprochen werden, welche Auswirkungen die Erfahrungen aus der Angstbehandlung für andere belastende Lebenssituationen und komorbide Probleme haben. Damit werden neben der Angst bestehende andere Themen angesprochen, für die im Therapieverlauf bisher weniger Raum war. Das können soziale oder psychische Folgeprobleme sein, die sich aus der Angststörung ergeben haben, wie depressive Verstimmungen infolge von angstbezogenem Vermeidungs- und Rückzugsverhalten, oder von der Angst unabhängige komorbide Probleme. Es empfiehlt sich, an dieser Stelle auch nach *positiven* sozialen oder anderen Veränderungen zu fragen, die sich möglicherweise im Verlauf der Therapie ergeben haben (z. B. mehr Mobilität und dadurch entstandene Konsequenzen für Partnerschaft oder Familie).

Je nach Art der Probleme ist zu entscheiden, wie und mit welchen Methoden in der Sitzung darauf eingegangen werden kann. Gegebenenfalls wird auch schon seit einigen Sitzungen deutlich geworden sein, dass komorbide psychische Symptome behandlungsbedürftig sind und sich an die jetzige Therapie weitere Sitzungen zu diesem Zweck anschließen werden.

Um die Angst- und assoziierten Probleme zu erfassen, sollten je nach Umfang der Restbefürchtungen und -symptome eine bis drei 50-minütige Sitzungen eingeplant werden. Der Fokus sollte dabei darauf liegen, dass ein Transfer des bisher Gelernten (die Bedrohung tritt nicht ein oder nur sehr abgeschwächt und ist aushaltbarer als gedacht) auf ähnliche Probleme im Leben der Patientinnen erfolgt.

Schritt 1: Identifikation und Sammlung von Restbefürchtungen und Restsymptomen

Als konkrete Vorgehensweise eignet sich das bekannte *Arbeitsblatt 6: Meine Angstsituationen und Befürchtungen*, das die Patienten hier erneut einschätzen:
- Mit wieviel Angst sind die aufgeführten Situationen noch verbunden und
- als wie bedrohlich werden die Befürchtungen noch erlebt?

Dazu können Patientinnen die aktuellen numerischen Einschätzungen mit einer anderen Farbe eintragen. Wenn sich im Verlauf der vergangenen Expositionsphase neue Erkenntnisse ergeben haben, beispielsweise was konkret die befürchtete Konsequenz in einer Situation bedrohlich macht, kann auch ein neues Arbeitsblatt verwendet werden. Sollte sich die Einschätzung gegenüber dem Anfang der Therapie wenig bis gar nicht verändert haben, sollte an dieser Stelle erkundet werden, warum sich die Angst/Bedrohlichkeit noch nicht verändert hat.

Zusammenfassend kann an dieser Stelle dann der erste Teil des *Arbeitsblattes 17: Was ist noch da?* ausgefüllt werden. Nehmen Sie dafür auch Bezug zum bereits am Anfang der Therapie ausgefüllten *Arbeitsblatt 9: Therapieziele - Was will ich erreichen?* und *Arbeitsblatt 15: Therapieziele - Wo stehe ich?* und halten Sie fest, welche Therapieziele noch nicht oder nicht ausreichend erreicht sind.

Hinweis

Für jede in der Therapie überprüfte Befürchtung muss in letzter Konsequenz eine Restunsicherheit ausgehalten werden, da in zukünftigen Situationen nicht mit hundertprozentiger Sicherheit das Eintreten der potenziellen Bedrohung ausgeschlossen werden kann. Absolute Sicherheit bezüglich des Nicht-Eintretens von Befürchtungen ist nicht realitätskonform und eignet sich daher nicht als Therapieziel. Nach der bestmöglichen Überprüfung von Befürchtungen sollten Patienten daher lernen, das bestehende Restrisiko „in Kauf zu nehmen", anstatt weiterhin mit Vermeidungsverhalten darauf zu reagieren. Auch Sicherheitsverhalten, das darauf abzielt, Situationen wiederholt aufzusuchen, um sich das Nicht-Eintreten der Befürchtung repetitiv zu bestätigen, sollte abgebaut werden.

Schritt 2: Assoziierte Probleme und Belastungen erfassen und bearbeiten

Zur schriftlichen Erfassung von über die Angst hinausgehenden Symptomen, Schwierigkeiten und Problemen eignet sich der zweite Teil des *Arbeitsblattes 17: Was ist noch da?* Hier können komorbide Symptome, körperliche Erkrankungen, finanzielle oder arbeitsbezogene Probleme, soziale, partnerschaftliche oder familiäre Konflikte und Belastungen erfasst werden. Ein typisches Folgeproblem ist außerdem, dass es bei langjährig bestehender Angststörung häufig zu massivem sozialem Rückzugsverhalten und in der Konsequenz zu depressiven Symptomen kommt. Weitere Probleme können im beruflichen Umfeld, z.B. durch Fehlzeiten, Vermeidung bestimmter Aufgaben etc. oder in der Partnerschaft und Familie entstanden sein.

Auf Basis dieser Zusammenfassung kann mit Patientinnen individuell besprochen werden, welche Auswirkungen die Erfahrungen aus der Angstbehandlung für diese Probleme, Schwierigkeiten und komorbiden Symptome haben und inwiefern weitere Schritte zur Bewältigung, therapeutenbegleitet oder selbstgeleitet, angestoßen werden sollten (z.B. Aktivitätsaufbau, Gespräche mit Arbeitgeber/Arbeitgeberin, Familienberatung etc.).

4.2.3 Baustein 16: Rückfallprophylaxe

Ziele der Intervention
• Wissensvermittlung zu Risikophänomenen • Herausarbeiten von individuellen Risikofaktoren und den Bedingungen für ein Wiederauftreten der Angstsymptomatik • Vermitteln der Bedeutung von Variationsstrategien beim weiteren Üben
Materialien
• Informationsblatt 5: Fortschritte beibehalten • Arbeitsblatt 18: Umgang mit Risikosituationen • Arbeitsblatt 19: Umgang mit Hindernissen

Schritt 1: Psychoedukation zur Rückfallprophylaxe

Im ersten Schritt sollten Patienten dafür sensibilisiert werden, unter welchen Umständen eine Befürchtung erneut stärker, Vermeidungsverhalten häufiger und damit auch Angst wieder intensiver auftreten kann. Es ist sinnvoll, hierfür Bezug auf das inhibitorische Lernmodell zu nehmen und die daraus ableitbaren Rückfallphänomene der Spontanerholung, der Erneuerung der Angst in neuen Kontexten sowie des Wiedereinstellens von Angst zu besprechen. Für einen besseren Überblick finden Sie diese Informationen auch auf dem *Informationsblatt 5: Fortschritte beibehalten*. Betonen Sie, dass die alten Gedächtnisassoziationen, welche Gefahr signalisierten, in der Therapie nicht für immer gelöscht, sondern lediglich durch neue Erfahrungen ergänzt werden konnten. Weisen Sie dabei auf die Möglichkeit hin, dass unter bestimmten Umständen erneut die Assoziationen dominieren können, welche Gefahr signalisieren, und betonen Sie, dass es aus diesem Grund besonders wichtig ist:

- zu wissen, unter welchen Umständen das Risiko eines Rückfalls erhöht ist (z.B. durch fortschreitende Zeit),
- bewusst zu beobachten, ob Befürchtungen und Vermeidungsverhalten erneut stärker werden, um dann
- weiterhin mithilfe von Optimierungsstrategien zu üben.

Insbesondere der Übungsaspekt unter Einsatz der Optimierungsstrategien wird nun eine wichtige Rolle einnehmen. Das neu Gelernte wird langfristig stabilisiert und generalisiert, sodass Rückfälle weniger wahrscheinlich werden. Hierfür sind Strategien wie Stimulus- und Kontextvariation, vertiefte und verstärkte Extinktion von großer Bedeutung. Zur Verdeutlichung dieser Prinzipien kann ebenfalls das *Informationsblatt 5: Fortschritte beibehalten* herangezogen werden.

Betonen Sie außerdem an dieser Stelle erneut, dass absolute Sicherheit bezüglich des Eintretens von Befürchtungen genau so wenig mit der Lebensrealität übereinstimmt wie vollkommene Symptomfreiheit. Beides kann daher kein Ziel nach Beendigung der Therapie sein! Bereiten Sie die Patientinnen also darauf vor, dass neben bestmöglichem Üben auch eine gewisse Symptom- und Unsicherheitstoleranz notwendig und förderlich sein werden.

Schritt 2: Umgang mit individuellen Risikosituationen und Hindernissen

Risikosituationen. Ausgehend von den auf dem Informationsblatt 5 beschriebenen Rückfallphänomenen, die grundsätzlich alle Patienten betreffen, sollten in einem nächsten Schritt individuelle Risikokonstellationen antizipiert werden. Anhand des *Arbeitsblattes 18: Umgang mit Risikosituationen* kann daher individuell für die zukünftigen Risiken eines jeden Patienten ein günstiger Umgang erarbeitet werden. Es empfiehlt sich, dafür unbedingt an den individuellen Gegebenheiten der Patientinnen anzusetzen, das kann beispielsweise folgende Konstellationen umfassen:

- wenn es nach Abschluss der Therapie viele „offene" Angstsituationen gibt, in denen bisher keine Befürchtungsüberprüfung stattfand. Dies kann das Risiko für erneutes Auftreten von Angst erhöhen.
- wenn in den bisherigen Übungen kaum bis gar nicht die Erfahrung gemacht wurde, dass unter komplettem Verzicht auf Sicherheitsverhalten die Befürchtung nicht eingetreten ist.

Anhand des *Arbeitsblattes 18: Umgang mit Risikosituationen* kann für ganz konkrete Risikosituationen der Patienten ein konstruktiver Umgang vorgeplant werden. Die grundsätzliche Botschaft sollte sein, entsprechende Übungen durchzuführen - und zwar unter Einsatz der Optimierungsstrategien und unter Verzicht auf Sicherheits- und Vermeidungsverhalten.

Hindernisse. Es ist darüber hinaus günstig, Barrieren zu identifizieren, die Patientinnen daran hindern, in notwendigem Umfang Übungen durchzuführen bzw. sich mit der Angst weiterhin auseinanderzusetzen. Mithilfe des *Arbeitsblattes 19: Umgang mit Hindernissen* kann dann erarbeitet werden, welche Hindernisse existieren bzw. zu erwarten sind und wie diese Hindernisse abgebaut werden können. Innere Hindernisse können beispielsweise Mutlosigkeit, unangemessene Ziele wie „angstfrei" zu leben oder geringes Selbstvertrauen sein. Äußere Hindernisse wären z. B. Zeitmangel, hohe Leistungsanforderungen oder chronische Belastungen.

4.2.4 Baustein 17: Selbstgeleitete Übungen

Ziele der Intervention
• Stärkung der Motivation für das selbstgeleitete Weiterüben • Planung von Übungen im Selbstmanagement • Wissensvermittlung zum Unterschied zwischen therapeutischen und Alltagsübungen
Materialien
• Arbeitsblatt 6: Meine Angstsituationen und Befürchtungen (vgl. Kap. 2) • Arbeitsblatt 20: Merkblatt für selbstgeleitete Übungen • Arbeitsblatt 21: Übungsplan für selbstgeleitete Übungen

Bereiten Sie Patienten nun darauf vor, dass die notwendigen Übungen ab jetzt vorrangig allein im Selbstmanagement durchgeführt werden. Je nach individueller Ausgestaltung der Therapie können Sitzungen ab hier in längeren Abständen angeboten werden, vorausgesetzt die Patientinnen sind grundsätzlich mit dem optimalen Übungsvorgehen vertraut.

Schritt 1: Vermittlung der Rolle von selbstgeleiteten Übungen

Motivieren Sie die Patienten zum kreativen und kontinuierlichen Weiterüben! Betonen Sie dabei die Rolle von Optimierungsstrategien ebenso wie die Wichtigkeit, Befürchtungen in bisher noch vermiedenen Situationen zu überprüfen. Es lohnt sich an dieser Stelle aus motivationaler Sicht auch, auf hilfreiche Transfereffekte in ungeübten Situationen (vgl. Kap. 4.1) hinzuweisen. Wir empfehlen außerdem, sich im Umgang mit der Angst individuell relevante Ziele für die nächsten Wochen und Monate bewusst zu machen, da dies erfahrungsgemäß sehr motivierend auf die selbstgeleiteten Übungen wirkt. Mithilfe des *Arbeitsblattes 20: Merkblatt für selbstgeleitete Übungen* können Ziele in Bezug auf die Angst, aber auch darüber hinaus (z. B. will täglich 30 Min. Sport machen) formuliert werden. Ziele sollten möglichst konkret, verhaltensnah und im Sinne von Annäherungszielen formuliert werden. Für das Verfolgen der Ziele, die sich auf die Angst beziehen, sollte auch an dieser Stelle wieder die Rolle von Optimierungsstrategien wie Stimulus- und Kontextvariation sowie verstärkte oder vertiefte Extinktion hervorgehoben werden.

Formulierungsbeispiel:
Die Rolle selbstgeleiteter Übungen

Nachdem Sie nun so viel Anstrengung aufgebracht haben, um sich mutig mit Ihren Befürchtungen auseinanderzusetzen, haben Sie schon eine ganze Menge Neues über Ihre Angst und Befürchtungen erfahren. Überlegen Sie, wo Sie noch vor wenigen Monaten standen und wo Sie jetzt stehen. Damit sich dieser Erfolg noch weiter ausbaut, aber in jedem Fall bestehen bleibt, möchte ich nun mit Ihnen besprechen, wie Sie mehr und mehr die Therapie und die Übungen in die eigenen Hände nehmen können.

Dafür ist es notwendig, dass Sie nun in den kommenden Wochen weiter alleine und regelmäßig in möglichst vielen verschiedenen Situationen üben. Was Ihnen beim weiteren Üben im Selbstmanagement entgegenkommen kann, sind sogenannte Transfereffekte. Damit meinen wir, dass Lerneffekte aus bereits durchgeführten Übungen sich in einem gewissen Maß auch auf andere, bisher ungeübte Situationen und Befürchtungen übertragen. Es ist also davon auszugehen, dass neue Übungen etwas leichter für Sie sind, nachdem Sie nun die Expositionsphase durchlaufen haben.

Aber warum ist das weitere Üben so bedeutsam?

Stellen Sie sich vor, Sie lernen eine neue Sprache. Schon nach wenigen Übungseinheiten können Sie die ersten Sätze sprechen und nach ein paar Wochen verstehen Sie plötzlich Ihren Lieblingssong im Original. Wenn Sie weiter lernen und üben, dann können Sie einige Wochen später vielleicht schon eine Tageszeitung in der neuen Sprache lesen. Ein schöner Erfolg. So wie in Ihrer Behandlung. Nach einiger Zeit bemerken Sie aber, dass Sie weniger Neues dazulernen, obwohl Sie weiter üben und Ihre Hausaufgaben machen. Sie haben ein Niveau erreicht, auf dem die neu gelernten Worte und Begriffe gar nicht mehr so ins Gewicht fallen. Es reicht ja! Wenn Sie an diesem Punkt das Lernen einstellen, nicht mehr weiter üben, dann werden Sie nach einigen Wochen bemerken, dass Sie nicht nur nichts Neues mehr gelernt haben, sondern dass auch vieles, was Sie sich in den Monaten zuvor hart erarbeitet haben, weg ist („if you don't use it, you loose it"). Es fällt Ihnen sogar schwer, mehrere Sätze fehlerfrei zu sprechen. So ist es auch mit den Übungen. Durch die Behandlung haben Sie Ihren Handlungsspielraum erweitert und Ihre Lebensqualität verbessert. Durch weiteres Üben wird sich dies stabilisieren und möglicherweise auch noch ausweiten. Deshalb sind die geplanten weiteren Übungen so wichtig.

Schritt 2: Planung von Übungen im Selbstmanagement

Es ist günstig, mit Patientinnen mindestens für die erste und zweite Übungswoche die Anzahl und konkrete Ausgestaltung der selbstgeleiteten Übungen zu planen, um die formulierten Ziele zu erreichen. Erinnern Sie neben den Optimierungsstrategien auch an den „Umgang mit Unsicherheit", d. h. das Aushalten von Restunsicherheit, da das Eintreten unangenehmer Folgen in Situationen nie völlig ausgeschlossen werden kann.

Insbesondere aufgrund der Tatsache, dass die Sitzungsabstände nun immer größer werden, steigt die Bedeutung einer guten Übungsdokumentation. Denn auf Basis dieser Dokumentation werden selbstgeleitete Übungen in den folgenden Auffrischungssitzungen besprochen. Zu diesem Zweck eignet sich das *Arbeitsblatt 21: Übungsplan für selbstgeleitete Übungen*. Als allgemeine Hinweise zum Ausfüllen des Übungsblattes gilt Folgendes:

- In den Spalten „Welche Befürchtung will ich überprüfen?" und „Welche Übung führe ich dazu durch?" reichen Stichworte.
- Diskutieren Sie geeignete Orte und Uhrzeiten für die Übungen, wo immer dies möglich ist.
- In der Spalte „Zu beachten" können Hinweise auf Vermeidungsverhalten, Durchführungsdauer und den Einbezug anderer Personen vermerkt werden.
- In der Spalte „Variationen" soll angegeben werden, ob und wenn ja, welche Optimierungsstrategien wie Stimulus-, Kontextvariation oder verstärkte Extinktion genutzt wurden.
- In der Spalte „Lernerfahrung" sollte angegeben werden, ob positive oder negative Erfahrungen gemacht wurden – dies mag zusätzlich auch eine einfache Affektcharakterisierung sein, wie stolz, zufrieden oder erschöpft.

Insgesamt sollte eine gewisse Übungshäufigkeit pro Woche vorhanden sein. Patienten sollten sich möglichst feste Zeiten setzen, Therapeutinnen sollten auf eine realistische Planung von Übungen achten. Manche Übungen lassen sich täglich in den Tagesablauf einbauen, andere erfordern Vorbereitung und Planung und lassen sich nicht täglich üben. Entsprechend hoch sind ggf. auch die Hürden, wodurch die Übungswahrscheinlichkeit verringert wird. Überlegen Sie gemeinsam mit den Patientinnen, wie mit Hindernissen oder Verzögerungen umgegangen werden kann, z. B. wenn ein dringender Termin dazwischenkommt. Ziel ist es, (1) die Wahrscheinlichkeit zu erhöhen, dass die Übungen durchgeführt werden und (2) Frustrationen aufgrund überhöhter Ansprüche zu vermeiden.

Der Unterschied zwischen therapeutischen Übungen und Alltagsübungen. Oftmals beschreiben Patienten, dass sie doch schon die Expositionen im Alltag „eingebaut" hätten, so würden sie wieder mit der U-Bahn zu Arbeit fahren oder im Büro den Aufzug benutzen. Es ist wichtig, dies positiv zu quittieren und darauf hinzuweisen, dass darüber hinaus eigens geplante Expositionen für die Rückfallprophylaxe wichtig sind. Es macht für die erwünschten Lernprozesse einen Unterschied, ob ich mit dem Fahrrad zur Arbeit fahre (Übung im Alltag) oder ins Fitnessstudie gehe und am Spinning teilnehme (eigens geplante Übung). Geplante Übungen heben sich von Alltagsübungen insofern ab, dass sie bewusst geplant (Wann? Was? Wie?) und vorbereitet (Um welche Befürchtung welchen Ausmaßes geht es?) sind. Sie unterstützen damit Prozesse des inhibitorischen Lernens besser. Diese Unterscheidung ist insbesondere für die erste Zeit, in der Übungen alleine durchgeführt werden, von Bedeutung.

Fallbeispiel einer Patientin mit sozialer Phobie: Erfassung von Restbefürchtungen und Ableitung von Übungen im Selbstmanagement

Eine Patientin äußert die zentrale Befürchtung: „Wenn ich vor Fremden sprechen muss, werde ich rot und mache mich lächerlich." Im Rahmen der Therapie wurde diese Befürchtungskette identifiziert und überprüfbar gemacht. So wurde anhand von Beispielfotos konkret bestimmt, welchen Grad an Gesichtsröte die Patientin befürchtet und wie genau „sich lächerlich machen" auf der Verhaltensebene aussehen würde („andere schauen mich verwundert und mit großen Augen an und lachen in sich hinein"). Auf dem *Arbeitsblatt 6: Meine Angstsituationen und Befürchtungen* (vgl. Kap. 2) wurde die Bedrohlichkeit der Befürchtungen in der Sprechsituation (Rot werden; Lächerlich machen) mit 8 bzw. 10 angegeben, die damit verbundene Angst mit 7 bzw. 10.

Zur Überprüfung dieser Befürchtung wurden in der Expositionsphase eine Reihe von Einstiegs- und individuellen Expositionen durchgeführt, jeweils mit dem Ziel, in einer Sprechsituation vor Fremden (Vortrag, Fremde auf der Straße ansprechen, Vorsprechen bei Amt) zu überprüfen, ob und zu welchem Grad Gesichtsröte eintrat und welche Anzeichen es gab, sich nach eigener Definition lächerlich zu machen. Wenn es möglich war, wurden die Situationen per Video aufgezeichnet. In diesem Rahmen gelang es der Patientin (auch dank des Videobeweises), mehrfach die Erfahrung zu machen, dass nur eine minimale Röte sichtbar war (10 %). Keinerlei Anzeichen gab es hingegen dafür, dass sie sich lächerlich machte (0 %).

Mithilfe des *Arbeitsblattes 17: Was ist noch da?* wurde nach Abschluss der Expositionsphase erarbeitet, dass eine der wichtigsten Restbefürchtungen war: „Wenn ich dann aber mal wirklich sichtbar rot werde, dann mache ich mich lächerlich.“ Weiterhin wurde mithilfe des Arbeitsblattes eruiert, in welchen Situationen sich diese Befürchtung weiterhin zeigte und welche Angstsymptome noch erlebt wurden.

Als eines der Ziele für weitere Übungen in der Abschlussphase der Therapie wurde erarbeitet *(Arbeitsblatt 20: Merkblatt für selbstgeleitete Übungen),* dass die Patientin sich weniger abhängig davon machen möchte, was andere über sie denken. Konkret möchte sie daher noch weitere bisher vermiedene Situationen aufsuchen, in denen ihre Befürchtung, sich lächerlich zu machen, auftritt. In Bezug auf ihre Befürchtung wolle sie den „Stresstest“ machen und konkret überprüfen, ob bei sichtbar vorhandener Gesichtsröte ihre Befürchtung, sich lächerlich zu machen, eintritt. Darüber hinaus wollte sie aber auch prüfen, ob es so unaushaltbar wäre, wie befürchtet, wenn jemand sie auslacht und als lächerlich empfindet.

Patientin und Therapeut erarbeiteten daraufhin folgende Übungen für selbstgeleitetes Üben.

1) Mittels Puderrouge schminkt sich die Patientin eine sichtbare Gesichtsröte, mit welcher sie sich daraufhin für mindestens 5 Minuten in Augenkontakt zur Verkäuferin in einem Kleidungsgeschäft beraten lässt.

2) Die Patientin verhält sich absichtlich lächerlich (nach ihrer Definition), indem sie mit sichtbar geschminkter Röte und einem „Äh“ nach jedem zweiten Wort auf der Straße nach dem Weg fragt.

Um die Umsetzung und spätere Nachbesprechung zu erleichtern, tragen Patientin und Therapeut auf dem *Arbeitsblatt 21: Übungsplan für selbstgeleitete Übungen* die geplanten Übungen ein. Die Patientin soll nach absolvierten Übungen ihre Lernerfahrung ergänzen. Um die Übungszeit bis zur ersten Auffrischungssitzung gut vorzubereiten, werden weitere Variationen unterschiedlichster Art geplant und in den Übungsplan eingetragen (Variation Grad der geschminkten Gesichtsröte, Variation Art der sozialen Situation, Variation Art des „Sich-Lächerlich-Machens“).

4.2.5 Baustein 18: Auffrischungssitzungen mit Nachbesprechung der Übungen

Ziele der Intervention

- Therapeutische Unterstützung im selbstgeleiteten Übungsprozess
- Gemeinsames Überprüfen der Lerninhalte in den bisherigen selbstgeleiteten Übungen
- Herausarbeiten von aufgetretenen oder potenziellen Hindernissen bei der Durchführung der selbstgeleiteten Übungen

Materialien

- Arbeitsblatt 20: Merkblatt für selbstgeleitete Übungen
- Arbeitsblatt 21: Übungsplan für selbstgeleitete Übungen

Auffrischungssitzungen sind Sitzungen, die mit mehrwöchigem Abstand durchgeführt werden, um den Prozess des selbstgeleiteten Übens weiterhin zu unterstützen, die Patienten zu motivieren und ggf. ungünstige Schlussfolgerungen aus den Übungen zu korrigieren. Therapeutische Aufgabe ist es hier also vor allem, das selbstgeleitete Üben inhaltlich und motivational zu unterstützen.

Schritt 1: Übungsplan seit letzter Sitzung durchgehen und Erfahrungen besprechen

Greifen Sie zur Besprechung der Übungen auf den durch die Patientinnen ausgefüllten Übungsplan (Arbeitsblatt 21) zurück. Prüfen Sie gemeinsam, ob die Durchführung eine hilfreiche Lernerfahrung ermöglichte, und besprechen Sie anschließend das Ergebnis und die Schlussfolgerung aus der Übung in Bezug auf den Befürchtungseintritt bzw. die Symptom- oder Unsicherheitstoleranz.

Je nach Ausgestaltung der Therapie und Restkontingent an Sitzungen, kann sich dieses Vorgehen über einen Zeitraum von mehreren Wochen oder Monaten erstrecken und der Abstand der Sitzungen immer länger werden. Das Vorgehen bleibt meist identisch: Der Patient führt selbstgeleitet Übungen durch, die gemeinsam geplant und vorbesprochen wurden. Diese werden dann im Therapieraum ausgewertet und erneut weitere Übungen geplant.

Schritt 2: Zielerreichung prüfen

Kurz bevor die Therapie beendet wird, sollten die formulierten Ziele auf dem *Arbeitsblatt 20: Merkblatt für selbstgeleitete Übungen* nun hinsichtlich ihres Grades der Erreichung überprüft werden. Explorieren Sie, ob alle Ziele erreicht wurden bzw. ob die Patientin deutliche Schritte in Richtung Zielerreichung unternommen hat.

Sind die Ziele erreicht bzw. bereits große Schritte in Richtung dieser Ziele unternommen, dann empfehlen wir unbedingt, sich authentisch und wertschätzend mit den Patienten über diesen tollen Erfolg zu freuen. Bedenken Sie, welche Kraftanstrengung die Patientinnen in den letzten Wochen unternommen haben. Explizieren Sie danach die im Therapieverlauf gemachten Erfahrungen, dass kontinuierliche Arbeit und die Tatsache, sich seinen Befürchtungen zu stellen, einen Effekt auf die Angst und das Vermeidungsverhalten haben. Betonen Sie die realistische Chance, dass das Erreichte so auch langfristig bestehen bleiben kann.

Sind die Ziele nicht oder nur teilweise erreicht, empfehlen wir einerseits eine genaue Exploration der Gründe und Hindernisse bei gleichzeitiger Motivationsarbeit.

Häufige Gründe für zu wenig Üben bzw. mangelnde Zielerreichung

- Angst zu groß (z. B. im Sinne von Spontanerholung wieder stärker aufgetretene Angst und Vermeidung)
- (Teilweises) Eintreten der Befürchtung (z. B. jemand macht sich tatsächlich über den Patienten lustig)
- Logistische Gründe und unrealistische Planung (z. B. Turmbesteigung bei einer Anfahrtszeit von zwei Stunden, unrealistische Anzahl an Übungen pro Woche)
- Mangelnde Priorisierung von Übungen (z. B. Übung erst machen, nachdem alle anderen Pflichten eines Tages erledigt wurden)
- Motivationsprobleme (z. B. Fragen wie „Wofür das alles?“)

- Überambitionierte Übungen ohne Alltagsrelevanz (z.B. Bungee-Jumping)
- Akute oder chronische Belastungen (z.B. Stress auf der Arbeit, Unfall, Pflege von Angehörigen, Elternschaft)

Es hat sich im therapeutischen Vorgehen bewährt, an dieser Stelle sehr individuell auf die Gründe und Hindernisse bei der Zielerreichung und beim Üben einzugehen.

Angst und Eintreten der Befürchtungen. Sind Angst oder das teilweise Eintreten der Befürchtungen der Grund für mangelndes Üben oder mangelnde Zielerreichung, dann betonen Sie erneut die Natur der Rückfallphänomene bei Angst und die Bedeutung von kontinuierlichem Üben. Ordnen Sie das (teilweise) Eintreten von Befürchtungen realistisch in den Fluss menschlicher Lebenserfahrungen ein und betonen Sie, dass dies bei den meisten Menschen negative Gefühle auslöst, welche jedoch aushaltbar sind, eine Erfahrung, die Patientinnen in der Therapie bereits gemacht haben sollten. Auch wenn sich Angst oder das teilweise Eintreten von Befürchtungen an dieser Stelle wie ein Rückschritt anfühlen mögen, so ist es doch das größte Risiko für langfristige Rückfälle, wenn an diesem Punkt auf frühere Bewältigungsmuster zurückgegriffen wird (Vermeidung von Situationen und/oder Einsatz von Sicherheitsstrategien).

Logistische Gründe und unrealistische Planung. Sind logistische Hindernisse oder unrealistische Planung der Grund, empfiehlt es sich, gemeinsam Lösungen zu finden. Welcher Turm, auch wenn er nicht 100% perfekt erscheint, eignet sich noch zur Befürchtungsüberprüfung, ist aber binnen kurzer Zeit erreichbar? Welche kleinen Übungen sind täglich möglich, wenn die aufwändigeren Übungen neben einer 40-Stunden-Stelle nicht geschafft werden? Hier gilt das Motto: lieber kleine kurze Übungen, dafür realistisch umsetzbar und mehrerer davon pro Woche.

Mangelnde Priorisierung von Übungen. Auch bei mangelnder Priorisierung gilt es Lösungen zu finden. Am besten sollten feste Zeiten für Übungen an bestimmten Tagen vorgeplant werden. Das erhöht die Chance auf Umsetzung.

Motivationsprobleme. Sind Motivationsprobleme der Grund, sollte genau exploriert werden, was dahintersteht. Ist Angst der Hauptgrund, empfiehlt es sich, erneut die langfristig ungünstige Wirkung von Vermeidung zu betonen. Manchmal fehlen allerdings auch langfristige Ziele und Werte dafür, weiterhin so viel Kraft und Zeit in Übungen und Zielverfolgung zu investieren. Eine Klärung von Werten und Zielen, so wie es die Akzeptanz- und Commitment Therapie vorsieht, kann hier möglicherweise von Nutzen sein (Gloster et al., 2012).

Überambitionierte Übungen ohne Alltagsrelevanz. Sehr perfektionistische Patienten neigen manchmal zu ambitionierten Übungen und Zielen. Diese sind wiederum häufig nicht leicht erreichbar und haben damit Potenzial für Frustration. Nimmt sich eine Patientin also die Aufgabe vor, einen Bungee-Sprung zu bewältigen, um sich zu beweisen, dass sie laut ihrer Definition das „schlimmstmögliche" Szenario bewältigen kann, ohne dass ihre Befürchtung eintritt, sollten unbedingt die persönliche Relevanz dieser Übung, das Lernpotenzial durch eine solche Übung und die Kompatibilität mit eigenen Werten überprüft werden. Eine Therapie kann auch sehr erfolgreich mit guter Prognose abgeschlossen werden, ohne dass das „Worst-Case-Szenario" erlebt worden sein muss. Das heißt aber nicht, dass es für manche Patienten nicht auch ein i.S. der Rückfallprophylaxe hilfreicher Stresstest sein kann.

Akute oder chronische Belastungen. In einigen Fällen können akute Belastungen oder Schicksalsschläge wie Krankheit oder der Tod eines Angehörigen aufgetreten sein oder sich chronische Belastungen (hohe Last am Arbeitsplatz) verstärkt haben. In solchen Fällen braucht es häufig Verständnis und therapeutisches Handeln entlang der akuten Bedürfnisse der Patientinnen, bevor an angstbezogenen Übungen und Zielen weitergearbeitet werden kann.

4.2.6 Baustein 19: Abschluss

Ziele der Intervention
• Zusammenfassung der bisherigen Erfahrungen im selbstgeleiteten Übungsprozess • Herausarbeitung, wie sich das Gelernte auf die Zukunft auswirkt • Stärkung der Motivation zum weiteren Üben • Abschluss und Verabschiedung aus dem therapeutischen Prozess
Materialien
• Arbeitsblatt 6: Meine Angstsituationen und Befürchtungen (vgl. Kap. 2) • Arbeitsblatt 16: Was habe ich gelernt? • Arbeitsblatt 18: Umgang mit Risikosituationen • Arbeitsblatt 19: Umgang mit Hindernissen

Als Gesamtabschluss der Therapie eignet sich ein ähnliches Vorgehen wie beim Abschluss der Expositionsphase (vgl. *Baustein 14: Zusammenfassung des bisher Gelernten* im Kap. 4.2.1 und *Baustein 16: Rückfallprophylaxe* im Kap. 4.2.3). Aufgrund der weitgehend bekannten Inhalte und Arbeitsmaterialien, die an dieser Stelle „nur" auf den aktuellen Stand gebracht werden, sollte in den meisten Fällen eine 50-minütige Sitzung hierfür ausreichen. Folgende Punkte können an dieser Stelle abschließend besprochen werden:

- *Arbeitsblatt 6: Meine Angstsituationen und Befürchtungen* aktualisieren.
- Das Gelernte zusammenfassen *(Arbeitsblatt 16: Was habe ich gelernt?).*
- Bedeutung des Gelernten für die Zukunft besprechen.
- Weitere Risikokonstellationen sammeln und den Umgang damit besprechen *(Arbeitsblatt 18: Umgang mit Risikosituationen* und *Arbeitsblatt 19: Umgang mit Hindernissen).*
- Empfehlung zum weiteren Üben.
- Verabschiedung.

Literatur

Abramowitz, J.S. (2018). The inhibitory learning approach to exposure and response prevention. *OCD Newsletter, 32*(3), 10–12. https://iocdf.org/download/fall-2018-vol-32-num-3/

Abramowitz, J.S., Deacon, B.J. & Whiteside, S.P.H. (2011). *Exposure Therapy for Anxiety: Principles and Practice*. New York: The Guilford Press.

Adolphs, R. (2013). The biology of fear. *Current Biology, 23*, R79-R93. https://doi.org/10.1016/j.cub.2012.11.055

Alsleben, H., Rufer, M. & Weiss, A. (2016). *Stärker als die Angst. Ein Ratgeber für Menschen mit Angst- und Panikstörungen und deren Angehörige*. Göttingen: Hogrefe.

American Psychiatric Association (APA). (2013). *Diagnostic and statistical manual of mental disorders, fith edition (DSM-5)*. Washington, DC: American Psychiatric Publishing. https://doi.org/10.1176/appi.books.9780890425596

Anderson, J.R. (1996). *Kognitive Psychologie*. Heidelberg: Spektrum.

Baker, S.L., Heinrichs, N., Kim, H.-J. & Hofmann, S.G. (2002). The Liebowitz social anxiety scale as a self-report instrument: a preliminary psychometric analysis. *Behaviour Research and Therapy, 40*(6), 701–715. https://doi.org/10.1016/S0005-7967(01)00060-2

Barlow, D.H., Farchione, T.J., Bulli, J.R., Gallagher, M.W., Murray-Latin, H., Sauer-Zavala, S. et al. (2017). The Unified Protocol for Transdiagnostic Treatment of Emotional Disorders Compared With Diagnosis-Specific Protocols for Anxiety Disorders: A Randomized Clinical Trial. *JAMA Psychiatry, 74*(9), 875–884. https://doi.org/10.1093/med-psych/9780190686017.001.0001

Beesdo-Baum, K., Zaudig, M. & Wittchen, H.-U. (2019). *SCID-5-CV. Strukturiertes Klinisches Interview für DSM-5®-Störungen – Klinische Version. Deutsche Bearbeitung des Structured Clinical Interview for DSM-5® Disorders – Clinician Version von Michael B. First, Janet B.W. Williams, Rhonda S. Karg, Robert L. Spitzer*. Göttingen: Hogrefe.

Benke, C., Krause, E., Hamm, A.O. & Pané-Farré, C.A. (2018). Dynamics of defensive response mobilization during repeated terminations of exposure to increasing interoceptive threat. *International Journal of Psychophysiology, 131*, 44–56. https://doi.org/10.1016/j.ijpsycho.2017.09.013

Bjork, R.A. & Bjork, E.L. (2006). Optimizing treatment and instruction: Implications of a new theory of disuse. In L.-G. Nilsson & N. Ohta (Eds.), *Memory and society: Psychological perspectives* (pp. 116–140). New York: Psychology Press.

Blanchard, R.J. & Blanchard, D.C. (1990). An ethoexperimental analysis of defense, fear and anxiety. In N. McNaugthon & G. Andrews (Eds.), *Anxiety* (pp. 124–133). Dunedin, New Zealand: Otago University Press.

Bouton, M.E. (1993). Context, time and memory retrieval in the interference paradigms of Pavlovian learning. *Psychological Bulletin, 114*, 90–99. https://doi.org/10.1037/0033-2909.114.1.80

Bouton, M.E. (2004). Context and behavioral processes in extinction. *Learning and Memory, 11*(5), 485–494. https://doi.org/10.1101/lm.78804

Bouton, M.E., Maren, S. & McNally, G.P. (2021). Behavioral and neurobiological mechanisms of pavlovian and instrumental extinction learning. *Physiological Reviews, 101*(2), 611–681. https://doi.org/10.1152/physrev.00016.2020

Cannon, W. (1932). *The wisdom of the body*. New York: W.W. Norton & Company.

Carey, T.A. (2011). Exposure and reorganization: The what and how of effective psychotherapy. *Clinical and Psychology Review, 31*, 236–248. https://doi.org/10.1016/j.cpr.2010.04.004

Consbruch, K., Stangier, U. & Heidenreich, T. (2016). *Skalen zur Sozialen Angststörung. Soziale-Phobie-Inventar (SPIN), Soziale-Interaktions-Angst-Skala (SIAS), Soziale-Phobie-Skala (SPS), Liebowitz-Soziale-Angst-Skala (LSAS)*. Göttingen: Hogrefe.

Craske, M.G. (2015). Optimizing exposure therapy for anxiety disorders: An inhibitory learning and inhibitory regulation approach. *Verhaltenstherapie, 25*, 134–143. https://doi.org/10.1159/000381574

Craske, M.G., Kircanski, K., Zelikowsky, M., Mystkowsli, J., Chowdhury, N. & Baker, A. (2008). Optimizing inhibitory learning during exposure therapy. *Behaviour Research and Therapy, 46*, 5–27. https://doi.org/10.1016/j.brat.2007.10.003

Craske, M.G., Rapee, R.M. & Barlow, D.H. (1988). The significance of panic-expectancy for individual patterns of avoidance. *Behavior Therapy, 19*, 577–592. https://doi.org/10.1016/S0005-7894(88)80025-X

Craske, M.G., Treanor, M., Conway, C.C., Zbozinek, T. & Vervliet, B. (2014). Maximizing exposure therapy: An inhibitory learning approach. *Behaviour Research and Therapy, 58,* 10–23. https://doi.org/10.1016/j.brat.2014.04.006

Craske, M.G., Treanor, M., Zbozinek, T.D. & Vervliet, B. (2022). Optimizing exposure therapy with an inhibitory retrieval approach and the OptEx Nexus. *Behaviour Research and Therapy, 152,* 104069. https://doi.org/10.1016/j.brat.2022.104069

Craske, M.G., Wittchen, H.-U., Bögels, S., Stein, M.B., Andrews, G. & Lebeau, R.T. (2013). *Severity Measure for Specific Phobia – Adult.* Verfügbar unter https://www.psychiatry.org/psychiatrists/practice/dsm/educational-resources/assessment-measures

Davey, G.C.L. (1992). Classical conditioning and the acquisition of human fears and phobias: A review and synthesis of the literature. *Advances in Behaviour Research and Therapy, 14,* 29–66. https://doi.org/10.1016/0146-6402(92)90010-L

Deacon, B. (2012). The ethics of exposure therapy for anxiety disorders. In P. Neudeck & H.-U. Wittchen (Eds.), *Exposure therapy: Rethinking the model – refining the method* (pp. 9–22). New York: Springer Science + Business Media. https://doi.org/10.1007/978-1-4614-3342-2_2

Deacon, B. &. Maack, D.J. (2008). The effects of safety behaviors on the fear of contamination: An experimental investigation. *Behaviour Research and Therapy, 46*(4), 537–547. https://doi.org/10.1016/j.brat.2008.01.010

Ehlers, A., Margraf, J. & Chambless, D.L. (2001). *Fragebogen zu körperbezogenen Ängsten, Kognitionen und Vermeidung (AKV)* (2. überarbeitete und neu normierte Auflage). Göttingen: Beltz Test.

Fanselow, M.S. (1994). Neural organization of the defensive behavior system responsible for fear. *Psychological Bulletin & Review, 1,* 429–439. https://doi.org/10.3758/BF03210947

Fanselow, M.S. & Lester, L.S. (1988). A functional behavioristic approach to aversively motivated behavior: predator imminence as a determinant of the topography of defensive behavior. In R.C. Bolles & M.D. Beecher (Eds.), *Evolution and Learning* (pp. 185–211). Hillsdale, NJ: Erlbaum.

Fiegenbaum, W. (1988). Long-Term Efficacy of Ungraded Versus Graded Massed Exposure in Agoraphobics. In I. Hand & H.-U. Wittchen (Eds.), *Panic and Phobias 2: Treatments and Variables Affecting Course and Outcome* (pp. 83–88). Berlin: Springer.

Foa, E.B., Huppert, J.D. & Cahill, S.P. (2006). Emotional Processing Theory: An Update. In B.O. Rothbaum (Ed.), *Pathological Anxiety: Emotional Processing in Etiology and Treatment* (pp. 3–24). New York: Guilford Press.

Foa, E.B. & Kozak, M.J. (1986). Emotional processing of fear: Exposure to corrective information. *Psychological Bulletin, 99,* 20–35. https://doi.org/10.1037/0033-2909.99.1.20

Foa, E.B. & Rothbaum, B.O. (1998). Treating the Trauma of Rape: Cognitive Behavioral Therapy for PTSD. New York: Guilford.

Freiheit, S., Vye, C., Swan, R. & Cady, M. (2004). Cognitive-behavioral therapy for anxiety: Is dissemination working? *The Behavior Therapist, 27,* 25–32.

Gerlach, A.L. & Neudeck, P. (2012). Interoceptive Exposure. In P. Neudeck & H.-U. Wittchen (Eds.), *Exposure Therapy: Rethinking the Model – Refining the Method* (pp. 183–196). New York, NY: Springer.

Gloster, A.T., Hummel, K.V., Lyudmirskaya, I., Hauke, C. & Sonntag, R.F. (2012). Aspects of Exposure Therapy in Acceptance and Commitment Therapy. In P. Neudeck & H.-U. Wittchen (Eds.), *Exposure Therapy: Rethinking the Model – Refining the Method* (pp. 127–152). New York, NY: Springer. https://doi.org/10.1007/978-1-4614-3342-2_8

Gloster, A.T., Wittchen, H.-U., Einsle, F., Lang, T., Helbig-Lang, S., Fydrich, T. et al. (2011). Psychological Treatment for Panic Disorder with Agoraphobia: A Randomized Controlled Trial to Examine the Role of Therapist-Guided Exposure in vivo in CBT. *Journal of Consulting and Clinical Psychology, 79,* 406–420. https://doi.org/10.1037/a0023584

Hagena, S. & Gebauer, M. (2014). *Therapie-Tools Angststörungen.* Weinheim: Beltz.

Hamm, A.O. (1997). *Furcht und Phobien: Psychophysiologische Grundlagen und klinische Anwendungen.* Göttingen: Hogrefe.

Hamm, A.O. (2020). Fear, anxiety, and their disorders from the perspective of psychophysiology. *Psychophysiology, 57*(2), 1–14. https://doi.org/10.1111/psyp.13474.

Hamm, A.O. & Richter, J. (2020). Spezifische Phobien. In J. Hoyer & S. Knappe (Hrsg.), *Klinische Psychologie & Psychotherapie* (S. 1141–1157). Berlin: Springer. https://doi.org/10.1007/978-3-662-61814-1

Hamm, A., Wendt, J. & Volkmann, M. (2017). Extinktion: Neurowissenschaftliche Erkenntnisse zur Frage, wie Menschen sich ändern. *Verhaltenstherapie, 27*(1), 16–26. https://doi.org/10.1159/000455659

Hand, I. (2011). Exposition und Konfrontation. In M. Linden & M. Hautzinger (Hrsg.), *Verhaltenstherapiemanual* (S. 139–147). Berlin: Springer.

Hand, I. (2013). Expositionstraining (Konfrontationstraining). In W. Senf, M. Broda & B. Wilms (Hrsg.), *Techniken der Psychotherapie* (S. 164–171). Stuttgart: Thieme.

Heinig, I. (2023). Psychoedukation bei Angststörungen. In J. Plag, A. Ströhle & J. Hoyer (Hrsg.), *Praxishandbuch Angststörungen. Ursachen – Diagnostik – Behandlung – Prävention.* München: Elsevier.

Heinig, I., Pittig, A., Richter, J., Hummel, K., Alt, I., Dickhöver, K. et al. (2017). Optimizing exposure-based CBT for anxiety disorders via enhanced extinction: Design and methods of a multicenter randomized clinical trial. *International Journal of Methods in Psychiatric Research, 26,* e1560. https://doi.org/10.1002/mpr.1560

Hiller, W., Zaudig, M. & Mombour, W. (1995). *IDCL für ICD-10. ICD-10 Checklisten. Internationale Diagnosen Checklisten für ICD-10 und ICD-10 Symptom Checkliste für psychische Störungen (SCL) von der Weltgesundheitsorganisation (WHO).* Göttingen: Hogrefe.

Hofmann, S.G., Meuret, A.E., Smits, J.A., Simon, N.M., Pollack, M.H., Eisenmenger, K. et al. (2006). Augmentation of exposure therapy with d-cycloserine for social anxiety disorder. *Archives of General Psychiatry, 63,* 298–304. https://doi.org/10.1001/archpsyc.63.3.298

Insel, T. (2013, April 29). *Transforming Diagnosis*. Retrieved from https://psychrights.org/2013/130429NIMHTransformingDiagnosis.htm

Johnson, P.L., Federici, L.M. & Shekhar, A. (2014). Etiology, triggers and neurochemical circuits associated with unexpected, expected, and laboratory-induced panic attacks. *Neuroscience & Biobehavioral Reviews, 46,* 429–454. https://doi.org/10.1016/j.neubiorev.2014.07.027

Joormann, M. (2003). Worry Domains Questionnaire (WDQ). In J. Hoyer & J. Margraf (Hrsg.), *Angstdiagnostik* (S. 228–231). Berlin: Springer.

Kamphuis, J.H. & Telch, M.J. (1998). Assessment: Assessment of Strategies to Manage or Avoid Perceived Threats among Panic Disorder Patients: the Texas Safety Maneuver Scale (TSMS). *Clinical Psychology and Psychotherapy, 5*(3), 177–186. https://doi.org/10.1002/(SICI)1099-0879(199809)5:3<177::AID-CPP166>3.0.CO;2-#

Kircher, T. (2012). *Kompendium der Psychotherapie*. Berlin: Springer.

Kozak, M.J. & Cuthbert, B.N. (2016). The NIMH Research Domain Criteria initiative: Background, issues, and pragmatics. *Psychophysioglogy, 53,* 286–297. https://doi.org/10.1111/psyp.12518

Lang, P.J. (1979). A bio-informational theory of emotional imagery. *Psychophysiology, 16,* 475–512. https://doi.org/10.1111/j.1469-8986.1979.tb01511.x

Lang, P.J. (1993a). From Emotional Imagery to the Organization of Emotion in Memory. In N. Birbaumer & A. Öhman (Eds.), *The Structure of Emotion* (pp. 69–92). Seattle: Hogrefe & Huber.

Lang, P.J. (1993b). The Three-system Approach to Emotion. In N. Birbaumer & A. Öhman (Eds.), *The Structure of Emotion* (pp. 18–30). Seattle: Hogrefe & Huber.

Lang, P.J. & Bradley, M.M. (2010). Emotion and the motivational brain. *Biological Psychology, 184,* 437–450. https://doi.org/10.1016/j.biopsycho.2009.10.007

Lang, T., Helbig-Lang, S., Westphal, D., Gloster, A.T., & Wittchen, H.-U. (2012). *Expositionsbasierte Therapie der Panikstörung mit Agoraphobie. Ein Behandlungsmanual.* Göttingen: Hogrefe.

Lang, T., Helbig-Lang, S., Westphal, D., Gloster, A.T., & Wittchen, H.-U. (2018). *Expositionsbasierte Therapie der Panikstörung mit Agoraphobie. Ein Behandlungsmanual* (2., akt. Aufl.). Göttingen: Hogrefe. https://doi.org/10.1026/02867-000

Levy, H. & Radomsky, A.S. (2014). Safety Behaviour Enhances the Acceptability of Exposure. *Cognitive Behaviour Therapy, 43*(1). 83–92.

Margraf, J., Cwik, J.C., Brachel, R. von, Suppiger, A. & Schneider, S. (2021). *DIPS Open Access 1.2: Diagnostic Interview for Mental Disorders.* [DIPS Open Access 1.2: Diagnostisches Interview bei psychischen Störungen.]. Bochum: Mental Health Research and Treament Center, Ruhr-Universität Bochum. https://doi.org/10.46586/rub.172.149

Margraf, J., Cwik, J.C., Pflug, V. & Schneider, S. (2017). Strukturierte klinische Interviews zur Erfassung psychischer Störungen über die Lebensspanne: Gütekriterien und Weiterentwicklungen der DIPS-Verfahren. *Zeitschrift für Klinische Psychologie und Psychotherapie, 46*(3), 176–186. https://doi.org/10.1026/1616-3443/a000430

Margraf, J. & Schneider, S. (2008). *Panik: Angstanfälle und ihre Behandlung*. Heidelberg: Springer.

Marks, I.M. (1987). *Fears, Phobias, and Rituals: Panic, Anxiety, and Their Disorders*. Oxford: University Press.

Masserman, J.H. (1943). *Behavior and Neurosis*. Chicago: University of Chicago Press.

Milad, M.R., Wright, C.I., Orr, S.P., Pitman, R.K., Quirk, G.J. & Rauch, S.I. (2007). Recall of fear extinction in humans activates the ventromedial prefrontal cortex and hippocampus in concert. *Biological Psychiatry, 62,* 446–454. https://doi.org/10.1016/j.biopsych.2006.10.011

Miller, N.E. (1948). Studies of fear as an acquirable drive: Fear as motivation and fear-reduction as reinforcement in the learning of a new response. *Journal of Experimental Psychology, 38,* 89–101. https://doi.org/10.1037/h0058455

Miller, N.E. (1951). Learnable Drives and Rewards. In S.S. Stevens (Ed.), *Handbook of Experimental Psychology* (pp. 435–472). New York: Wiley.

Mineka, S. & Zinbarg, R. (2006). A contemporary learning theory perspective on the etiology of anxiety disorders: It's not what you thought it was. *American Psychologist, 61*(1), 10–26. https://doi.org/10.1037/0003-066X.61.1.10

Mobbs, D., Headley, D.B., Ding, W. & Dayan, P. (2020). Space, time, and fear: Survival computations along defensive circuits. *Trends in Cognitive Sciences, 24,* 228–241. https://doi.org/10.1016/j.tics.2019.12.016

Mowrer, O.H. (1947). On the dual nature of learning: A re-interpretation of "conditioning" and "problem-solving". *Harvard Educational Review, 17,* 102–148.

Myers, K.M. & Davis, M. (2007). Mechanisms of fear extinction. Molecular psychiatry, 12(2), 120–150.

Neudeck, P. (2015a). *Expositionsverfahren*. Weinheim: Beltz.

Neudeck, P. (2015b). Reizkonfrontation bei Panikstörung. In P. Neudeck & H.-U. Wittchen (Hrsg.), *Konfrontationstherapie bei psychischen Störungen*. Göttingen: Hogrefe.

Neudeck, P. & Einsle, F. (2010). Expositionstherapie: Was hindert Praktiker an deren Anwendung in der klinischen Praxis? Ein kritischer Review. *Verhaltenstherapie & Verhaltensmedizin, 31,* 247–258.

Neudeck, P. & Einsle, F. (2012). Dissemination of exposure therapy in clinical practice: How to handle the barriers? In P. Neudeck & H.-U. Wittchen (Eds.), *Exposure Therapy: Rethinking the Model – Refining the Method* (pp. 23–34). New York, NY: Springer.

Neudeck, P. & Wittchen, H.U. (Eds.). (2012). *Exposure Therapy: Rethinking the Model – Refining the Method*. New York, NY: Springer. https://doi.org/10.1007/978-1-4614-3342-2

Noack, R., Schmidt, R., Lorenz, T., Rottstaedt, F., Beiling, P., Schurig, S. et al. (2019). Intensive Expositionsbehandlung bei Angststörungen in einem spezialisierten tagesklinischen Versorgungssetting. *Verhaltenstherapie, 29*(1), 10–17. https://doi.org/10.1159/000492193

Olatunji, B.O., Deacon, B.J. & Abramowitz, J.S. (2009). The cruelest cure? Ethical issues in the implementation of exposure-based treatments. *Cognitive and Behavioral Practice, 16*(2), 172–180. https://doi.org/10.1016/j.cbpra.2008.07.003

Pané-Farré, C.A., Stender, J.P., Fenske, K., Deckert, J., Reif, A., John, U. et al. (2014). The phenomenology of the first panic attack in clinical and community-based samples. *Journal of Anxiety Disorders, 28,* 522–529. https://doi.org/10.1016/j.janxdis.2014.05.009

Pittig, A., Heinig, I., Goerigk, S., Richter, J., Holland, M., Lueken, U. et al. (2022). Change of threat expectancy as mechanism of exposure-based psychotherapy for anxiety disorders: Evidence form 8484 exposure exercises of 605 patients. *Clinical Psychological Science, 11*(2), 199–217. https://doi.org/10.31234/osf.io/khezc

Pittig, A., Heinig, I., Goerigk, S., Thiel, F., Hummel, K., Scholl, L. et al. (2021). Efficacy of temporally intensified exposure for anxiety disorders: A multicenter randomized clinical trial. *Depression and Anxiety, 38,* 1169–1181. https://doi.org/10.1002/da.23204

Pittig, A. & Hoyer, J. (2018). Exposition aus Sicht niedergelassener Verhaltenstherapeutinnen und Verhaltenstherapeuten. *Zeitschrift für Klinische Psychologie und Psychotherapie, 46*(4), 223–235. https://doi.org/10.1026/1616-3443/a000441

Pittig, A., Stevens, S., Vervliet, B., Treanor, M., Conway, C.C., Zbozinek, T. et al. (2015). Optimierung expositionsbasierter Therapie. *Psychotherapeut, 60*(5), 401–418. https://doi.org/10.1007/s00278-015-0042-7

Pittig, A., van den Berg, L. & Vervliet, B. (2016). The key role of extinction learning in anxiety disorders: Behavioral strategies to enhance exposure-based treatments. *Current Opinion in Psychiatry, 29,* 39–47. https://doi.org/10.1097/YCO.0000000000000220

Pylyshyn, Z.W. (1973). What the mind's eye tells the mind's brain: A critique of mental imagery. *Psychological Bulletin, 80,* 1–22. https://doi.org/10.1037/h0034650

Rachmann, S., Radomsky, A.S. & Shafran, R. (2008). Safety behaviour: A reconsideration. *Behaviour Research and Therapy, 46*(2), 163–173. https://doi.org/10.1016/j.brat.2007.11.008

Rescorla, R.A. & Wagner, A.R. (1972). A theory of Pavlovian conditioning: Variations in the effectiveness of reinforcement and nonreinforcement. In A.H. Black & W.F. Prokasy (Eds.), *Classical conditioning II: Current research and theory* (pp. 64–99). New York. Appleton-Century-Crofts.

Ressler, K.J., Rothbaum, B.O., Tannenbaum, L., Anderson, P., Graap, K., Zimand, E. et al. (2004). Cognitive enhancers as adjuncts to psychotherapy: Use of d-cycloserine in phobic individuals to facilitate extinction of fear. *Archives of General Psychiatry, 61,* 1136–1144. https://doi.org/10.1001/archpsyc.61.11.1136

Richard, D.C.S. & Gloster, A.T. (2007). Exposure therapy has a public relations problem: A dearth of litigation amid a wealth of concern. In D.C.S. Richard, & D. Lauterbach (Eds.), *Comprehensive handbook of the exposure therapies* (pp. 409–425). New York: Academic Press.

Richter, J., Pané-Farré, C.A., Gerlach, A.L., Gloster, A.T., Wittchen, H.-U., Lang, T. et al. (2021). Transfer of exposure therapy effects to a threat context not considered during treatment in patients with panic disorder and agoraphobia: Implications for potential mechanisms of change. *Behaviour Research and Therapy, 142,* 103886. https://doi.org/10.1016/j.brat.2021.103886

Rief, W. & Strauß, B. (2018). Integratives Störungsmodell als Grundlage der Therapieplanung. *Psychotherapeut, 63*(5), 401–408. https://doi.org/10.1007/s00278-018-0295-z

Salkovskis, P.M. (1998). Psychological Approaches to the Understanding of Obsessional Problems. In R.P. Swinson, M.M. Antony, S. Rachman & M.A. Richter (Eds.), *Obsessive-Compulsive Disorder: Theory, Research, and Treatment* (pp. 33–50). New York, NY: The Guilford Press.

Schumacher, S., Weiss, D. & Knaevelsrud, C. (2018). Dissemination of exposure in the treatment of anxiety disorders and post-traumatic stress disorder among German cognitive behavioural therapists. *Clinical Psychology & Psychotherapy, 25*(6), 856–864. https://doi.org/10.1002/cpp.2320

Solomon, R.L., Kamin, L. & Wynne, L.C. (1953). Traumatic avoidance learning. The outcomes of several extinction procedures with drugs. *Journal of Abnormal and Social Psychology, 48,* 291–302.

Solomon, R.L. & Wynne L.C. (1954). Traumatic avoidance learning: The principles of anxiety conservation and partial irreversibility. *Psychological Review, 61,* 353–385. https://doi.org/10.1037/h0054540

Stangier, U., Heidenreich, T. & Peitz, M. (2009). *Soziale Phobien. Ein kognitiv-verhaltenstherapeutisches Behandlungsmanual.* Weinheim: Beltz.

Szeska, C., Pünjer, H., Riemann, S., Meinzer, M. & Hamm, A.O. (2022). Stimulaiton of the ventromedial prefrontal cortex blocks the return of subcortically mediated fear responses. *Translational Psychiatry, 12,* 394. https://doi.org/10.1038/s41398-022-02174-8

Szeska, C., Richter, J., Wendt, J., Weymar, M. & Hamm, A.O. (2020). Promoting long-term inhibition of human fear responses by non-invasive transcutaneous vagus nerve stimulation during extinction training. *Scientific Reports, 10,* 1529. https://doi.org/10.1038/s41598-020-58412-w

Teismann, T. & Margraf, J. (2018). *Exposition und Konfrontation.* Göttingen: Hogrefe.

Telch, M.J. & Lancaster, C.L. (2012). Is there room for safety behaviors in exposure therapy for anxiety disorders? In P. Neudeck & H.-U. Wittchen (Eds.), *Exposure therapy: Rethinking the model – refining the method* (pp. 313–334). New York, NY: Springer. https://doi.org/10.1007/978-1-4614-3342-2_18

Tryon, W.W. (2005). Possible mechanisms for why desensitization and exposure therapy work. *Clinical Psychology Review, 25*(1), 67–95. https://doi.org/10.1016/j.cpr.2004.08.005

Vervliet, B., Craske, M.G. & Hermans, D. (2013). Fear extinction and relapse: State of the art. *Annual Review of Clinical Psychology, 9,* 215–248. https://doi.org/10.1146/annurev-clinpsy-050212-185542

Wittchen, H.-U. (2003). *Wenn Angst krank macht.* Dresden: IAP-TUD.

Wittchen, H.-U., Knappe, S., Andersson, G., Araya, R., Banos Rivera, R.M., Barkham, M. et al. (2014). The need for a behavioural science focus in research on mental health and mental disorders. *International Journal of Methods in Psychiatric Research, 23,* 28–40. https://doi.org/10.1002/mpr.1409

Wolpe, J. (1958). *Psychotherapy by Reciprocal Inhibition.* Stanford: Stanford University Press.

Anhang A

Hinweise zu den Online-Materialien

Sie können die in diesem Buch erwähnten und im Anhang abgedruckten Arbeitsmaterialien über unsere Internetseite abrufen und ausdrucken. Nutzen Sie dazu bitte den Link www.hgf.io/download und melden Sie sich nach den dort beschriebenen Schritten an. Wenn Sie nach der Registrierung den Code **B-QDXXIY** unter „Mein Konto → Zusatzmaterialien" im Eingabefeld einfügen, werden Sie automatisch in den Downloadbereich weitergeleitet und können die Online-Materialien zum Buch ausdrucken bzw. herunterladen. Um die Materialien dauerhaft im direkten Zugriff zu haben, empfehlen wir Ihnen, sich die gesamten Materialien herunterzuladen und auf dem eigenen Rechner zu speichern.

Folgende Materialien stehen zum Download bereit:

Übersicht über die Online-Materialien	
Arbeits- und Informationsblätter (inkl. Liste mit Einstiegsexpositionen)	• Informationsblatt 1: Kognitive Verhaltenstherapie bei Angststörungen • Informationsblatt 2: Rahmenbedingungen der Therapie • Arbeitsblatt 1: Meine Angstprobleme • Informationsblatt 3: Fallbeispiele • Arbeitsblatt 2: Lebenslinie • Arbeitsblatt 2: Lebenslinie (BEISPIEL) • Arbeitsblatt 3: Entstehung meiner Angstprobleme • Arbeitsblatt 4: Anspannungsmodell • Arbeitsblatt 5: Meine Angstauslöser und Sicherheitssignale • Arbeitsblatt 6: Meine Angstsituationen und Befürchtungen • Arbeitsblatt 6: Meine Angstsituationen und Befürchtungen (BEISPIEL) • Informationsblatt 4: Typische Befürchtungen bei Angststörungen • Arbeitsblatt 7: Folgen des Vermeidungsverhaltens • Arbeitsblatt 8: Störungsmodell • Arbeitsblatt 9: Therapieziele – Was will ich erreichen? • Arbeitsblatt 10: Entscheidungshilfe für die Befürchtungsüberprüfung • Arbeitsblatt 11: Übungsprotokoll • Arbeitsblatt 11: Übungsprotokoll (BEISPIEL) • Arbeitsblatt 12: Therapeutenprotokoll • Arbeitsblatt 13: Vermeidungs- und Sicherheitsverhalten • Arbeitsblatt 14: Instruktion zur Exposition • Arbeitsblatt 15: Therapieziele – Wo stehe ich? • Arbeitsblatt 16: Was habe ich gelernt? • Arbeitsblatt 17: Was ist noch da? • Informationsblatt 5: Fortschritte beibehalten • Arbeitsblatt 18: Umgang mit Risikosituationen • Arbeitsblatt 19: Umgang mit Hindernissen • Arbeitsblatt 20: Merkblatt für selbstgeleitete Übungen • Arbeitsblatt 21: Übungsplan für selbstgeleitete Übungen • Liste mit Einstiegsexpositionen (s. Anhang B)

Informationsblatt 1

Kognitive Verhaltenstherapie bei Angststörungen

- Kognitive Verhaltenstherapie (KVT) ist die Psychotherapie der ersten Wahl bei Angststörungen. Die meisten Patientinnen und Patienten profitieren in einem bedeutsamen Ausmaß von einer KVT.

- Angststörungen erkennt man an übermäßigen Angstreaktionen auf Reize, die eigentlich keine so starke Angstreaktion erfordern. Die körperliche Angstreaktion ist dabei nicht gestört, sie wird nur an der falschen Stelle ausgelöst.

- Solche übermäßigen Angstreaktionen werden im Lauf des Lebens bewusst oder unbewusst gelernt. In der Therapie schauen wir gemeinsam, was Ihre ungünstigen Lernerfahrungen waren. Dann überlegen wir, welche neuen Erfahrungen Sie machen müssten, um die starken Angstreaktionen abzubauen bzw. besser zu tolerieren.

- Dazu finden in der Regel wöchentliche Therapiesitzungen statt. Zwischen den Therapiesitzungen führen Sie selbstständig Übungen oder Hausaufgaben durch.

- Durch die neuen Erfahrungen werden Sie im Verlauf der Therapie selbst zu einer Expertin oder einem Experten für Ihre Angstprobleme und brauchen immer weniger therapeutische Unterstützung, um die Probleme zu bewältigen.

- Die Behandlung kann sich manchmal auch unangenehm anfühlen, zum Beispiel wenn Sie sich bestimmten Situationen stellen, die Sie lange vermieden haben. Außerdem kann die Therapie auch Nebenwirkungen haben, zum Beispiel dass sich Ihre Stimmung zwischenzeitlich verschlechtert, dass Sie enttäuscht sind, wenn etwas nicht so funktioniert wie gedacht, oder dass Irritationen in Ihrer Familie auftreten. Solche schwierigen Erfahrungen sollten wir dann auf jeden Fall miteinander besprechen.

- Neben der Kognitiven Verhaltenstherapie sind auch tiefenpsychologische Verfahren und die Systemische Therapie zur Behandlung von Angststörungen zugelassen. Wenn Sie es wünschen, kann ich Ihnen diese Verfahren gern erklären.

- Außerdem stehen Medikamente zur Behandlung von Angststörungen zur Verfügung, insbesondere bestimmte Antidepressiva (selektive Serotonin- und Noradrenalin-Wiederaufnahmehemmer). Diese können statt Psychotherapie oder in Kombination mit einer Psychotherapie verschrieben werden. Diese Medikamente kann Ihnen Ihr Hausarzt oder ein Facharzt für Psychiatrie verschreiben.

Informationsblatt 2

Rahmenbedingungen der Therapie

→ In der Therapie vereinbaren wir verbindliche Sitzungstermine.
Verschiebungen sind nur in Ausnahmen möglich.

→ Bitte sagen Sie den Termin spätestens 48h vor der Sitzung ab und vereinbaren Sie mit Ihrem Therapeuten oder Ihrer Therapeutin einen Alternativtermin. Andernfalls können Kosten entstehen (Ausfallhonorar).

→ Die Behandlungskosten werden von der Krankenkasse übernommen. Es kann jedoch ein Gutachtenverfahren zur Kostenübernahme nötig sein. Dies kann Wartezeit bedeuten.

→ Eine Kurzzeitbehandlung besteht aus 24 Behandlungseinheiten à 50 Minuten. Bei der Krankenkasse werden zunächst 12 Sitzungen beantragt (Kurzzeittherapie 1) und bei Bedarf im Verlauf noch einmal 12 Sitzungen (Kurzzeittherapie 2).

→ Zur Vorbereitung der Therapie stehen zusätzliche Sitzungen zur Verfügung:
- bis zu 3 psychotherapeutische Sprechstunden à 50 Min. zur diagnostischen Abklärung
- bis zu 4 Sitzungen zur Therapievorbereitung (sogenannte „probatorische Sitzungen“)

Die Behandlung besteht aus drei Phasen:

1. *Vorbereitungsphase:* Stellung einer Diagnose, Informationen über die Erkrankung, individuelle Ursachen für die Erkrankung und Festlegen von Behandlungsmethoden
2. *Behandlungsphase:* Durchführung von Übungen zur Entwicklung eines neuen Umgangs mit der Angst
3. *Rückfallprophylaxe:* eigenständige Übungen im Alltag, Verhinderung von Rückfällen

Jede Therapiesitzung folgt einem festen Ablauf:

1. **Überblick über die Inhalte der Sitzung**
2. **Besprechung der Hausaufgaben**
3. **Kennenlernen neuer Inhalte oder Übungen**
4. **Zusammenfassung und Aufgaben für die nächste Stunde**

Arbeitsblatt 1

Meine Angstprobleme

Meine persönlichen Angstsituationen:

1. ______________________________

2. ______________________________

3. ______________________________

Wie äußert sich meine Angst?

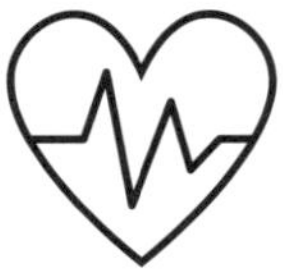

Körpersymptome

Gedanken

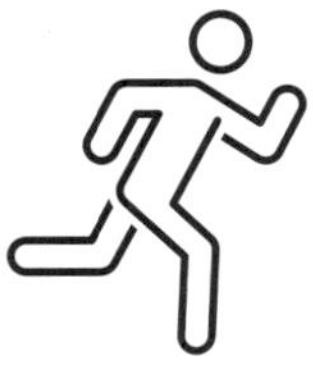

Verhalten

Körpersymptome	Gedanken	Verhalten
____________	____________	____________
____________	____________	____________
____________	____________	____________
____________	____________	____________
____________	____________	____________

Informationsblatt 3 Seite 1/2

Fallbeispiele

Fallbeispiel: Klaustrophobie

Herr. H. blieb im vergangenen Jahr auf dem Weg zu seinem im sechsten Stock gelegenen Büro allein im Aufzug stecken. Es handelte sich um eine kleine 5-Personen-Kabine aus den neunziger Jahren. Er beschreibt: „Plötzlich gab es zwischen dem zweiten und dritten Stock einen Ruck, das Licht ging aus, und die Kabine blieb stecken. Ich hielt mich erschreckt an der Rückwand fest und dachte mir: Oh Gott, das muss gerade mir passieren. Als erstes fiel mir auf, dass die gewohnten Geräusche wegblieben. Dies empfand ich irgendwie als bedrohlich. Die Zeit schien plötzlich stehengeblieben zu sein. Meine Gedanken kreisten wahnsinnig schnell um Fragen wie: Wann geht es weiter? Wie lange dauert das? Merkt denn überhaupt keiner, dass ich hier festsitze? Werde ich überhaupt wieder befreit? Dann nahm ich wieder die Dunkelheit wahr und dachte, dass möglicherweise keine Luft in den Aufzug kommt, und ich bekam plötzlich Angst zu ersticken. Ich hatte gleichzeitig das Gefühl, schlechter atmen zu können, mein Herz begann zu jagen und es kam mir der Gedanke, ich könnte einen Herzanfall erleiden. Ich begann schrecklich zu schwitzen und merkte, dass meine Hände zitterten. Meine Knie wurden auch weich. Das alles dauerte eine Ewigkeit."

Herr H. war, wie sich später herausstellte, aufgrund eines neunzig Sekunden dauernden Stromausfalls tatsächlich nur kurz eingeschlossen gewesen. Neunzig Sekunden später funktionierten Licht und Ventilatoren wieder und der Aufzug fuhr weiter. Im Anschluss an dieses Erlebnis stellte Herr H. fest, dass sich sein Verhältnis zum Aufzugfahren grundlegend verändert hatte: „Ich reagiere jetzt schon von vornherein mit einer gewissen Aufgeregtheit oder mit Angst, wenn ich Aufzug fahren muss. Wenn ich morgens allein vor dem Aufzug stehe, ist es besonders schlimm. Wenn andere dabei sind, geht es besser. Auch mit dem Aufzug zu meiner Wohnung ist es jetzt schon schwierig. Manchmal gehe ich sicherheitshalber auch zu Fuß."

Fallbeispiel: Panikstörung

Frau S. ist wie jeden Morgen beim Einkaufen, als sie ganz plötzlich ein schreckliches Engegefühl in der Brust spürt und das Gefühl bekommt, nicht mehr durchatmen zu können. Sie greift sich an den Hals und glaubt zu ersticken. Ihr Herz rast immer stärker – wie sie es noch nie erlebt hat. Als es immer schlimmer wird, rennt sie aus dem Geschäft. Die überwältigende Angst ist auf dem Höhepunkt: Frau S. schwitzt, sie kann nicht mehr klar denken, alles kommt ihr weit entfernt und fremd vor. Sie hält sich an einem Gitter fest, weil sie das Gefühl hat, ihre Beine würden gleich versagen. Nur langsam klingen das schreckliche Gefühl und die Beschwerden ab. Unruhe und Angst weichen aber auch in den nächsten Minuten und Stunden nicht mehr ganz. Gedanken wie „Gott, was war das? Was mache ich nur?" schießen ihr durch den Kopf. Am gleichen Nachmittag sucht sie ihren Hausarzt auf, der jedoch keine organische Störung findet, die diese Symptome erklären könnte; auch das Elektrokardiogramm (EKG) ist normal. „Frau S., Sie sind vollkommen gesund", versichert er ihr. Trotzdem empfiehlt er seiner Patientin Ruhe und Entspannung. Zunächst erleichtert verlässt Frau S. die Praxis. Auf dem Weg nach Hause passiert es beim Überqueren einer kleinen Brücke jedoch wieder: Frau S. wird von Angst überfallen, und diesmal ist es sogar noch schlimmer. Mit Mühe schafft sie nach fast einer Stunde den Weg nach Hause – aufgewühlt und verzweifelt. Zu Hause fühlt sich Frau S. sicher. Bald verlässt sie die Wohnung kaum noch. Wann immer sie es versucht, hat sie das überwältigende Gefühl, es könnte wieder passieren – und kehrt verzweifelt nach Hause zurück. Zusätzliche ärztliche Untersuchungen helfen nicht weiter. Monatelang bleibt es so, dass sie das Haus ohne Begleitung nicht mehr verlässt. Ihr Mann nimmt ihr zunehmend gereizt alle Erledigungen ab. Nach einiger Zeit wirft er ihr vor, sie sei eine eingebildete Kranke, und es könne so nicht weitergehen.

Informationsblatt 3 Seite 2/2

Fallbeispiele

Fallbeispiel: Soziale Angststörung

Herr M. lebt seit seiner Kindheit in einer Kleinstadt. Die Schulzeit war ohne Probleme verlaufen; er galt als gewissenhafter, guter Schüler, der allerdings mündliche Prüfungen stets angstvoll vermied. Nach seiner Lehrzeit in einer kleinen Firma am Ort begann er in der Finanzbuchhaltung, wo er ohne viel Kontakt mit anderen allein in seinem Zimmer arbeitete. Er war mit dieser Situation sehr zufrieden, weil er nicht gerne mit anderen Leuten zu tun hatte. Vor allem war es ihm schon immer schwergefallen, anderen offen ins Auge zu sehen und mit ihnen locker zu reden. Eines Tages wurde er zu seiner Verwunderung erstmals zum Personalchef gerufen und musste fast eine halbe Stunde warten. In dieser Zeit gingen ihm plötzlich alle möglichen Gedanken durch den Kopf: „Warum werde ich überhaupt gerufen, habe ich Fehler gemacht?“ Er wurde zusehends nervöser und aufgeregter. Als man ihn schließlich ins Büro rief, überfiel ihn plötzlich Angst: Sein Herz raste auf einmal, die Hände wurden schweißnass, und er glaubte zu zittern. Als er den Raum mit unsicherem Gang betrat und sich der Personalchef erhob, bekam er einen Hitzeschauer, und er spürte, wie sein Gesicht feuerrot anlief. Als er die dargebotene Hand des Personalchefs schüttelte, schämte er sich seiner schweißnassen Hände. Die freudige Nachricht seiner Beförderung und eines neuen Arbeitsplatzes mit Verantwortung über mehrere Mitarbeiter und Mitarbeiterinnen bekam er nur unklar mit, da er sich nicht mehr konzentrieren konnte. Der Personalchef nahm dies wahr und fragte freundlich, ob ihm nicht gut sei – was alles nur noch schlimmer machte. Er bedankte sich stammelnd und ging „wie im Traum“ aus dem Zimmer. Seit diesem Ereignis änderte sich sein Leben. Die Erinnerung an diese für ihn unendlich peinliche Situation ließ ihn weder am Tag noch in der Nacht los. Noch mehr als früher vermied er nun fast alle Kontakte mit anderen, lief zumeist mit gesenktem Kopf herum, um noch nicht einmal Blickkontakt aufnehmen zu müssen, und fühlte sich nur zu Hause und bei seinen Eltern wohl. Als zwei Wochen später die berufliche Veränderung anstand, wurde es so schlimm, dass er sich krankmeldete, um nicht wieder eine derartige Situation zu erleben.

Arbeitsblatt 2

Lebenslinie

Meine Angstprobleme im Lebensverlauf

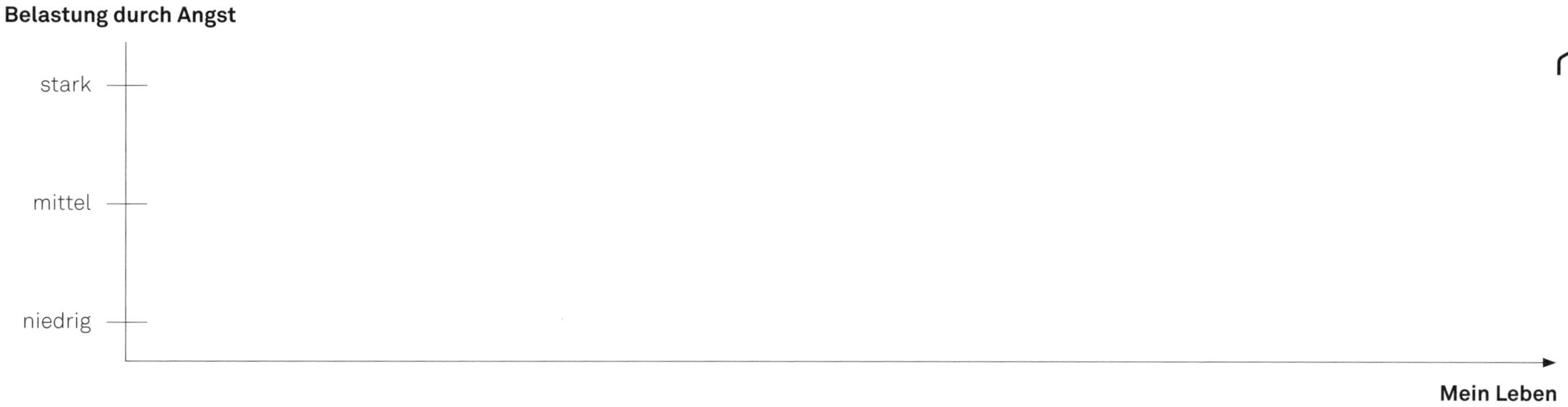

Angstprobleme	
Andere psychische Probleme	
Ereignisse in Beruf, Familie und Freizeit	
Krankheiten/Unfälle	

Arbeitsblatt 2

Lebenslinie (BEISPIEL)

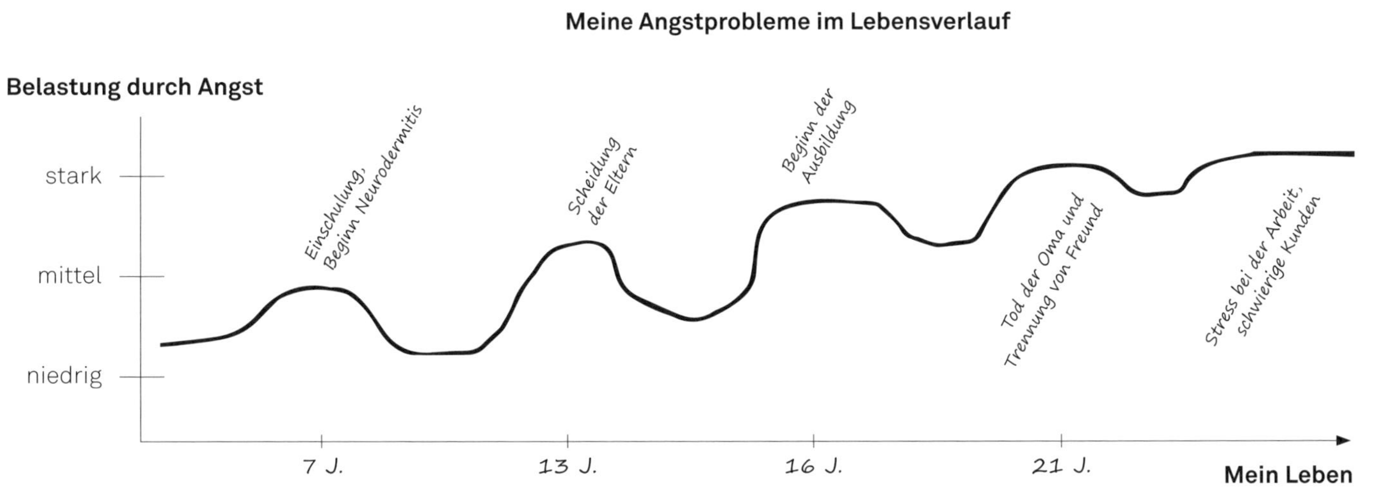

Angstprobleme	Soziale Situationen: Kundengespräche, Teambesprechungen, Angst, mit Kolleginnen und Kollegen zu sprechen und Meinung zu sagen; Einschlafprobleme und Magen-Darm
Andere psychische Probleme	Depressive Phasen
Ereignisse in Beruf, Familie und Freizeit	Scheidung der Eltern, Tod der Oma, Trennung von Freund, stressiger Job mit schwierigen Kundinnen und Kunden
Krankheiten/Unfälle	Neurodermitis schon als Kind; alle haben mich angestarrt und ausgelacht, sie dachten, ich hätte eine ansteckende Krankheit

Arbeitsblatt 3

Entstehung meiner Angstprobleme

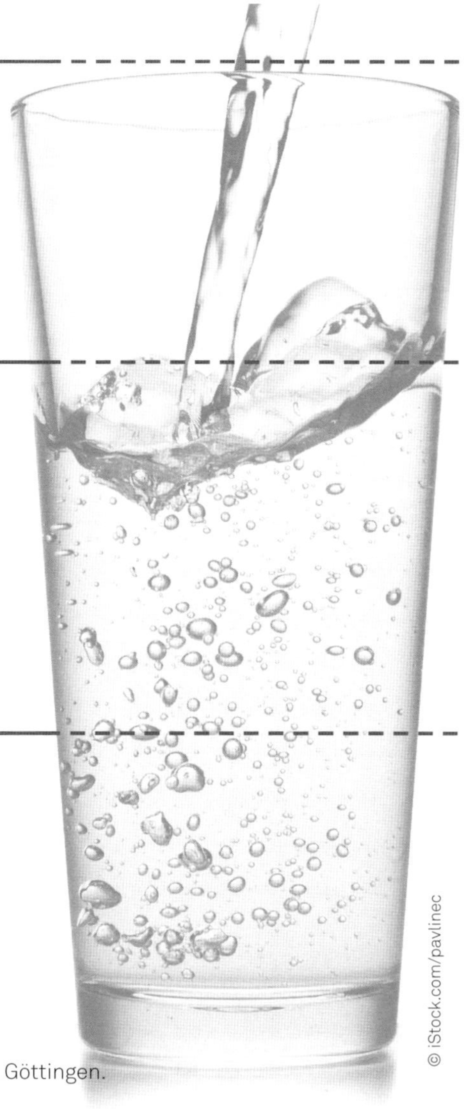

Derzeitige und zeitlich nahe Bedingungen, die meine Angstproblematik begünstigen oder auslösen

z. B. Stressereignisse, langandauernde Belastungen

Länger zurückliegende Erfahrungen (in/nach der Jugend)

z. B. schlimme Lebensereignisse wie Scheidung oder Tod eines Elternteils, nicht gelernt, Selbstvertrauen zu empfinden, oder darin entmutigt worden, Krankheiten und Klinikaufenthalte

Frühe und biologische Faktoren (Kindheit)

z. B. überbehütender Erziehungsstil, psychische oder Sucht-Erkrankungen in der Familie

Arbeitsblatt 4

Anspannungsmodell

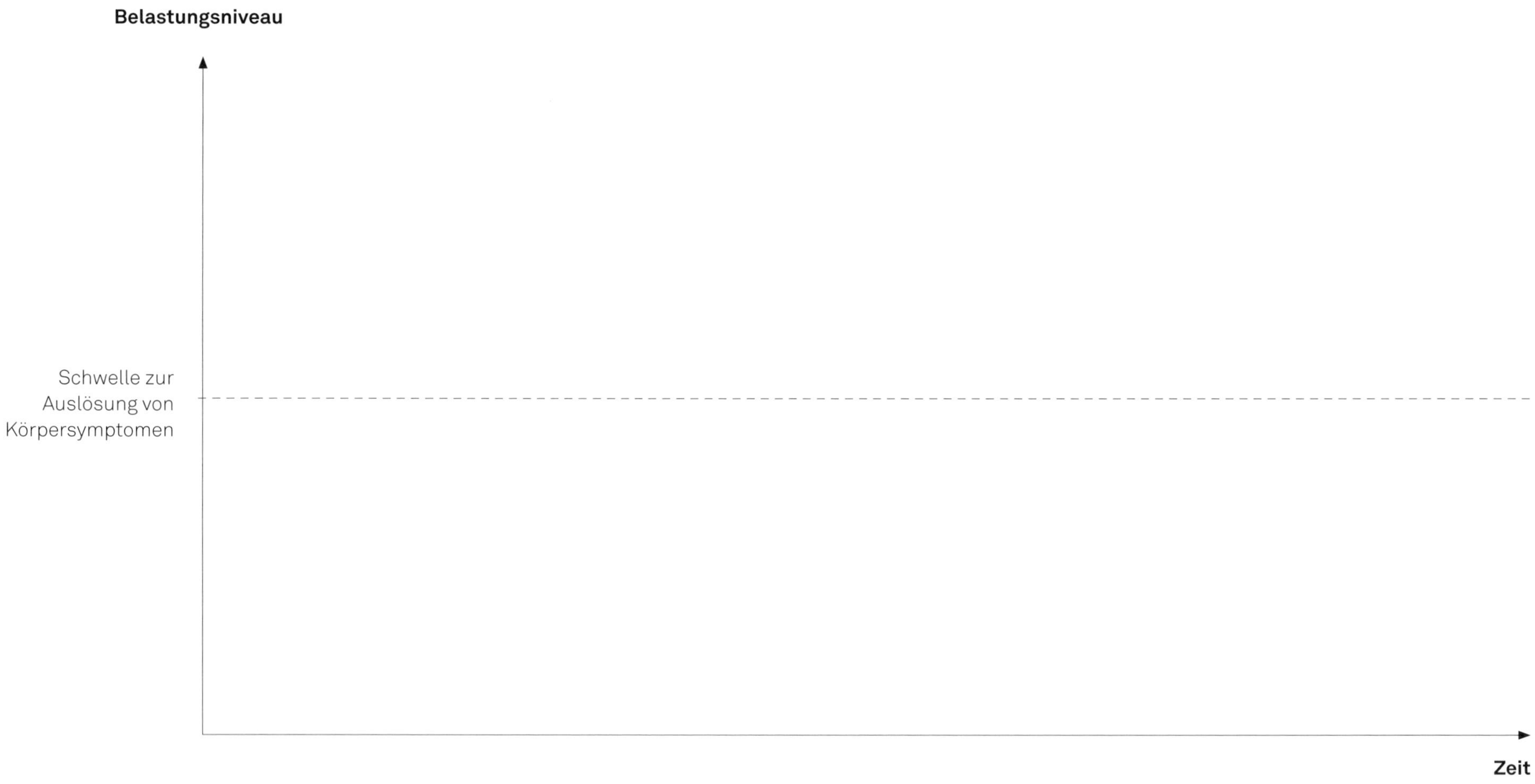

Arbeitsblatt 5

Meine Angstauslöser und Sicherheitssignale

Zentrale Befürchtung:

Angstauslöser:
Bedingungen, die die Befürchtung wahrscheinlicher machen

Situationen:

körperliche Empfindungen:

Objekte:

Gedanken und Vorstellungen:

andere:

Sicherheitssignale:
Bedingungen, die die Befürchtung unwahrscheinlicher machen

Verhaltensweisen:

Gedanken:

Objekte:

Orte:

andere:

Arbeitsblatt 6

Meine Angstsituationen und Befürchtungen

Befürchtungshierarchie

Angstauslösende Situationen und Reize	Wieviel Angst? (1–10)	Meine Befürchtungen	Wie bedrohlich ist die Befürchtung? (1–10)
1.	______	1 ______ 2 ______ 3 ______	______ ______ ______
2.	______	1 ______ 2 ______ 3 ______	______ ______ ______
3.	______	1 ______ 2 ______ 3 ______	______ ______ ______
4.	______	1 ______ 2 ______ 3 ______	______ ______ ______
5.	______	1 ______ 2 ______ 3 ______	______ ______ ______

Arbeitsblatt 6

Meine Angstsituationen und Befürchtungen (BEISPIEL)

Befürchtungshierarchie

Angstauslösende Situationen und Reize	Wieviel Angst? (1–10)	Meine Befürchtungen	Wie bedrohlich ist die Befürchtung? (1–10)
1. Blut abnehmen lassen im Arm	8	1 Ich verblute 2 Ich werde ohnmächtig werden 3 Das Gefühl vor der Ohnmacht ist unaushaltbar	9 7 9
2. Über den Prozess einer selbstverletzenden Handlung sprechen	5	1 Das Gefühl vor der Ohnmacht ist unaushaltbar 2 Ich werde ohnmächtig werden 3 Aufmerksamkeit des Gegenübers auf meine Angstreaktion macht es noch schlimmer	9 7 4
3. Den Film „Wir Kinder vom Bahnhof Zoo" gucken	10	1 Immer wiederkehrende Reize sind unaushaltbar 2 Das Gefühl vor der Ohnmacht ist unaushaltbar 3 Ich werde ohnmächtig werden	10 9 7
4. Bilder von Narben am Arm ansehen	5	1 Das Gefühl vor der Ohnmacht ist unaushaltbar 2 Ich werde ohnmächtig werden 3 Die Bilder kommen unkontrollierbar wieder	9 7 6
5. Narben an den Armen in Realität sehen	7	1 Das Gefühl vor der Ohnmacht ist unaushaltbar 2 Ich werde ohnmächtig werden 3 Die Bilder kommen unkontrollierbar wieder	10 8 7

Informationsblatt 4 Seite 1/2

Typische Befürchtungen bei Angststörungen

Befürchtungen – auch ungewöhnlicher Art – sind typisch und normal, wenn wir Angst haben. Sie sind Teil und Folge des natürlichen Angstkreises. Generell werden Befürchtungen unter Angst als noch bedrohlicher wahrgenommen. Denn bei Angst ist unser Denken verändert – es wird ausgerichtet auf das Erkennen und Vermeiden möglicher Gefahren. Das veränderte Denken unter Angst hat durchaus eine wichtige Schutzfunktion, aber bei einer Angsterkrankung tritt dieser nützliche Effekt in den Hintergrund und unangemessene Befürchtungen werden als reale Bedrohung wahrgenommen.

„Ich werde verrückt.", „Ich drehe durch."

Diese Befürchtungen treten fast immer auf, wenn man sehr starke Angstgefühle oder einen Panikanfall durchleidet. Sie sind die automatische Folge einer als überwältigend stark erlebten oder ganz unerwartet „aus heiterem Himmel" auftretenden Angstreaktion. Zum Problem werden solche Befürchtungen, wenn man glaubt oder annimmt, dass das Erleben dieser Symptome letztlich „ein Beweis" dafür ist, tatsächlich verrückt zu werden. Das Wort „verrückt" wird dabei von Laien oft automatisch gleichgesetzt mit dem bedrohlichen Gedanken „psychiatrisch und chronisch psychisch krank zu sein" (etwa eine Psychose zu haben). Das ist NICHT der Fall! Diese Angstgefühle und -gedanken und die Befürchtung sind normaler Ausdruck der Angstreaktion.

„Ich verliere die Kontrolle über mich."

Die Befürchtung, man könne die Kontrolle über sich verlieren und dann nicht mehr ausreichend handlungsfähig sein, gehört durchaus zum normalen Erleben von Angst. Zum Problem wird sie, wenn man die erlebten Angst- oder Paniksymptome als Beweis für einen beginnenden Kontrollverlust ansieht. Dann steigert sich die Befürchtung, etwa dahingehend „wie gelähmt zu sein", „nichts mehr tun zu können" bzw. „etwas zu tun, das Sie oder andere Personen gefährdet" (z. B. beim Autofahren). Tatsächlich bleibt auch in einer schrecklichen Angstsituation ein normales Ausmaß an Denk- und Reaktionsvermögen erhalten. Dies gilt übrigens auch für die Befürchtung, die Kontrolle über die Blase oder die Stuhlkontrolle zu verlieren und sich dadurch „unendlich zu blamieren!".

„Ich werde in Ohnmacht fallen!"

In Ohnmacht zu fallen, ist eine häufige Befürchtung in sozialen Situationen, manchmal verbunden mit der Angst, zu sterben oder sich vor anderen dadurch massiv zu blamieren. Tatsächlich sind Ohnmachtszustände bei Angst oder Panik jedoch sehr selten, da die körperlichen Vorgänge bei Angst nicht mit einer Ohnmacht vereinbar sind. Zudem sind die seltenen Ohnmachten bei Angst auf wenige Sekunden begrenzt.

Informationsblatt 4 Seite 2/2

Typische Befürchtungen bei Angststörungen

„Ich kriege keine Luft, werde ersticken!", „Ich bekomme einen Herzanfall und sterbe."

Da Schreck- und Angstreaktionen mit automatischen Veränderungen von Atmung und Herzschlag verbunden sind, haben viele Betroffene derartige Befürchtungen. Die Atem- und Herzsymptome der Angst werden fälschlicher Weise als Zeichen eines bevorstehenden Herzinfarkts gewertet. Dabei sind die Symptome einer Angst- oder Panikattacke bei genauer Prüfung durchaus anders als bei einem Herzinfarkt.

„Ich könnte so negativ auffallen, dass niemand mehr etwas mit mir zu tun haben will."

Die Befürchtung, in sozialen Situationen „Fehler" zu begehen und dann von anderen negativ bewertet und ausgeschlossen zu werden, ist weit verbreitet. Häufig wird durch Angsterleben diese Befürchtung verstärkt (z. B. rot werden, schwitzen, nicht wissen, was man sagen soll). Tatsächlich nehmen andere dies zumeist gar nicht – oder als ganz normal – wahr.

„Ich kann das Gefühl nicht aushalten (z. B. Angst oder Ekel)."

Die Befürchtung, bestimmte Gefühle nicht aushalten/nicht ertragen zu können, ist weit verbreitet (z. B. Angst/Ekel vor Spinnen oder Schlangen). Oft besteht diese Befürchtung schon sehr lange und erscheint einem dadurch zusätzlich als richtig und nicht überprüfenswert. Tatsächlich ist die damit verbundene Erwartungsangst viel größer als die tatsächliche Bedrohung und das Gefühl.

Arbeitsblatt 7

Folgen des Vermeidungsverhaltens

Vermeidungs- und Sicherheitsstrategien bewirken kurzfristig, dass die Bedrohung abnimmt und die Angst nachlässt. Deshalb werden sie oft als „erfolgreich“ empfunden. Auf Dauer führt Vermeidungs- und Sicherheitsverhalten aber dazu, dass Befürchtungen fortbestehen. Dieser Zusammenhang wird in den folgenden Abbildungen deutlich:

1. Vermeidung der Situation/Objekte

kurzfristige Folgen:

langfristige Folgen:

2. Flucht aus der Situation/vor Objekten

kurzfristige Folgen:

langfristige Folgen:

3. Sicherheitssignale („real“ und „im Kopf“)

kurzfristige Folgen:

langfristige Folgen:

Arbeitsblatt 8 Seite 1/2

Störungsmodell

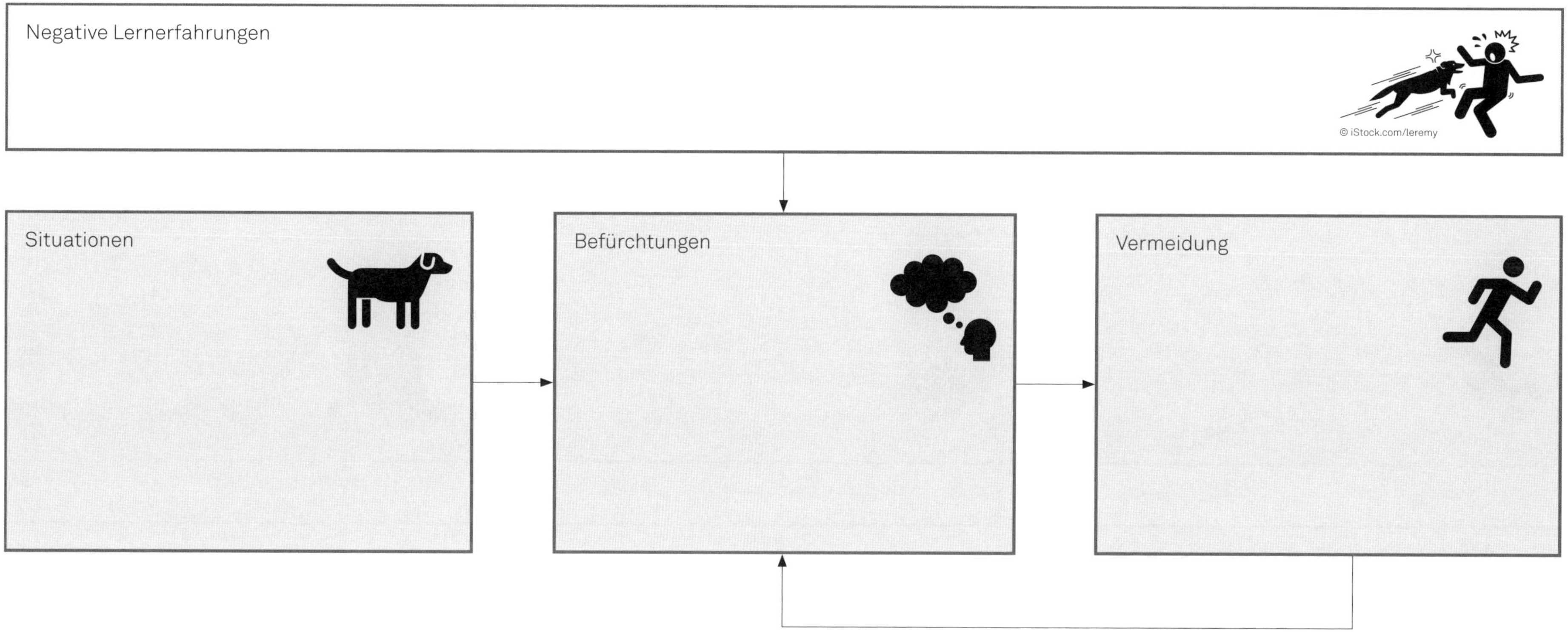

Arbeitsblatt 8 Seite 2/2

Störungsmodell

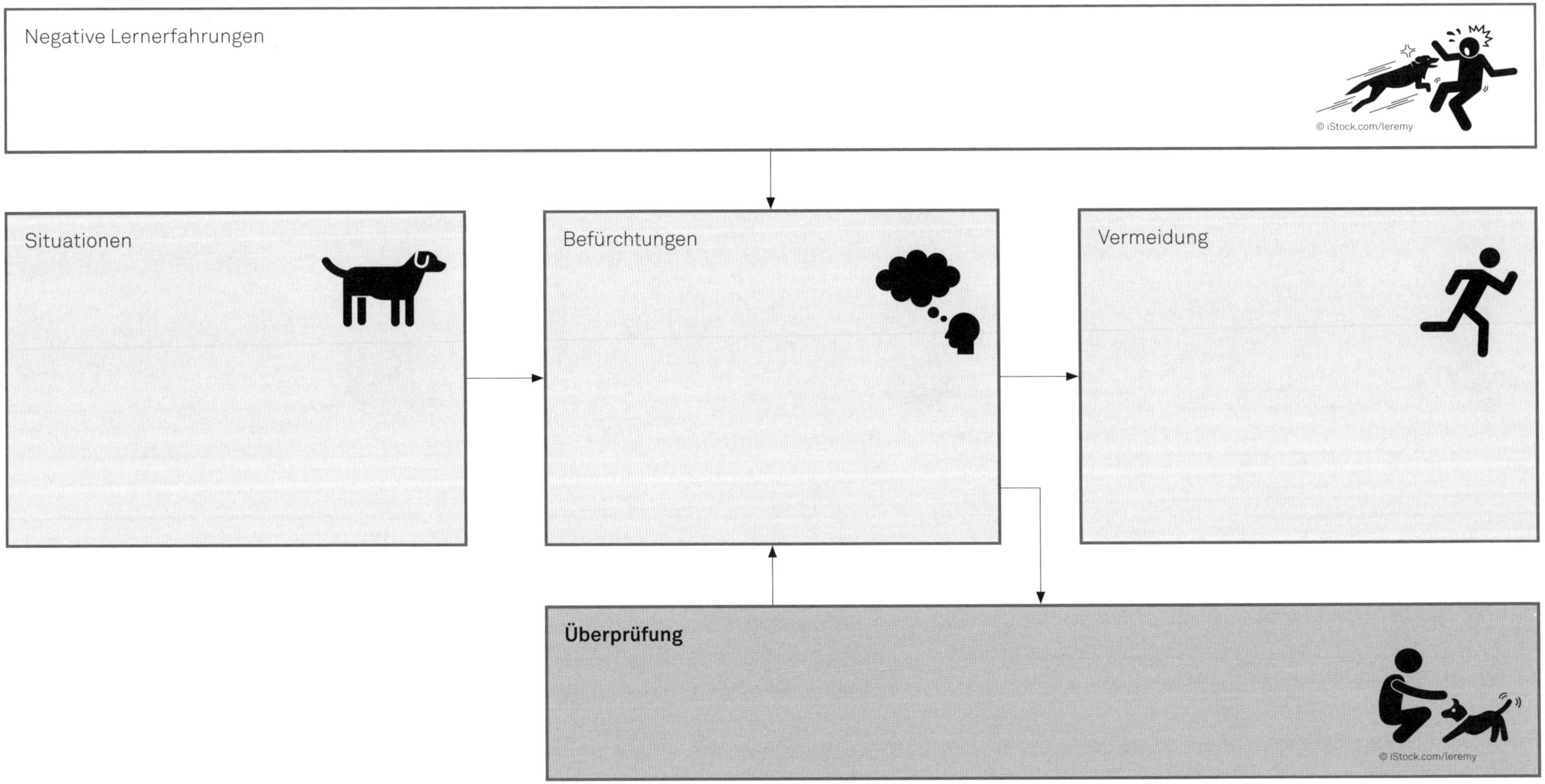

Arbeitsblatt 9

Therapieziele – Was will ich erreichen?

Meine Behandlungsziele in Bezug auf meine Angststörung:

Andere Probleme: Welche Ziele und Veränderungen möchte ich über die Lösung meiner Angstprobleme hinaus erreichen?

Arbeitsblatt 10

Entscheidungshilfe für die Befürchtungsüberprüfung

Hier geht es darum zu überlegen, was aus Ihrer Sicht für oder gegen die vorgeschlagenen Expositionsübungen und die Überprüfung von Befürchtungen spricht. Denken Sie dabei sowohl an kurzfristige, aber auch langfristige Auswirkungen, die diese Entscheidung haben kann. Das folgende Schema hilft Ihnen dabei, alle möglichen Aspekte bei Ihrer Entscheidung zu berücksichtigen.

Konsequenzen	Gründe für die Überprüfung meiner Befürchtungen	Gründe gegen die Überprüfung meiner Befürchtungen
kurzfristig		
langfristig		

Nachdem Sie Ihre Argumente für und gegen die Durchführung der Übungen durchgegangen sind, wie hoch ist Ihre Bereitschaft, Expositionsübungen durchzuführen und Ihre Befürchtungen zu überprüfen?

1 — 2 — 3 — 4 — 5 — 6 — 7 — 8 — 9 — 10

gar nicht bereit … sehr bereit

Haben Sie noch grundlegende Fragen zur Durchführung von Expositionsübungen für die Befürchtungsüberprüfung?

____

____

____

Arbeitsblatt 11 Seite 1/2

Übungsprotokoll

Übungsnummer: ______________________
Datum: ______________________
Durchgänge: ______________________
Dauer der Übung: ______________________

Art der Übung:
- ☐ Einstiegsübung
- ☐ Individuelle Übung
- ☐ Hausaufgabe

Vor der Übung:

Welche Befürchtung(en) möchte ich überprüfen?

Befürchtung 1: ______________________

Befürchtung 2: ______________________

Welche Übung führe ich durch, um meine Befürchtung(en) konkret zu prüfen?
→ Was? Wann? Wo? Wie? Ggf. mit wem? Ggf. Variationen angeben!

____

____

____

Für wie wahrscheinlich halte ich es, dass meine Befürchtung tatsächlich eintreten wird?

1 — 2 — 3 — 4 — 5 — 6 — 7 — 8 — 9 — 10

Wie schlimm wäre das Eintreten der Befürchtung für mich?

1 — 2 — 3 — 4 — 5 — 6 — 7 — 8 — 9 — 10

Wie hoch ist meine Angst, wenn ich daran denke, dass ich die Situation gleich aufsuchen werde?

1 — 2 — 3 — 4 — 5 — 6 — 7 — 8 — 9 — 10

Wie wird meine Angst während der Übung verlaufen? Was erwarte ich bezüglich des Angstverlaufs?

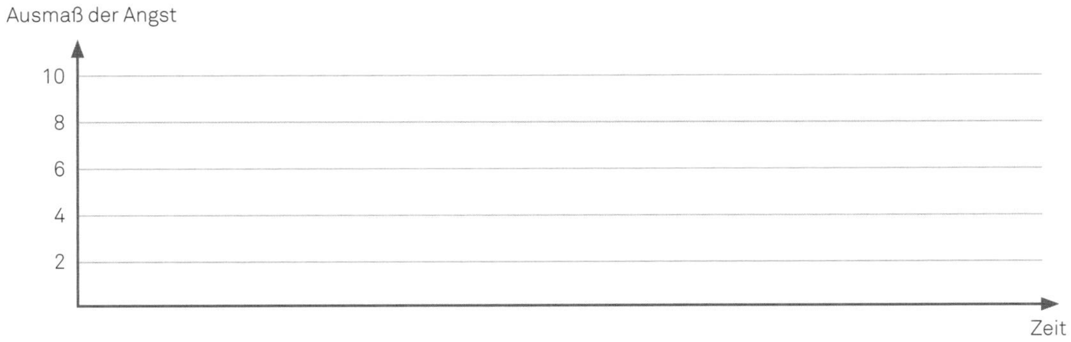

Viel Erfolg!

Arbeitsblatt 11 Seite 2/2

Übungsprotokoll

Nach der Übung:

Für den Fall, dass die Übung nicht durchgeführt oder abgebrochen wurde: Was war der Grund?

____

In welchem Ausmaß ist meine Befürchtung tatsächlich eingetreten?

(1)——(2)——(3)——(4)——(5)——(6)——(7)——(8)——(9)——(10)

gar nicht … genau wie erwartet oder schlimmer

Wie ist meine Angst während der Übung tatsächlich verlaufen?

→ Bitte zum erwarteten Angstverlauf „Vor der Übung" auf Seite 1 des Übungsprotokolls eintragen.

→ Bitte den tatsächlichen Angstverlauf mit * markieren.

In welchem Ausmaß ist es gelungen …	**Gar nicht**		**Teilweise**		**Sehr gut**
(1) … Sicherheits- und Vermeidungsverhalten zu unterlassen?	1 ☐	2 ☐	3 ☐	4 ☐	5 ☐
(2) … die Befürchtung zu prüfen und zu widerlegen?	1 ☐	2 ☐	3 ☐	4 ☐	5 ☐
(3) … einen Angstabfall zu erreichen?	1 ☐	2 ☐	3 ☐	4 ☐	5 ☐

Für den Fall, dass ich Sicherheits-/Vermeidungsverhalten während der Übung angewandt habe …

→ Welche Sicherheits-/Vermeidungsstrategien habe ich angewandt (z. B. gedanklich beruhigt, Entspannungstechniken, Hilfsmittel)?

____

____

____

Wenn ich die Übung wiederhole, wie wahrscheinlich ist es, dass meine Befürchtung dann eintritt?

(1)——(2)——(3)——(4)——(5)——(6)——(7)——(8)——(9)——(10)

Welche Ergebnisse und Lernerfahrungen nehme ich aus der Übung mit?

____

____

____

Arbeitsblatt 11 Seite 1/2

Übungsprotokoll (BEISPIEL)

Übungsnummer: 7
Datum:
Durchgänge: 1
Dauer der Übung: 30 Min.

Art der Übung:
☐ Einstiegsübung
☒ Individuelle Übung
☐ Hausaufgabe

Vor der Übung:

Welche Befürchtung(en) möchte ich überprüfen?

Befürchtung 1: Die Angst, dass ich ausraste/ausflippe, die Kontrolle verliere

Befürchtung 2: Dass ich keine Luft mehr kriege, umfalle

Welche Übung führe ich durch, um meine Befürchtung(en) konkret zu prüfen?
→ Was? Wann? Wo? Wie? Ggf. mit wem? Ggf. Variationen angeben!

Treppenhaus neben dem Kaufhof raufrennen und mich dann in die Menschenmenge des Kaufhofs begeben

Für wie wahrscheinlich halte ich es, dass meine Befürchtung tatsächlich eintreten wird?

1 – 2 – 3 – 4 – 5 – 6 – 7 – 8 – 9 – ☒10

Wie schlimm wäre das Eintreten der Befürchtung für mich?

1 – 2 – 3 – 4 – 5 – 6 – 7 – 8 – 9 – ☒10

Wie hoch ist meine Angst, wenn ich daran denke, dass ich die Situation gleich aufsuchen werde?

1 – 2 – 3 – 4 – ☒5 – 6 – 7 – 8 – 9 – 10

Wie wird meine Angst während der Übung verlaufen? Was erwarte ich bezüglich des Angstverlaufs?

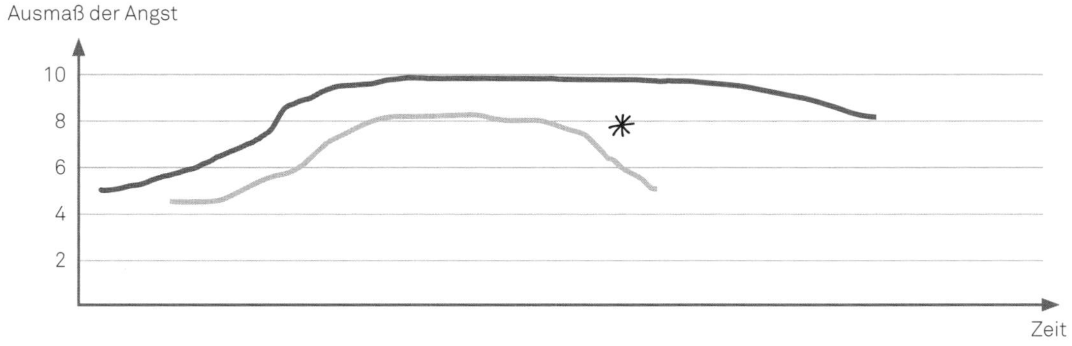

Viel Erfolg!

Arbeitsblatt 11 Seite 2/2

Übungsprotokoll (BEISPIEL)

Nach der Übung:

Für den Fall, dass die Übung nicht durchgeführt oder abgebrochen wurde: Was war der Grund?

____

In welchem Ausmaß ist meine Befürchtung tatsächlich eingetreten?

(1)—(☒2)—(3)—(4)—(5)—(6)—(7)—(8)—(9)—(10)

gar nicht … genau wie erwartet oder schlimmer

Wie ist meine Angst während der Übung tatsächlich verlaufen?
→ Bitte zum erwarteten Angstverlauf „Vor der Übung" auf Seite 1 des Übungsprotokolls eintragen.
→ Bitte den tatsächlichen Angstverlauf mit * markieren.

In welchem Ausmaß ist es gelungen …	Gar nicht		Teilweise		Sehr gut
(1) … Sicherheits- und Vermeidungsverhalten zu unterlassen?	1 ☐	2 ☐	3 ☐	4 ☒	5 ☐
(2) … die Befürchtung zu prüfen und zu widerlegen?	1 ☐	2 ☐	3 ☐	4 ☒	5 ☐
(3) … einen Angstabfall zu erreichen?	1 ☐	2 ☐	3 ☐	4 ☐	5 ☒

Für den Fall, dass ich Sicherheits-/Vermeidungsverhalten während der Übung angewandt habe …
→ Welche Sicherheits-/Vermeidungsstrategien habe ich angewandt (z.B. gedanklich beruhigt, Entspannungstechniken, Hilfsmittel)?

Ich habe mich nach dem Treppenlaufen kurz beruhigt und mir gesagt „Ich werde nicht umkippen".

____

Wenn ich die Übung wiederhole, wie wahrscheinlich ist es, dass meine Befürchtung dann eintritt?

(1)—(2)—(3)—(4)—(5)—(☒6)—(7)—(8)—(9)—(10)

Welche Ergebnisse und Lernerfahrungen nehme ich aus der Übung mit?

Ich bin nicht umgekippt, obwohl ich leichte Atemnot nach dem Treppenlaufen hatte.

Ich habe nicht die Kontrolle über mich verloren.

____

Arbeitsblatt 12 — Seite 1/2

Therapeutenprotokoll

Datum der Übung: ____________

Beginn der Übung: ____________ Dauer der Übung: ____________

Übungsnummer: ____

Art der Übung:

☐ Einstiegsübung

☐ Individuelle Übung

☐ Hausaufgabe

Welche Befürchtung(en) möchte die Patientin oder der Patient überprüfen? Welche Übung wird dafür durchgeführt?

____

____

In welchem Ausmaß ist es gelungen ...	Gar nicht		Teilweise		Sehr gut
(1) ... Sicherheits- und Vermeidungsverhalten zu unterlassen?	1 ☐	2 ☐	3 ☐	4 ☐	5 ☐
(2) ... die Befürchtung zu prüfen und zu widerlegen?	1 ☐	2 ☐	3 ☐	4 ☐	5 ☐
(3) ... den Angstabfall zu erreichen?	1 ☐	2 ☐	3 ☐	4 ☐	5 ☐

Sicherheits-/Vermeidungsverhalten?		Ja ☐	Nein ☐
Falls ja, welches?	1) Flucht	Ja ☐	Nein ☐
	2) Vermeidung	Ja ☐	Nein ☐
	3) Kognitive Vermeidung	Ja ☐	Nein ☐
	4) Interozeptive Vermeidung/Entspannungstechniken	Ja ☐	Nein ☐
	5) Andere Hilfsmittel	Ja ☐	Nein ☐
Kontextvariation		Ja ☐	Nein ☐
Stimulusvariation		Ja ☐	Nein ☐
Vertiefte Extinktion		Ja ☐	Nein ☐

Gab es Probleme? Falls ja, welche?

☐ keine Probleme

☐ Befürchtungsformulierung

☐ Situationsgestaltung

☐ Sicherheits-/Vermeidungsverhalten

☐ Schweregrad/Komplexität der Übung

☐ Angstniveau zu hoch/zu niedrig

☐ keine Veränderung während der Übung

☐ Anderes: ____________

Arbeitsblatt 12 Seite 2/2

Therapeutenprotokoll

In welchem Ausmaß ist die Befürchtung der Patientin oder des Patienten tatsächlich eingetreten?

① — ② — ③ — ④ — ⑤ — ⑥ — ⑦ — ⑧ — ⑨ — ⑩

gar nicht ... genau wie erwartet oder schlimmer

Welche Lernerfahrungen nimmt die Patientin oder der Patient aus der Übung mit?

____

____

____

____

____

Arbeitsblatt 13

Mein Vermeidungs- und Sicherheitsverhalten

Zur Erinnerung:

Kurzfristig führen Vermeidungsverhalten und Sicherheitsstrategien meist dazu, dass die Angst nachlässt. Deshalb werden sie häufig als „erfolgreich" erlebt. Langfristig führen solche Verhaltensweisen jedoch dazu, dass Befürchtungen bestehen bleiben. Die folgenden Abbildungen illustrieren diesen Zusammenhang:

1. Vermeidung

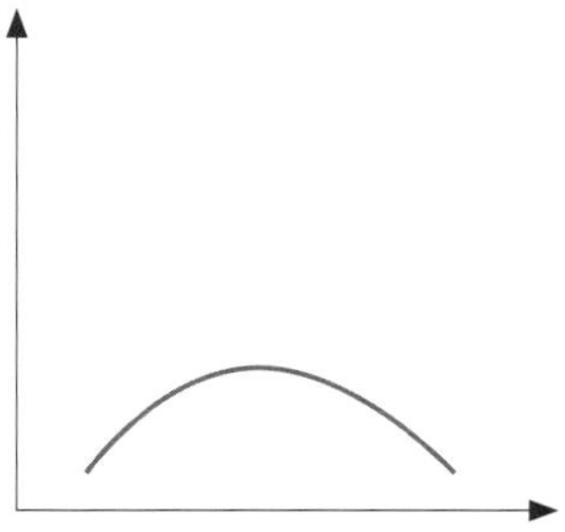

2. Flucht

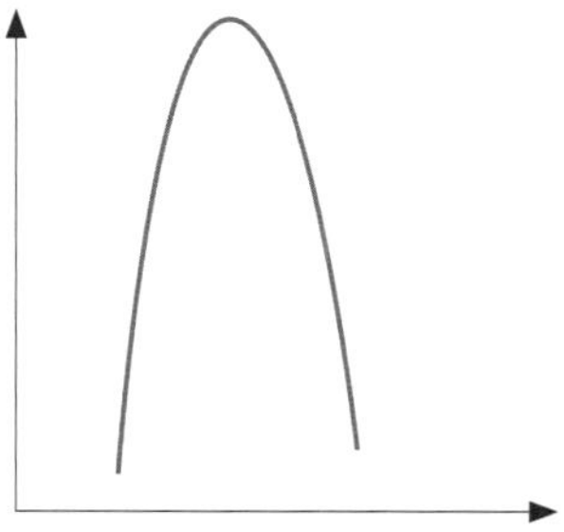

Sicherheitsverhalten

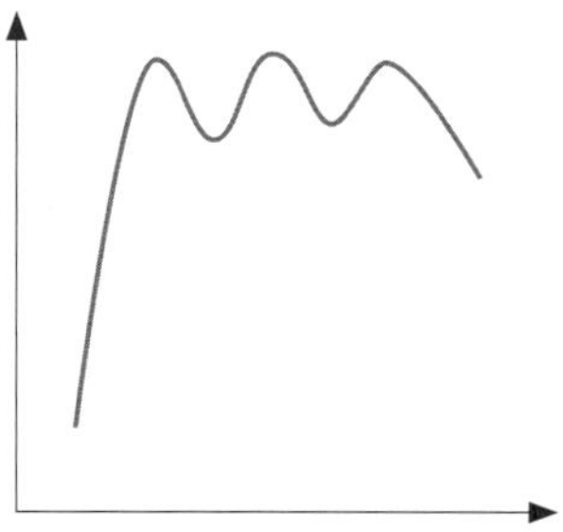

→ **Kurzfristige Konsequenz:**
Angst wird reduziert, die befürchtete Folge wird abgewendet.

→ **Langfristige Konsequenz:**
Die Angst tritt wieder auf, die Befürchtungen werden nicht überprüft und bleiben bestehen, Sicherheitsverhalten wird weiter angewandt.

Meine Vermeidungs- und Sicherheitsstrategien:

____

____

____

____

____

Arbeitsblatt 14

Instruktion zur Exposition

Das Arbeitsblatt soll Sie bei der Durchführung der Expositionsübung(en) unterstützen. Denn bevor eine Übung durchgeführt wird, ist es wichtig, noch einmal genau das Vorhaben zu fokussieren. Nachdem Sie bereits eine geeignete Übungssituation ausgewählt haben, geht es hier noch einmal darum, die zu beachtenden Aspekte zusammenzufassen. Zudem dient diese Instruktion einer kurzen Reflexion über das Ziel und die Durchführung der Übung. Dies soll es Ihnen erleichtern, die Expositionsübung durchzuführen und im Anschluss das Übungsprotokoll auszufüllen.

1) Was wollen Sie bei dieser Übung erreichen?

____

____

2) Bitte nennen Sie die Sicherheitsstrategien, auf die Sie während der Übung verzichten werden:

____

____

3) Was genau ist die Befürchtung, die Sie überprüfen wollen?

____

____

4) Für wie wahrscheinlich halten Sie es, dass Ihre Befürchtung eintritt?

① — ② — ③ — ④ — ⑤ — ⑥ — ⑦ — ⑧ — ⑨ — ⑩

5) Welche Symptome bemerken Sie, wenn Sie an die geplante Übung denken?

____

____

6) Wie stark ist im Augenblick Ihre Angst?

① — ② — ③ — ④ — ⑤ — ⑥ — ⑦ — ⑧ — ⑨ — ⑩

Super, nun haben Sie noch einmal die zu beachtenden Aspekte zusammengefasst!

Ihre Aufgabe in der Übung ist es, sich nun so zu verhalten, dass Sie bestmöglich Ihre Befürchtung überprüfen können. Ihre Befürchtung bestmöglich zu prüfen, bedeutet insbesondere, dass Sie nichts tun, um sich abzulenken, sich Sicherheit zu verschaffen oder andere Dinge, um das Eintreten Ihrer Befürchtung von vornherein zu verhindern. Das wird nicht leicht werden, vermutlich werden Sie auch Angst erleben. Geben Sie sich die Möglichkeit, etwas Neues zu lernen!

Viel Erfolg!

Arbeitsblatt 15

Therapieziele – Wo stehe ich?

Meine bisherigen Behandlungsziele:

1. ______________________________

2. ______________________________

3. ______________________________

Welche Ziele habe ich bisher erreicht?

____

____

____

____

Welche Ziele habe ich noch nicht erreicht?
→ Wie kann ich diese Ziele noch erreichen? Was kann angepasst werden?
Welche weiteren Ziele und Veränderungen möchte ich noch erreichen?

____

____

____

____

Meine bisherigen Erfahrungen:

Was habe ich aus den Übungen gelernt?
Über meine Angst? Über meine Befürchtungen? Weiteres?

____

____

____

____

Arbeitsblatt 16

Was habe ich gelernt?

In welchem Ausmaß hat Ihnen die Therapie bis zu dieser Stelle geholfen?

(1)—(2)—(3)—(4)—(5)—(6)—(7)—(8)—(9)—(10)

gar nicht … extrem

Was haben Sie in den Übungen gelernt?

Über Ihre Befürchtungen (Eintrittswahrscheinlichkeit, Bedrohlichkeit etc.)?

Über Ihre Angst (Stärke, Bedrohlichkeit, Aushaltbarkeit etc.)?

Weiteres?

Was bedeuten diese Erfahrungen für Ihr Leben?

Wie wollen Sie in Zukunft mit Ihrer Angst und Ihren Befürchtungen umgehen?

Was könnte Ihnen jetzt in der Therapie noch besser helfen?

Arbeitsblatt 17

Was ist noch da?

Welche Restbefürchtungen haben Sie?

____

____

____

In welchen Situationen zeigen sich diese Restbefürchtungen?

____

____

____

Welche Angstsymptome erleben Sie?

____

____

____

Welche Therapieziele haben Sie noch nicht bzw. noch nicht befriedigend erreicht?

Angst: ______________________________

____

____

Anderes: ______________________________

____

Welche über die Angst hinausgehenden Symptome/Schwierigkeiten/Probleme haben Sie?
(z. B. sozial, familiär, gesundheitlich, finanziell)

____

____

____

Gab es ungünstige Veränderungen im Lauf der Therapie? (z. B. sozial, familiär, gesundheitlich, finanziell)

____

____

____

Informationsblatt 5 Seite 1/2

Fortschritte beibehalten

Zur Stabilisierung und Erweiterung des Gelernten sowie zur Vorbeugung eines erneuten Auflebens der Angst ist es insbesondere wichtig, Rückfallphänomene zu kennen und das weitere therapeutische Üben entsprechend zu gestalten. Die wichtigsten dieser Phänomene sind:

1) **Spontanerholung**:
   Die Rückkehr der Angst im Laufe der Zeit infolge fehlenden Übens.

   Beispiel: Nach Ende der Therapie steigt die Angst vor dem Busfahren mit der Zeit ohne weiteres Üben wieder an.

2) **Erneuerung der Angst in neuen Kontexten**:
   Das Wiederauftreten von Angst in Situationen oder unter Umständen, in denen bisher keine Übungen durchgeführt wurden.

   Beispiel: Im Bus tritt zur Rushhour erneut Angst auf, nachdem bisher immer am ruhigen Vormittag geübt wurde.

3) **Wiedereinstellen von Angst**:
   Das Auftreten aversiver Erlebnisse jeglicher Art oder auch spezifisch in Bezug auf die Angst nach der Therapie.

   Beispiel: Die Angst vor dem Busfahren nimmt nach Ende der Therapie erneut zu, nachdem bei sommerlichen Temperaturen im Bus erhöhter Herzschlag und Schwitzen aufgetreten sind, oder die Angst steigt nach einem Arbeitsplatzverlust erneut an.

Merke:

Nie wieder Angst zu haben oder Befürchtungen in Bezug auf bestimmte Situationen zu haben, ist nicht realistisch. Einen gewissen Grad an Unsicherheit und die Präsenz von Symptomen hin und wieder müssen wir tolerieren.

Üben Sie so oft und divers wie möglich, beobachten Sie das Ausmaß Ihrer Befürchtungen und Angst, und auch wenn Sie hin und wieder Angstsymptome erleben, setzen Sie kein Sicherheits- und Vermeidungsverhalten ein!

Informationsblatt 5 Seite 2/2

Fortschritte beibehalten

Die folgenden Punkte können Ihnen dabei helfen, erreichte Fortschritte beizubehalten und auszuweiten sowie Rückfallphänomene zu verhindern.

Die wichtigsten Punkte sind:

1) Gehen Situationen wieder mit höherer Befürchtungsstärke (Wahrscheinlichkeit oder Bedrohlichkeit) einher, sollten Sie diese Situationen aufsuchen und Ihre Befürchtungen erneut überprüfen. Bemerken Sie also, dass die Vorstellung, Auto zu fahren, wieder mit mehr Angst einhergeht als nach der Therapie, dann sollten Sie wieder häufiger Auto fahren.

2) Variieren Sie die Übungen in unterschiedlichen Kontexten und mit unterschiedlichen Angstreizen. Fahren Sie also mal in einem Bus im Stadtverkehr, dann eine längere Strecke im Regionalbus und dann eine Überlandstrecke. Variieren Sie außerdem andere Faktoren. Fahren Sie mal morgens, mal abends, bei Regen und bei Sonne, an einem Tag, an dem Sie sich gut fühlen, und an einem, an dem Sie sich schlechter fühlen.

3) Kombinieren Sie verschiedene Angstreize, indem Sie beispielsweise in einem Bus fahren und vor dem Einsteigen Schwindelübungen durchführen (vertiefte Extinktion).

4) Führen Sie ab und zu gezielt unangenehme Ereignisse, die für Ihre Befürchtungen relevant sind, in die Übung ein. Wenn Sie z. B. weiterhin befürchten, Sie könnten rot werden und ausgelacht werden, dann schminken Sie Ihre Backen rot und suchen relevante Situationen auf.

5) Dokumentieren Sie sich in den nächsten Wochen, wieviel Angst Sie erleben. Sollten Sie eine Zunahme an Angst und ein Erstarken der Befürchtungen bemerken, dann ist dringend empfohlen, verstärkt Übungen durchzuführen.

6) Greifen Sie immer wieder auf die hier bearbeiteten Materialien zurück und vergegenwärtigen Sie sich das Gelernte.

Arbeitsblatt 18

Umgang mit Risikosituationen

Risikokonstellation	Was habe ich dazu in der Therapie gelernt?	Wie will ich damit konkret umgehen?
Beispiel: *Erster Saunabesuch seit vielen Jahren* → *Erwartungsangst und Befürchtung, dass eine Panikattacke mit Kontrollverlust und Blamage auftritt*		

Arbeitsblatt 19

Umgang mit Hindernissen

Welche Hindernisse und Barrieren halten mich davon ab, mich weiterhin meiner Angst und meinen Befürchtungen auszusetzen?

Innere Barrieren:

- ______________________________
- ______________________________
- ______________________________
- ______________________________

Äußere Barrieren:

- ______________________________
- ______________________________
- ______________________________
- ______________________________

Was will ich tun, um diese Barrieren zu beseitigen?

- ______________________________
- ______________________________
- ______________________________
- ______________________________

Arbeitsblatt 20

Merkblatt für selbstgeleitete Übungen

Meine Ziele für die Zeit nach der Therapie:

- ______________________________
- ______________________________
- ______________________________
- ______________________________

Üben Sie so viel wie möglich. Gehen Sie dabei folgendermaßen vor:

1. **Den Angstreiz verändern:**
   Setzen Sie sich bei der Wiederholung der Übung unterschiedlichen Angstreizen aus. Wenn Sie zum Beispiel Angst in Einkaufszentren haben, suchen Sie unterschiedliche Einkaufszentren oder unterschiedliche Etagen auf. Wenn Sie Angst in der Gegenwart von Hunden haben, suchen Sie Hunde unterschiedlicher Rasse und Größe auf.

2. **Die Umgebung verändern:**
   Führen Sie die Übung in unterschiedlichen Umgebungen durch. Zum Beispiel an verschiedenen Orten, zu verschiedenen Tageszeiten, allein oder mit anderen, an einem Arbeitstag und an einem freien Tag, wenn Sie erholt sind und wenn Sie schwer gearbeitet haben, oder ähnliches. Dabei können Sie sehr kreativ sein. Verändern Sie die Übung so, dass Sie Ihnen bei der Wiederholung etwas schwieriger vorkommt.

3. **Verschiedene Übungen kombinieren:**
   Wenn Sie schon mehrere unterschiedliche Übungen gemacht haben, denken Sie sich eine Situation aus, in der Sie die schwierigen Elemente der Übungen kombinieren. Wenn Sie zum Beispiel geübt haben, in der Öffentlichkeit zu trinken und sich in Menschenmengen aufzuhalten, suchen Sie als Nächstes eine Situation auf, bei der Sie mitten in einer Menschenmenge etwas trinken.

Wir wünschen Ihnen viel Erfolg!

Arbeitsblatt 21

Übungsplan für selbstgeleitete Übungen

Woche	Welche Befürchtung will ich überprüfen?	Welche Übung führe ich dazu durch?	Wann und wo mache ich die Übung?	Zu beachten	Variationen (z. B. Stimulus-, Kontextvariation oder verstärkte Extinktion)	Lernerfahrung

Anhang B

Liste mit Einstiegsexpositionen

Befürchtung	Kategorien (und häufige Diagnosen)			
	1 (Agoraphobie)	2 (Panikstörung)	3 (Soziale Phobie)	4 (Spezifische Phobie)
Angst um Gesundheit/ Angst vor Krankheiten	✓	✓		
Angst zu sterben/ Angst vor dem Tod	✓	✓		
Angst keine Hilfe zu bekommen	✓	✓		
Angst sich zu blamieren			✓	
Angst vor Kontrollverlust	✓	✓	✓	
Angst von anderen bewertet/ abgelehnt zu werden			✓	
Angst zu versagen (beruflich/sozial)	✓	✓	✓	
Angst vor einem spezifischen Objekt				✓
Angst in Ohnmacht zu fallen	✓	✓		
Angst vor Körpersymptomen	✓	✓	✓	
Angst verrückt zu werden/ durchzudrehen	✓	✓	✓	✓
Gefühle nicht aushalten können (z.B. Angst, Ekel, Schuld)	✓	✓	✓	✓
Sonstige Ängste/Befürchtungen	✓	✓	✓	✓

Hinweis zur Anwendung: Je nach zentraler Befürchtung sind in den einzelnen Kategorien Situationen zur Befürchtungsüberprüfung aufgelistet. Dies dient einer Orientierung, um die geeignete Situation für die Einstiegsübung auszuwählen. Natürlich können die beschriebenen Situationen aus den anderen Kategorien auch für die Befürchtungsüberprüfung genutzt werden, falls diese besser zu der Befürchtung der Patienten passen. Es ist möglich, die Einstiegsübung entweder anhand der zentralen Befürchtung oder anhand der Diagnose auszuwählen. So können z.B. auch bei der Diagnose soziale Phobie Übungssituationen aus den Kategorien 1 und 2 hilfreich sein oder bei Agoraphobie Übungen aus der Kategorie 3.

Befürchtungskategorie 1 (Diese Übungen sind unter anderem bei Agoraphobie hilfreich.)	
Sich weit von zu Hause in eine fremde Umgebung entfernen	1. Entfernen Sie sich mit der Therapeutin oder allein möglichst weit von zu Hause. Bleiben Sie, wenn Sie Ihr Ziel erreicht haben, einige Zeit dort, bevor Sie zurückgehen. 2. Gehen Sie mit der Therapeutin oder allein auf getrennten Wegen zu einem vereinbarten Ort. Vergewissern Sie sich, dass Sie beide genau wissen, wo sich dieses Ziel befindet. Es sollte so weit wie möglich von zu Hause entfernt liegen. 3. Treffen Sie Ihre Therapeutin an einem vereinbarten Ort und zum abgesprochenen Zeitpunkt.
Kleinere Geschäfte (z.B. Fachhandel)	1. Gehen Sie mit der Therapeutin zu einer ruhigen Zeit in ein Geschäft, schauen Sie sich ausführlich um, lassen Sie sich Produkte zeigen, stellen Sie Fragen. Variationen: Trennen Sie sich dort für eine kurze Zeit (z.B. 10 Min.). Die Therapeutin bleibt draußen oder außerhalb der Blickweite. 2. Gehen Sie allein zum Einkaufen und kehren auch allein wieder zurück (z.B. in eine Bäckerei oder einen Lebensmittelladen). 3. Führen Sie die Einkaufsübungen zu besonders belebten Geschäftszeiten oder in besonders belebten Geschäften durch. Halten Sie sich einige Zeit (mind. 10 Min.) in der Mitte der Menge auf.
Kaufhäuser (am besten groß und mehrstöckig)	1. Gehen Sie mit der Therapeutin zu einer ruhigen Zeit in ein Kaufhaus, schauen Sie sich um und entfernen Sie sich von den Ein- und Ausgängen. Trennen Sie sich dort für eine kurze Zeit (10 Min.) von der Therapeutin (die Therapeutin bleibt z.B. außerhalb der Blickweite). 2. Gehen Sie mit der Therapeutin zu einer ruhigen Zeit in die höheren Etagen in einem Kaufhaus (Variation: die oberste Etage), schauen Sie sich um, gehen Sie an die Brüstung und beobachten Sie die darunterliegenden Etagen. Trennen Sie sich dort für eine kurze Zeit (10 Min.) von der Therapeutin (die Therapeutin bleibt z.B. außerhalb der Blickweite). 3. Führen Sie derartige Übungen allein und zu belebten Geschäftszeiten durch. Halten Sie sich einige Zeit (10 Min. oder mehr) in der Mitte der Menge auf.
Öffentliche Verkehrsmittel: Zug, Busse, U-Bahn, Straßenbahn	1. Gehen Sie mit der Therapeutin oder allein zu einer Haltestelle und warten Sie auf einen vorher festgelegten Bus, eine Straßenbahn oder U-Bahn. Steigen Sie ein und nehmen Sie einen Sitzplatz in einiger Entfernung zur Tür ein. Fahren Sie mindestens 5 Stationen mit. Achten Sie dabei, je nach Ihrer Befürchtung, auf Ihre Umgebung, Ihre Körpersymptome oder Ihren Sitznachbarn. 2. Führen Sie die Übung zur Rushhour in einem vollen oder überfüllten Verkehrsmittel durch. 3. Fahren Sie allein zu einer vereinbarten Haltestelle. Ihre Therapeutin geht oder fährt voraus, sodass sie die verabredete Haltestelle vorher erreicht. 4. Dehnen Sie die Busfahrten stufenweise aus, sodass Sie längere Strecken allein fahren.
Kinos, Theater, Konzerte, Kirchen usw.	1. Gehen Sie mit der Therapeutin oder allein in eine der genannten Einrichtungen, wenn wenige Personen zugegen sind, um dort ein Programm zu verfolgen (Film etc.). 2. Gehen Sie in eine der Einrichtungen, wenn besonders viele Menschen dort sind. → Variieren Sie die Übung, indem Sie sich z.B. auf die Mittelplätze setzen, sodass Sie rechts und links von Personen eingeschlossen sind.
Höhen	1. Gehen Sie mit der Therapeutin oder allein auf unterschiedlich hohe und unterschiedlich gesicherte (hohes Stahl- oder Mauerwerk, Balustrade, Seil etc.) Balkone, Aussichtstürme, Aussichtsplattformen, Wendeltreppen oder mehrstöckige Gebäude mit offenem Treppenhaus. 2. Gehen Sie mit Ihrer Therapeutin zu einem der beschriebenen Orte und bleiben Sie für mindestens 10 Min. allein dort, während die Therapeutin sich zurückzieht.
Autofahren	1. Stadtfahrt 2. Fahrt auf der Landstraße 3. Autobahnfahrt

Befürchtungskategorie 1 (Diese Übungen sind unter anderem bei Agoraphobie hilfreich.)	
	4. Fahrt auf besonders befahrenen Straßen 5. Abwechselnd besonderes langsam und schnell fahren 6. Bei schlechtem Wetter fahren 7. Autobahnauffahrten und -abfahrten, Verkehrskreuze
Enge, geschlossene Räume	1. Begeben Sie sich mit und ohne Therapeutenbegleitung in einen geschlossenen Aufzug, ein enges WC oder einen Kellerraum, oder nutzen Sie entsprechende Möglichkeiten in der Behandlungseinrichtung (z.B. Panik-Box). 2. Fahren Sie auf dem Rücksitz eines Autos mit einer Binde vor den Augen mit. 3. Gehen Sie in eine kleinere Hotelsauna oder machen Sie im Schwimmbad einen Tauchkurs.
Menschenmengen und offene, weite Plätze	1. Besuchen Sie mit oder ohne Therapeutenbegleitung für mindestens 30 Minuten eine Demonstration, Festival, Karnevalsumzug, Diskothek, Sportstadion, Kaufhaus, Fußgängerzone oder einen Freizeitpark. 2. Gehen Sie in ein leeres Stadion, auf ein Feld oder auf ein abgelegenes Fabrikgelände. 3. Gehen Sie auf einen großen Parkplatz oder einen freien Marktplatz. Bleiben Sie dort mindestens 15 Minuten möglichst in der Mitte. 4. Gehen Sie zur Rushhour zu einem Einkaufszentrum, Kaufhaus, Postschalter, Ticketschalter der Bahn oder Bahnhof.
Brücken	Gehen Sie mit der Therapeutin oder allein auf eine Brücke mit Geländer. Bleiben Sie dort stehen, gehen Sie dann umher. Gehen Sie nahe ans Geländer und blicken Sie hinunter.
Befürchtungskategorie 2 (Diese Übungen sind unter anderem bei einer Panikstörung hilfreich.)	
Aufsuchen von Situationen, die angstbezogene Körpersymptome und Befürchtungen auslösen	1. Wählen Sie eine der vorgenannten agoraphobischen Situationen (Befürchtungskategorie 1) aus. 2. Variieren Sie die Übungen. Führen Sie sie z.B. direkt nach sportlichen oder körperlich anstrengenden Situationen wie Treppensteigen oder Laufen durch; führen Sie sie mit und ohne vorherigem Kaffeegenuss durch etc. 3. Führen Sie zum Aktivieren Ihrer Befürchtungen zusätzlich eine oder mehrere Übungen zur Provokation von Körpersymptomen durch.
Befürchtungskategorie 3 (Diese Übungen sind unter anderem bei sozialen Ängsten hilfreich.)	
Angst von anderen bewertet/abgelehnt zu werden, beruflich oder sozial zu versagen	1. Treffen Sie sich mit einer Ihnen bekannten Person oder beginnen Sie eine Unterhaltung mit Kolleginnen und Kollegen. Sprechen Sie langsam und konzentrieren Sie sich auf die Unterhaltung. Berichten Sie über Ihre eigene Arbeit und konzentrieren Sie sich auf den Inhalt des Gesprächs. 2. Sprechen Sie fremde Personen an (im Café oder auf der Straße) und fragen Sie sie z.B. nach dem Weg oder nach der Uhrzeit. 3. Führen Sie mit einer unbekannten Person eine Unterhaltung. Sprechen Sie hierbei eigene Themen an. Lenken Sie Ihr Interesse auf das Thema des Gesprächspartners. 4. Halten Sie vor einer kleinen Gruppe (z.B. Therapeutin und weitere Mitarbeiter) einen kurzen Vortrag, z.B. Bericht über ein eigenes Erlebnis oder eine Arbeitsaufgabe. Legen Sie Ihre Aufmerksamkeit auf inhaltliche Schwerpunkte des Vortrages (Welche Botschaft möchten Sie vermitteln?). 5. Setzen Sie sich in einem Lokal allein an einen Tisch, bestellen Sie sich etwas zu trinken und schauen Sie sich im Lokal um. Versuchen Sie, sich einzuprägen, welche Kleidung die anderen Menschen tragen, welche Haarfarbe sie haben, wie sie aussehen. Lenken Sie sich nicht durch Lesen ab. Bleiben Sie mindestens eine halbe Stunde sitzen. 6. Gehen Sie in einem Restaurant etwas essen und trinken. Konzentrieren Sie sich auf die Umgebung; sitzen Sie aufrecht und führen Sie die Gabel bzw. Tasse zum Mund.

Befürchtungskategorie 3 (Diese Übungen sind unter anderem bei sozialen Ängsten hilfreich.)	
	7. Sprechen Sie mit einer bekannten oder unbekannten Person über persönliche Themen, die sie normalerweise vermeiden. 8. Lassen Sie sich in einem Geschäft für 10 Minuten beraten, ohne am Ende etwas zu kaufen. Stellen Sie dem Verkäufer mehrfach unterschiedliche Fragen zu dem Produkt. 9. Sehen Sie in der Fußgängerzone entgegenkommende Passanten aufmerksam an. Gehen Sie an vollen Cafés vorbei und beobachten Sie die Gäste. Fahren Sie mit dem Bus und sehen Sie die anderen Fahrgäste an. 10. Bleiben Sie im Straßenverkehr an einer Ampel stehen, auch wenn sie auf Grün schaltet. 11. Kaufen Sie etwas in einem Geschäft und nehmen Sie zu wenig Geld mit. Lassen Sie die Waren an der Kasse zurückstellen. 12. Rufen Sie dem Therapeuten in einem Bus oder einer Bahn laut etwas zu.
Befürchtungskategorie 4 (Diese Übungen sind bei spezifischen Phobien hilfreich.)	
Spinnenphobie	1. Fangen Sie eine Spinne mit einem Glas und einer Postkarte. 2. Ihr Therapeut kippt das Glas um und zieht langsam die Postkarte weg, was sie anschließend selbst wiederholen. 3. Umschließen Sie das Glas zum Schluss mit beiden Händen und beschreiben Sie das Aussehen der Spinne. 4. Der Therapeut zeigt durch Berühren der Spinne, dass diese wegläuft, wenn sie berührt wird. 5. Sie selbst imitieren die Handlung, wobei zunächst auch ein Stift zur Berührung genutzt werden kann oder ein Handschuh. 6. Ihr Therapeut hält die Spinne in seiner Hand. Legen Sie Ihren Zeigefinger in die Hand des Therapeuten, sodass die Spinne darüber laufen kann, aber in der Hand des Therapeuten bleibt. 7. Lassen Sie die Spinne von einer Hand zur anderen krabbeln. 8. Nehmen Sie die Spinne und lassen Sie sie über Ihre Hände krabbeln, sodass sie bis zum Ellenbogen krabbelt und dann auf die zweite Hand wechselt. 9. Wiederholen Sie die Übung mit einer größeren Spinne. 10. Wiederholen Sie die Übung mit zwei oder mehreren Spinnen.
Schlangenphobie	1. Beobachten Sie aus sicherer Entfernung, wie Ihr Therapeut mit einer lebenden Schlange hantiert (z. B. hochheben, ablegen, um den Hals legen). 2. Die Schlange wird von Ihnen mit zwei und mehr Fingern berührt, wobei sie vom Therapeuten 20 cm hinter dem Kopf festgehalten wird. (Zur Erleichterung kann zunächst ein Stift oder Handschuh genutzt werden.) 3. Streicheln Sie die Schlange und beschreiben Sie ihr Aussehen. 4. Lassen Sie die Schlange über Ihre Handinnenflächen kriechen. 5. Legen Sie Ihre Hände um die Schlange (die eine Hand 20 cm vor dem Schwanzende, die andere Hand 20 cm hinter dem Kopf der Schlange) und tragen Sie sie über eine kurze Distanz zum Therapeuten. 6. Legen Sie die Schlange in Ihren Schoß. 7. Legen Sie die Schlange um Ihren Hals.
Hundephobie	1. Ihr Therapeut führt den Hund an der Leine. Sie folgen Ihrem Therapeuten aus 5 m Entfernung und beschreiben das Verhalten des Hundes (Wirkt der Hund bedrohlich oder will er spielen?). 2. Nähern Sie sich dem Hund langsam bis zu 50 cm. 3. Führen Sie den Hund selbst an der Leine und beschreiben Sie das Verhalten des Hundes erneut. 4. Berühren sie den Hund erst am Körper und kraulen Sie ihn danach am Kopf. 5. Füttern Sie den Hund und lassen Sie ihn aus Ihrer Hand fressen. 6. Wiederholen Sie die Übung mit einem größeren Hund. 7. Wiederholen Sie die Übung mit zwei oder mehreren Hunden.

Befürchtungskategorie 4 (Diese Übungen sind bei spezifischen Phobien hilfreich.)	
Blut-, Spritzen- und Verletzungsphobie	1. Betrachten Sie Bilder von Unfallopfern oder blutigen Wunden und Verletzungen (z.B. Bilder von Zahnbehandlungen ansehen oder Audio-Aufnahmen von zahnärztlichen Behandlungen anhören). 2. Betrachten Sie entsprechend Videos von einer Operation oder sehen zu, wie eine andere Person zahnärztlich behandelt wird oder diagnostische Untersuchungen beim Zahnarzt, Prophylaxe und überfällige zahnärztliche Behandlungen durchgeführt werden. 3. Stechen Sie sich mit einer Spritze in die Fingerkuppe und drücken Sie, bis Blut herauskommt. (Diese Übung kann an mehreren Fingern wiederholt werden.) 4. Ihr Therapeut begleitet Sie zur Abgabe einer Blutspende. Betrachten Sie zunächst andere Personen beim Blutspenden und spenden Sie anschließen selbst. (Achten Sie auf den Einstich und gucken Sie nicht weg.) 5. Frischen Sie eine Schutzimpfung auf.
Medizinische Behandlungen	1. Schauen Sie sich Bilder/Videos von medizinischen Eingriffen an. 2. Besuchen Sie ein Krankenhaus, fassen Sie medizinische Geräte an oder legen Sie sich auf einen Behandlungstisch. 3. Messen Sie Ihren Blutdruck, lassen Sie notwendige medizinische Eingriffe durchführen.
Klaustrophobie	1. Begeben Sie sich zu einem verschlossenen fensterlosen Raum, einem Fahrstuhl, einer Panik-Box oder in eine ähnliche Situation. Werfen Sie zunächst einen Blick in den Raum. 2. Betreten Sie den Raum, schließen die Tür und unterhalten Sie sich mit dem Therapeuten durch die geschlossene Tür, ohne dass die Tür abgeschlossen ist. 3. Bleiben Sie in dem Raum, während sich Ihr Therapeut für immer längere Zeitabschnitte von der verschlossenen Tür des Raums entfernt. 4. Wiederholen Sie die Übung anschließend im „öffentlichen Raum“.
Höhenphobie	Gehen Sie auf einen Balkon, Aussichtsturm, Aussichtsplattform, Fernsehturm, Wendeltreppe oder ein Hochhaus. Fahren Sie mit der Achterbahn oder dem Riesenrad. 1. Begeben Sie sich mit dem Therapeuten an einen der Orte. Heben Sie den Blick vom Boden und schauen Sie erst in die weite Ferne, dann langsam nach unten. 2. Wenn zwingend erforderlich, halten Sie sich anfangs am Geländer fest und lassen dann das Geländer los. 3. Stehen Sie frei am Geländer, während sich die Therapeutin zurückzieht. Beugen Sie sich über das Geländer und schauen Sie nach unten. 4. Betrachten Sie Ihre nähere und ferne Umgebung, lesen Sie z.B. auch die Hinweisschilder. 5. Wiederholen Sie die Übung allein bzw. wenn der Therapeut nicht mehr auf dem Aussichtspunkt steht und nicht sichtbar ist.
Naturereignisse	Bilder von Gewitter, Donner, Blitz, Feuer, Wasser/Meer ansehen oder Audio- oder Videosequenzen mit Gewitter, Donner, Blitz, Feuer, Wasser/Meer sehen/hören.
Flugangst	1. Sehen Sie sich Filme über das Fliegen an. 2. Packen Sie eine Reisetasche, fahren Sie zum Flughafen und halten Sie sich im Wartebereich auf. Beobachten Sie Flugzeuge bei Start und Landung. 3. Übernachten Sie in einem Hotel in Flughafennähe. 4. Machen Sie einen Kurzstreckenflug. 5. Machen Sie einen Langstreckenflug.

Unsere Buchtipps

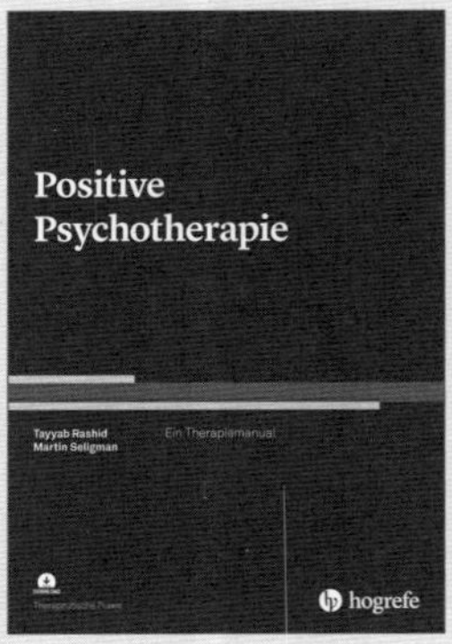

T. Rashid / M. Seligman

Positive Psychotherapie

Ein Therapiemanual

Reihe: Therapeutische Praxis

Das vorliegende Manual beschreibt ein 15 Sitzungen umfassendes Therapieprogramm basierend auf den Prinzipien der Positiven Psychologie. Ziel ist es, Klientinnen und Klienten zu unterstützen, ihre persönlichen Stärken herauszufinden und gezielt einzusetzen, um mehr Zufriedenheit und Sinnhaftigkeit im Leben zu erlangen.

2021, 381 Seiten, Großformat, inkl. Online-Materialien, € 89,95 (DE) / € 92,50 (AT) / CHF 114.00, ISBN 978-3-8017-3009-3

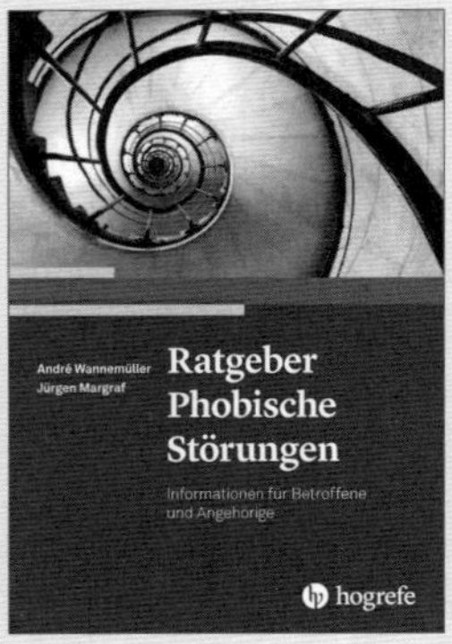

A. Wannemüller / J. Margraf

Ratgeber Phobische Störungen

Informationen für Betroffene und Angehörige

Reihe: Ratgeber zur Reihe Fortschritte der Psychotherapie, Band 48

Dieser Ratgeber informiert über Kernmerkmale, Entstehungsfaktoren und Behandlungsmöglichkeiten von phobischen Störungen. Er bietet Betroffenen zahlreiche Tipps zur Selbsthilfe und Angehörigen Anregungen zum Umgang mit ihren phobischen Familienmitgliedern und deren Unterstützung.

*2022, 88 Seiten, Kleinformat, € 9,95 (DE) / € 10,30 (AT) / CHF 14.50, ISBN 978-3-8017-2986-8**

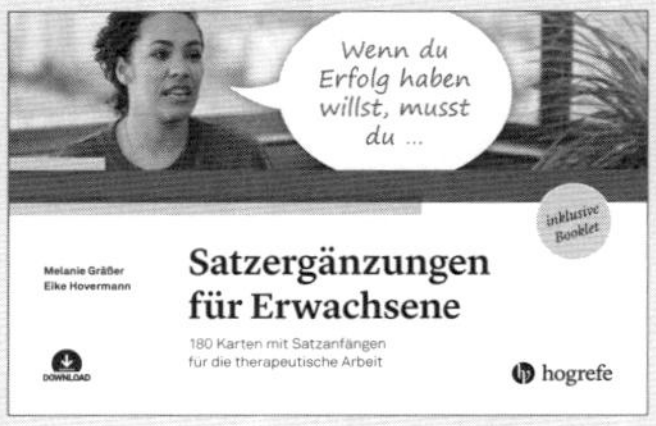

M. Gräßer / E. Hovermann

Satzergänzungen für Erwachsene

180 Karten mit Satzanfängen für die therapeutische Arbeit

Satzergänzungen geben Einblicke in das innere Erleben, an denen im weiteren therapeutischen Prozess angesetzt werden kann. Bei der Arbeit mit den 180 Karten mit Satzanfängen sprechen Erwachsene häufig auch Themen an, die sie in einem anderen Kontext nicht berichten würden. Dadurch unterstützt das Kartenset, das sich in unterschiedlichen Varianten im Einzel- oder Gruppensetting einsetzen lässt, die alltägliche Arbeit in den Bereichen Psychotherapie und Beratung, aber auch Coaching und Supervision.

2024, Kartenbox mit 180 Karten und 48-seitigem Booklet, inkl. Online-Materialien, € 39,95 (DE) / € 41,10 (AT) / CHF 52.50, ISBN 978-3-8017-3276-9

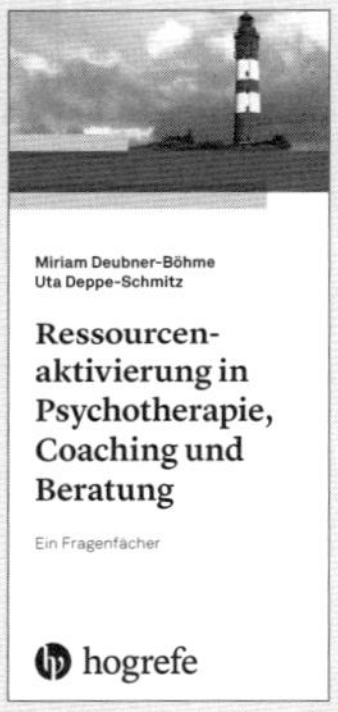

M. Deubner-Böhme / U. Deppe-Schmitz

Ressourcenaktivierung in Psychotherapie, Coaching und Beratung

Ein Fragenfächer

Ressourcenaktivierung stärkt Gesundheit und Wohlbefinden und ist damit ein entscheidender Wirkfaktor für Psychotherapie, Coaching und Beratung. Der Fächer enthält 210 ressourcenaktivierende Fragen, mit deren Hilfe der Blick von Klienten auf ihre Ressourcen gelenkt werden kann.

2020, 50 Seiten, Kleinformat, € 16,95 (DE) / € 17,50 (AT) / CHF 23.90, ISBN 978-3-8017-3067-3

*Dieser Titel ist auch als eBook erhältlich.

www.hogrefe.com

hogrefe